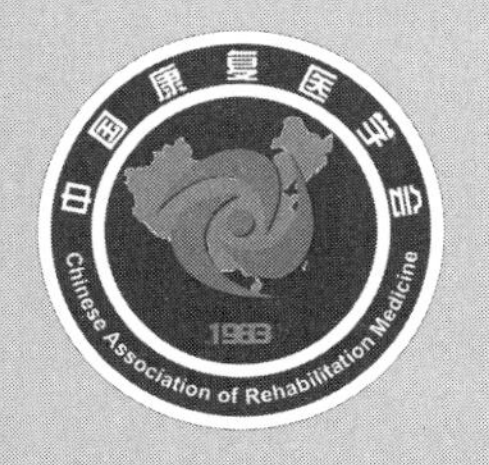

中国康复医学会作业治疗专业委员会作业治疗丛书

总主编 **闫彦宁 李奎成 罗 伦**

职业康复

Vocational Rehabilitation

主编 **徐艳文 郑树基**

江苏凤凰科学技术出版社 · 南京

图书在版编目(CIP)数据

职业康复 / 徐艳文，郑树基主编. — 南京 ：江苏凤凰科学技术出版社，2022.12
（中国康复医学会作业治疗专业委员会作业治疗丛书）
ISBN 978-7-5713-3260-0

Ⅰ. ①职… Ⅱ. ①徐… ②郑… Ⅲ. ①职业康复 Ⅳ. ①R492

中国版本图书馆 CIP 数据核字(2022)第 200797 号

中国康复医学会作业治疗专业委员会作业治疗丛书
职业康复

主　　编	徐艳文　郑树基
责任编辑	胡冬冬
责任校对	仲　敏
责任监制	刘文洋
出版发行	江苏凤凰科学技术出版社
出版社地址	南京市湖南路1号A楼，邮编：210009
出版社网址	http://www.pspress.cn
照　　排	南京新洲印刷有限公司
印　　刷	南京新洲印刷有限公司
开　　本	889 mm×1194 mm　1/16
印　　张	13.5
字　　数	380 000
版　　次	2022年12月第1版
印　　次	2022年12月第1次印刷
标准书号	ISBN 978-7-5713-3260-0
定　　价	98.00元

图书如有印装质量问题，可随时向我社印务部调换。

中国康复医学会作业治疗专业委员会作业治疗丛书

编写委员会

职业康复

编者名单

主　编　徐艳文　郑树基

副主编　卢讯文　宁耀超

编　者（按姓氏笔画排序）

马科科　广东省工伤康复医院

王颖晰　四川省八一康复中心（四川省康复医院）

卢讯文　广东省工伤康复医院

兰敏灵　广东省工伤康复医院

宁耀超　淄博市第一医院

张丽华　首都医科大学附属北京康复医院

陈小虎　广州市残疾人康复中心

郑树基　香港理工大学

徐艳文　苏州大学附属无锡九院

高　杰　深圳市职业病防治院

崔金龙　湘雅博爱康复医院

董秀明　新疆维吾尔自治区第三人民医院

秘　书　李嘉敏　广东省工伤康复医院

黄　茹　广东省工伤康复医院

推荐序 Recommended order

世界卫生组织文件中指出“康复是一项有益的投资，因为可以提升人类的能力，……任何人都可能在生命中的某一时刻需要康复。”根据2021年世界卫生组织发表于《柳叶刀》的研究报告，2019年全球有24.1亿人可从康复中获益。当今，康复的重要性和必要性已成为人们的广泛共识。《“健康中国2030”规划纲要》更是将康复提升到前所未有的高度，全民健康、健康中国已上升为国家战略。2021年6月，国家卫生健康委、国家发展改革委、教育部等八部委联合发布了《关于加快推进康复医疗工作发展的意见》，指出“以人民健康为中心，以社会需求为导向，健全完善康复医疗服务体系，加强康复医疗专业队伍建设，提高康复医疗服务能力，推进康复医疗领域改革创新，推动康复医疗服务高质量发展。”的总体目标，推出了“加强康复医疗人才教育培养”“强化康复医疗专业人员岗位培训”，鼓励有条件的院校要“积极设置康复治疗学和康复工程学等紧缺专业，并根据实际设置康复物理治疗学、康复作业治疗学、听力与言语康复学等专业”，并且提出“根据医疗机构功能定位和康复医疗临床需求，有计划、分层次地对医疗机构中正在从事和拟从事康复医疗工作的人员开展培训，提升康复医疗服务能力。”

作业治疗作为康复医学的重要组成部分，近年来得到了快速发展。2017年11月成立了中国康复医学会作业治疗专业委员会，并于2018年5月成为世界作业治疗师联盟(World Federation of Occupational Therapists，WFOT)的正式会员，这是我国作业治疗专业发展的一个重要里程碑。自2020年开始中国康复医学会作业治疗专业委员会开始承担WFOT最低教育标准作业治疗教育项目国际认证的材料审核工作。据不完全统计，目前我国已有15所本科院校开设康复作业治疗学专业(其中7所已通过WFOT认证)，另有一些高职院校也开始开设康复治疗技术(作业治疗方向)的培养课程。然而，目前国内还没有一套专门的作业治疗专业教材，也没有系统的作业治疗系列专著。本次由中国康复医学会作业治疗专业委员会组织编写的国内首套“作业治疗丛书”，系统化地介绍了作业治疗的基本理论、常用技术以及在各个系统疾病或群体中的实际应用。丛书以临床需求为导向，以岗位胜任力为核心，不仅可以为作业治疗专业人才培养/培训提供系统的参考用书，也可以作为作业治疗临床/教学的重要参考用书，具有非常重要的现实意义。

作为康复医学界的一位老兵和推动者，我从2011年就开始组织并推动作业治疗国际化师资培训，至今已举办了十余期，在以往的培训中均缺少系统的培训教材和参考专著。我非常高兴地看到本套丛书得以出版，为此由衷地推荐给广大读者，相信大家一定可以从中获益。同时我也希望各位编委总结经验，尽快出版作业治疗学系列教材，以满足作业治疗教育的需要。

美国国家医学科学院国际院士
南京医科大学教授

序言 Preface

为满足人们日益增长的康复医疗服务需求,2021 年 6 月国家卫生健康委、国家发展改革委等八部门共同发布了《关于加快推进康复医疗工作发展的意见》,提出“力争到 2022 年,逐步建立一支数量合理、素质优良的康复医疗专业队伍”,并对康复从业人员的数量和服务质量提出了具体的要求。

作业治疗作为康复医疗的重要手段之一,是促进病(伤、残)者回归家庭、重返社会的重要纽带,在康复医疗工作中发挥着不可替代的作用。近年来,随着我国康复医疗工作的不断推进,许多医院已经将原来的综合康复治疗师专科逐步向物理治疗师、作业治疗师、言语治疗师的专科化方向发展。

在我国,现代作业治疗自 20 世纪 80 年代随着康复医学引入,经过 40 余年的发展,从业人员的数量和服务质量都有了很大的提高。2017 年 12 月,中国康复医学会作业治疗专业委员会成立,并于 2018 年 5 月成为世界作业治疗师联盟(World Federation of Occupational Therapists, WFOT)正式会员,为我国作业治疗从业者搭建了更高的学术平台,为推动我国作业治疗师队伍走向世界打下了基础。目前,我国已经有近 20 所高校开设了作业治疗专业(或康复治疗学专业作业治疗方向),其中 7 所高校的作业治疗本科课程通过了 WFOT 教育项目的认证。2017 年,教育部正式批准部分高校开设“康复作业治疗学”本科专业,标志着我国作业治疗高等教育走向了专科化发展的轨道。可是,目前国内尚无一套系统的作业治疗专业教材,为了促进国内作业治疗的专业化、规范化发展,满足作业治疗从业人员的需求,有必要出版一套系统、全面且符合中国国情的作业治疗丛书。因此,在中国康复医学会的指导下,由中国康复医学会作业治疗专业委员会牵头启动了我国首套作业治疗丛书的编写工作,以期为国内作业治疗、康复治疗、康复医学等相关专业临床及教学工作者提供一套较为全面和系统的参考工具书,同时该套丛书也可作为作业治疗及相关专业学生的教材使用。

本套丛书共有 14 个分册,涵盖了作业治疗理论、作业治疗评定、常用作业治疗技术、临床常见病症的作业治疗、特殊群体的作业治疗以及作业治疗循证研究等模块,包括《作业治疗基本理论》《作业治疗评定》《日常生活活动》《职业康复》《矫形器制作与应用》《辅助技术与环境改造》《神经系统疾病作业治疗》《骨骼肌肉系统疾病作业治疗》《心理社会功能障碍作业治疗》《烧伤作业治疗》

《儿童作业治疗》《老年作业治疗》《社区作业治疗》《循证作业治疗》。

参加本套丛书编写的人员多数有在国外或我国台湾、香港、澳门地区学习作业治疗的经历，或具备深厚的作业治疗理论基础和丰富的作业治疗临床或教学实践经验。在编写过程中，本套丛书力图体现作业治疗的专业特色，在专业技术方面做到详细、实用、具体，具有可操作性。

丛书编写工作得到了康复领域多位专家的悉心指导，得到了中国康复医学会、江苏凤凰科学技术出版社以及参编人员所在单位的大力支持，同时也离不开所有参编人员的共同努力，在此我们一并表示衷心的感谢。

作为本套丛书的总主编，我们深感责任重大。作为国内首套作业治疗丛书，由于可供参考的资料不多，且参编人员较多，写作水平和风格不尽一致，书中难免存在不足或疏漏之处，我们恳请各位同道不吝指正，以便修订时完善。

中国康复医学会作业治疗专业委员会

2022 年 8 月

前言 Foreword

工作是一项以生产商品或提供服务而进行的目标导向活动。人的一生超过一半的时间都在工作，所以工作是人类活动的中心。工作的意义主要体现在其社会、发展、职业认同及经济收入上，是人生必须经历的一个发展过程。

职业康复是一个推动工作发展，包含医学、心理、社会和职业活动的跨学科专业，是全面康复的重要内容之一。它是个体化的、以重返工作岗位为目的的，旨降降低受伤风险和提升伤残人士工作能力的一种系统康复服务。通过职业康复手段，使伤残人士重新恢复职业劳动能力，并根据他们的职业兴趣和身体功能，从事力所能及的职业劳动，从而促进他们参与或重新参与社会。

世界卫生组织（World Health Organization，WHO）国际功能、残疾和健康分类（International Classification of Functioning，Disability and Health，ICF）框架强调人的功能不仅仅局限于身体结构层面的狭隘范畴，而是包括了"身体功能与结构"、"活动"和"参与"，并且认为这种功能一直在动态变化中，且与健康状况、个人及环境因素密切相关。因此，职业康复（应用工作活动作为一种治疗或训练媒介）在大部分国家或地区中已成为医院及社区机构服务的重要组成部分。随着国内职业康复的不断发展，越来越多的职业康复从业人员及学生对职业康复知识的需求加大，现有的职业康复书籍却极其有限，而国外的职业康复相关书籍以理论居多，且技术与国内文化有所不同，因此，迫切需要一本能够系统介绍职业康复及将理论与实践紧密结合的职业康复书籍，来指导实践及教学。

本书旨在总结职业康复在工伤康复及残疾人康复中的重要作用，以图文并茂的形式给广大作业治疗从业人员、作业治疗专业学生及高校教师等提供参考。

本书的参编人员来自全国各地，在此感谢付出辛苦工作的所有参编人员及编写秘书；感谢所有在此未提及但对于本书的编写和出版给予无私帮助的人们！由于时间仓促，错漏在所难免，请各位同仁不吝赐教！

徐艳文　郑树基

2022 年 10 月

目录 Contents

第一章 职业康复概述

第一节 职业康复的概念

工作是一项以生产商品或提供服务而进行的目标导向活动。人的一生超过一半的时间都在工作，所以工作是人类活动的中心，具有复杂化的特点，工作与身心健康有着密切的联系。工作的意义主要体现在四个方面，分别是社会、文化、心理和经济：即工作的社会意义是由社会价值观与信仰所决定；工作的发展是文化发展的重要组成部分；通过工作可以获得和发展职业认同感；通过工作可以获得经济收入。因此，工作是人生必须经历的一个发展过程。

职业康复是一个推动工作发展，包含医学、心理、社会和职业活动的跨学科专业，受多重因素影响。职业康复的服务对象既包括工伤患者，也包括先天或后天疾病所导致的残疾人，因此，职业康复的概念需要综合各方因素才能得以建立。

一、不同机构或组织对职业康复的理解

（一）联合国

《残疾人权利公约》于 2006 年 12 月 13 日由联合国大会通过，这是国际社会在 21 世纪通过的第一个综合性人权公约，标志着人们对待残疾人的态度和方法发生了“示范性转变”。《残疾人权利公约》中第二十六条“适应训练和康复”中明确指出：“采取有效和适当的措施，包括通过残疾人相互支持，使残疾人能够实现和保持最大程度的自立，充分发挥和维持体能、智能、社会和职业能力，充分融入和参与生活的各个方面。”该条文充分体现了职业康复的概念内涵。《残疾人权利公约》第二十七条进一步明确了残疾人工作和就业的要求，包括禁止就业歧视，保护残疾人公平就业及同工同酬的权利，能够切实参加一般技术和职业指导方案，获得职业介绍服务、职业培训和进修培训，在劳动力市场上促进残疾人取得就业机会和职业提升机会，协助残疾人寻找、获得、保持和恢复工作，促进残疾人获得职业和专业康复服务、保留工作和恢复工作方案等。从《残疾人权利公约》可以看出，职业康复需要从体能、智能、社会和职业能力四个方面充分发挥残疾人的最大潜能，促进其最大程度的自立，最终协助和促进残疾人拥有寻找、获得、保持和恢复工作的机会。

（二）国际劳工组织

1955 年通过了残疾人职业康复建议书，促进了各国对职业康复的认识及发展。其后在 1983 年 6 月 20 日于日内瓦举行的第六十九届国际劳工大会上，通过了第 159 号《残疾人职业康复和就业公约》，明确指出职业康复的目的是使残疾人能获得、保持适当职业并得到提升，从而促进他们参与或重新参与社会。同时也指出职业康复的内容包括职业指导和咨询、职业培训和安置以及就业等。

（三）美国康复机构认证委员会

美国康复机构认证委员会（commission on accreditation of rehabilitation facilities，CARF）是国际最高标准的康复医疗机构的认证体系。2015 年版标准手册将职业康复认证项目中的职业康复定义为：个体化，聚焦于重返工作岗位及设计用来降低受伤风险、提升受伤工人工作能力的一种综合服务，强调工作、健康和受伤工人康复的需求。

（四）美国作业治疗学会

美国作业治疗学会（American Occupational Therapy Association，AOTA）认为职业康复是一个广泛的术语，包括多方面的干预，都是为了促进工作的参与和满足工人的角色。职业康复的目标：①最大限度地提高受伤和（或）患病后的功能水平，以维持工人所需的生活质量；②协助受伤和（或）患病的人员安全和及时返回工作岗位；③补救和（或）防止未来的伤害或疾病；④协助个人保留或恢复其工人角色，这有助于增强自信和自我认识，认为自己仍然是社会上有生产力的成员，并防止可能因失业而造成的负面心理社会后果。

二、《韦氏国际辞典》及使用习惯上对职业康复的理解

在术语使用上，我国港澳台地区和国外经常使用 vocational rehabilitation（VR）、work rehabilitation（WR）、occupational rehabilitation（OR）、return-to-work（RTW）这四个职业康复英文术语，它们经常被互换使用，都是指职业康复。但是，某些情况下又有些用法上的不同。根据《韦氏国际辞典》（*Webster's international dictionary*）的解释，vocation 是指参加被雇用的工作，或接受关于职业技能的培训以追求职业生涯的发展；work 是指为了工资或薪水而定期执行工作或履行职责；occupation 是指个人从事的活动。因此，vocational rehabilitation 尤其是指与残疾人相关的职业康复，强调职业技能相关的评估、训练与就业选配，以达到人与工作的配对，促进职业生涯发展；而 work rehabilitation、occupational rehabilitation、return-to-work 尤其是指因突发意外或遭受伤害后，因为身体功能的变化而导致重返工作岗位困难而需要进行的职业康复，强调功能上的能力评估、情绪管理及工作场所的介入。所以，这些内涵上的差异导致评估、训练或治疗介入上都有较大的不同。但是，无论侧重点有何不同，职业康复的目标是一样的，都是促进服务对象有一份工作，安全地回到工作岗位上。

基于以上的资料，结合目前国内仍然没有给予职业康复一个清晰的定义，尤其是没有将工伤的职业康复与残疾人的职业康复进行整合处理（例如，社保部门管理的工伤脊髓损伤患者出院后到社区申请残疾证，就变成了残联部门管理的残疾人士），所以这里尝试根据已有的资料及结合编者的从业经验，综合地、清晰地将职业康复定义为：是以伤残者为中心，综合地、协调地应用包括医学、心理、社会和职业活动在内的各种措施，减少伤残者的工作障碍，提升个人、工作任务和环境之间的适配性，达到重建工作能力以重返工作岗位的目的。

第二节 职业康复的发展历史

一、国外职业康复的发展历史

（一）职业康复与精神疾病患者

自 18 世纪末开始，职业康复作为一种专业发展，一直强调工作具有治疗的作用。职业康复起源于针对精神疾病患者的精神治疗运动。1801 年，Pinel 就开始在精神病院介绍工作疗法，他认为，手工劳动是最好的保障良好精神的方法，通过手工劳动可以让精神疾病患者恢复之前的兴趣和意志力，这是最佳的康复目标。随后 Barton 于 1914 年在纽约建立慰藉家园，强调通过应用工作治疗重返具有生产力的活动，因为工作可以让人思想愉悦、身体得到锻炼及降低人对于疾病的情绪反应。之后这场工作治疗运动得到了蓬勃的发展。Hall 医生甚至在波士顿马萨诸塞州综合医院协助建立了一个医疗工作场所，患者接受“工作治疗”，生产市场上需要的物品，同时也获得适当的报酬。工作治疗的焦点在于让受伤的身体尽可能恢复功能水平，最终目的是让患者回归工作岗位。

（二）职业康复与伤残士兵

第一次世界大战后，大量的受伤士兵需要接受康复服务。1917 年，美国针对伤残士兵建立重建计划，治疗内容包括手工艺制作和职业教育，其目的是通过工作活动让士兵最大可能地重返战场或回归平民生活。20 世纪 30 年代，工业治疗（industrial therapy）开始在医院中盛行，在考虑患者的工作经验、性向和兴趣后，治疗师应用工作活动作为

治疗的一种方式，让患者参与更多相关的工作活动。此后，第二次世界大战让职业康复有了更多的发展。

（三）职业能力评估的发展

20 世纪 50 年代开始，随着残疾人士的不断增加，职业能力评估技术的发展越来越迅猛，甚至跳出医院成为职业康复发展的一个分支。而职业咨询师、工作评估师和工作理赔员成为职业能力评估发展的主要领导者。如何开展科学的职业能力评估成为当时一个重要的技术话题。Rosenberg 和 Wellerson 在纽约发表了一篇关于 TOWER（testing，orientation，and work evaluation in rehabilitation）系统开发的文章，该系统是最早的一个工作样本测试工具。

（四）工作强化训练-工作行为理论的专业发展

伴随着职业能力评估的发展，20 世纪 60 年代中期工作行为理论开始出现。Reilly 作为工作行为理论的支持者，明确指出生产性活动的重要性，而且可以在基于社区的场所中设计模拟的、结构化的工作环境，然后进行针对性的工作强化训练。按照专业的思维模式，经过职业能力评估、制订训练计划和执行工作强化训练。工作强化训练内容包括神经肌肉骨骼方面的训练，例如关节活动度和心肺耐力、工作任务分析及训练、社会心理介入等。在 20 世纪 80 年代及 90 年代，工作强化训练蓬勃发展。美国的医院大多开始提供 CARF 认证的工作强化计划。这包括一个跨学科团队，提供功能、身体、行为和重返工作岗位上的治疗需要。

二、国内职业康复的发展历史

（一）残疾人职业康复发展

残疾人的职业康复主要由残联系统负责组织，经过多年的发展，目前已经构建了全国性的服务网络，主要为视力、听力、语言、智力、肢体、精神等社会残疾人提供职业培训、职业咨询和就业指导等服务。残联系统通过残疾人就业服务站/中心，在全国构建就业服务网络，按 1.5% 比例就业政策推动残疾人职业康复发展。目前残疾人就业方式主要为庇护式集中就业、支持性就业、公开就业和个体经营就业。但是，残疾人职业康复服务方式比较单一，以职业培训为主，在职业评定、就业指导及职业生涯规划方面仍然欠缺科学性的服务体系，尤其在系统化的职业评定方面仍然需要大力发展。

（二）工伤职业康复发展

自 1990 年中国康复研究中心建立了中国第一家职业康复研究机构，到 2003 年广东省工伤康复医院率先在国内开展以重返工作岗位为目标的专业化工伤职业康复，标志着职业康复在国内开始了真正意义上的实践探索。以广东省工伤康复医院职业康复科为例，整个职业康复团队由跨学科人员组成，包括物理治疗师、作业治疗师、护士、社工、治疗师助理、老师。场地规模超过 1 000 m^2，配置有各式工作强化训练所需的设备及模拟工厂。创造性地组成两人一组的复工协调员小队（由护士及社工组成），负责安全宣教、雇主联系及工作协调等，有效地将企业、受伤工人及职业康复专业人员三方串联起来，共同为重返工作岗位目标开展工作。2017 年广东省工伤康复医院职业康复项目获得 CARF 三年期认证，成为亚洲首个通过职业康复项目该标准认证的机构。

第三节 职业康复的内容、伦理及原则

职业康复是全面康复范畴的一个组成部分，从实际操作过程的角度，职业康复也可以被理解为一种管理的过程，贯穿于整个预防与康复过程中。经过系统化的评估，根据评估的结果及需求给予适当、正确及适时的服务，而该服务围绕各个不同的利益相关者之间进行，包括雇主、工人及费用支付者。管理的目的主要有三个方面：一是降低工作场所中发生职业伤病的风险；二是当工人发生职业伤病时，能够获得早期而有效的治疗，使他们能够回到原公司从事原来的工作或是经调整、替代的工作，也就是让工人可以恢复伤病前的就业状况或是重返受伤前的生活状态；三是预防工作场所职业伤病的再次发生。所以，职业康复的介入，不但可以发生在工人受伤之后，而且在受伤前也可以进行职业康复。

一、职业康复的内容

职业康复的核心内容包括职业能力评估、工作强化训练、重返工作管理、工作再安置及工作安全与健康。这些核心内容环环相扣，贯穿于整个职业康复过程。每个核心内容又包含各个不同的内容板块。

（一）职业能力评估

职业能力评估是一种在特定工作环境下，特别是在工作小组或社区中，对个体工作能力和工作适应性的评估。该评估应该包括个体的能力，对特定工作任务要求和工作环境的分析。职业能力评估可以通过许多标准化的测试工具和治疗性的工作模拟来进行评估。职业能力评估包括功能性能力评估、工作分析及工作模拟评估等。这些评估的选择要根据患者的诊断和临床状况来决定。

1. 功能性能力评估　功能性能力评估的目的在于收集个体功能受限的情况。评估内容包括：①躯体功能评估：评估躯体的损伤情况和功能上的限制，例如关节活动度、心肺功能、工作耐力、工作能力要求等；②工作行为评估：评估患者在心理上与工作相关的因素，例如自我残疾评估，对疼痛的信念与行为表现；③其他评估：对患者特有的表现成分，特别是那些与伤害和疾病相关的损伤，例如颅脑损伤后认知功能的评估，周围神经损伤后感知觉的评估，症状放大的评估等。

2. 工作分析　工作分析是一个结构化的分析过程，它是为了确定所从事工作的性质和从事这份工作所需要的基本功能要求。治疗师要对工作任务、工作环境和人体工效学的事项进行分析。这个过程可能需要通过很多方法来收集信息，例如通过在已建立的数据库中搜索（比如：职业分类大典，O*NET）、电话采访、现场参观和评估的方法。

3. 工作模拟评估　工作模拟评估和功能性能力评估是相互补充的。在模拟患者以前或以后的工作状况和要求的情况下，评估患者在模拟工作中的工作表现。评估的方法和内容是依据工作分析的结果来设计的，可以利用许多不同种类的设备来进行评估，例如工作样本、电子工作模拟器，模拟工作站、真实工作任务和工具。

4. 其他评估　对于伤残人士需要重新寻找工作，包括工作性向、职业兴趣及不同特性的工作样本评估。

（二）工作强化训练

工作强化训练是一种结构化，以工作为导向，个体化的治疗项目，旨在最大限度地提高个人重返工作岗位的能力。尤其是它通过治疗慢性损伤致残的患者在职业上的失能来帮助他们胜任工作。这个项目包括了患者在模拟和真实的具有结构性的工作任务训练下，难度渐进增加，进而增强他们在心理上、躯体上和情感上的耐力，并提高他们的忍耐力、一般生产力和工作执行能力。工作强化训练主要包括工作重整（工作体能训练）、工作行为训练及工作模拟训练。

1. 工作重整（工作体能训练）　工作重整是为了使患者的体力得到恢复和使患者的功能与复工要求相适应而特别设计的。这个训练主要集中于躯体强度、耐力、灵活性、神经肌肉的技巧和有氧工作能力的训练。训练计划常常会用到有氧训练和特别制订的锻炼，这些训练的设计要依据运动生理学的原则进行。

2. 工作行为训练　工作行为训练是职业康复特色治疗的一部分，特别是对于有慢性疼痛和残损的人群来说，他们的残损常常表现出的是显著的活动减少，不良的节律运动模式，不良的人体力学或是由于心理或认知上的原因造成的功能损害。这个训练重在关注患者在整个康复过程中的参与性，以及他们的自助策略，职业康复计划和行动，自我效能的发展。这个训练运用了很多行为学和心理学上的治疗技巧，比如疼痛管理策略、职业咨询、认知行为训练和治疗小组。这个训练可能也包括了对高效的工作习惯和技巧的训练，比如人体力学、工作作风、工作简化技巧和症状控制的方法。

3. 工作模拟训练　当工作所需的躯体要求超出了工人的能力时，工作模拟训练就作为一种暂行措施被运用于工人从治疗阶段到重返工作岗位之间的过渡训练。工作模拟训练的目的在于提高工人对工作要求、工作表现和工作行为的持久性，依据工人之前或以后的工作环境和需求来对他们进行训练。工作模拟训练的方法是依据工作分析的结果来设计的，许多种类的工具常常被用于模拟工作要求，比如工作样本、电子工作模拟器、真实工作任务或工具。

（三）重返工作管理

重返工作计划（残损管理计划）可以说是工伤管理的一种方法。它给工人们提供了早期的、行政协调的康复策略以防止和限制残疾，也促进了他们及时地重返工作岗位。作业治疗师以职业康复服务提供者和/或多学科康复综合小组协调员的身份参与到这个计划中。在安排改良的工作以及监控进展和结果时，有一些特别的技巧会被用来促进提供医疗或康复服务的系统化进程。重返工作管理包括重返工作岗位个案管理、工作任务改良、工作适应与调整。

1. *重返工作岗位个案管理*　在一个重返工作岗位的个案管理中，作业治疗师担当着个案管理员的角色（重返工作协调员）来对整个过程进行协调。个案管理员协调和监督个案在治疗和康复服务中的进展，并且把功能作为时刻关注的焦点与受伤工人相联系。个案管理员利用沟通和解决问题的技巧来促进工人们、工作主管/雇主们，健康照顾者和与个案管理相关的人员之间的协作。个案管理员与工人、雇主共同策划出一个重返工作的计划，并对计划的执行进行监督，重返工作计划阐述了适合的工作职责和职工的工作限制。

2. *工作任务改良*　通过工作任务改良，有残疾或工作残损的工人就可以胜任一份工作，并维持一个普通工人的角色。当工作需求与工人能力失调时，工作改良/适应就会被采用。工作改良在根本上是基于工作分析的结果，它是辅助技术的运用、人体工效学的原则以及工作流程和系统分析的结果。它可以调整持续工作的时间、频率和/或职业需求的暴露程度。在定期的再评估之后，会对工作要求进行适当地增加或降低，工人也会被不断地调整安排。

3. *工作适应与调整*　对于已经重返工作岗位的工人来说，作业治疗师及时的支持可能会促进他们对工作的适应并帮助他们维持这份工作。用以辅助调节躯体工作要求的方法包括强化人体力学、徒手处理技巧、疼痛和工作后症状处理的建议以及必要时的个人保护性用药处方。这个计划也帮助工人在心理上适应工作环境，以及处理好工作在心理上给他们造成的影响，比如压力管理、放松训练和职业咨询。

（四）工作再安置

工作再安置是把工人安排到适合的岗位上的过程，它特别涉及了帮助返回原有工作有困难而需另谋工作的工人服务。在香港，工作再安置服务主要是由作业治疗师提供，它们主要包括了以下部分：职业咨询、就业准备和工作安置。职业康复中心可以在当地把工作再安置服务作为综合干预的一部分提供给工人，他们还可以帮助工人加入一些特定组织提供的独立工作安置项目中去。作业治疗师具备了健康与残损、残疾的影响，在工作中工人受伤因素和健康保持的相关知识，同时他们也掌握了当地就业市场一般工种的相关知识和当地的福利政策、系统。

1. *职业咨询*　职业咨询的目的在于增加人们对其工作潜能的了解，帮助工人了解在他们的工作中，残损的影响、受伤的因素和维持健康的条件。作业治疗师同时考虑到了工人的工作能力和职业兴趣，通过访谈、特定的评估工具和功能性评估来评测他们的就业准备。通过职业咨询，作业治疗师和工人一起制订了训练目标和安置目标。作业治疗师对有了新工作的工人进行跟进，他们通过强化那些能够帮助工人维持工作的技巧来给工人们提供支持，在有需要或与工人制订了新的就业计划及策略时，他们也会提供给工人其他合适的就业支持服务。

2. *就业准备*　就业准备通常包括了能帮助工人找工作的实践训练和工作维持技巧。一般的就业准备包括工作准备技巧训练（这些技巧是为了帮助工人找工作和面试，对疾病和残损影响的处理技巧）、工作社交技巧训练（沟通技巧、工作行为和工作社交处理技巧）。作业治疗师能够给工人们提供在开放的就业市场中所存在的不同类型的工作，也可能给他们推荐或介绍一些工作技巧训练。

3. *工作安置*　作业治疗师所提供的工作安置服务是把工人安排到就业市场中的合适岗位的过程。作业治疗师利用现有的就业互联网络和在开放就业市场中的渠道为工人们找到合适的工作。政府机构或其他组织不断完善这些就业互联网络，或是由各地方中心的作业治疗师们推动。作业治疗师在工作安置过程中通常会与工作安置办人员紧密合作，工作安置办人员通过在就业信息网与雇主的沟通，找到就业市场中能够提供的工作来协助作业治疗师的工作，而作业治疗师有责任来评估这些工作对工人的适合度。工人们成功地获得一份工作是过渡性就业还是永久性就业，取决于他们自己的工作能力和工作本身的可获得性。

（五）工作安全与健康

作业治疗师所提供的工作安全与健康计划的重点是工人的自我照顾。这个计划的目的在于提高和维持工作者们最佳的躯体、心理和社交状态；预防所有因工作或工作环境而导致的不良反应；保护工作者免受和工作相关危害的伤害；对曾遭受到与工作相关健康问题或伤害的工人来说，尽量使工作适合工作者，特别强调预防自身或其他工作者再发生类似受伤的情况。作业治疗工作安全与健康计划的内容和准则是基于现有专业的相关工作知识，当地的职业安全与健康的立法和其他相关组织所发表的指南的。工作安全与健康主要包括人体工效学、体力操作处理及工作压力管理。

1. 人体工效学　人体工效学关注的是工人与工作之间的匹配度，它考虑到了工人们的能力和局限性以确保工作的任务、设备、信息和环境是适合工人的。一般关注的方面包括：工作任务、对工人的要求、所用的设备、所用的信息、物理环境和社会环境。在作业治疗人体工效学计划中的主要服务内容包括：工作危险评估、人体工效学建议、工作器具和工作环境的改良。在香港，《职业安全与健康条例》的一般准则、工厂及工业经营条例和职业安全与健康的规定都指出了提供和维持安全的工作系统、设备和环境的必要性。

2. 体力操作处理　体力操作处理是指用自身的体力移动或支撑重物所需要处理的特别工作活动，所以需要关注更多安全上的问题。在作业治疗计划中这类服务主要内容包括职业风险评估、体力操作处理安全建议、恰当的体力操作处理技巧，以及提高工人们体力操作活动舒适度的训练项目。在香港，《职业安全与健康条例》(第7部分)已经指出确保体力操作处理安全的要求和程序包括初评和进一步评估，预防和保护性措施的要求。

3. 工作压力管理　内因或外因都会导致工作者产生工作压力，内因可能包括躯体健康和心理的失衡，外因可能包括工人们在职业工作环境中的不宜条件的存在。工作性压力的危险因素包括躯体上和认知上的工作要求，在团队中的角色、工人对工作的自我应变能力、对变化的调整和适应性以及从雇主、同事和全体工作人员获得的支持程度。作业治疗师所给予的工作压力管理服务的主要服务组成包括管理个人因压力所导致的生理症状问题，帮助他们管理好个人的压力源，管理好工作相关性的压力源和组织的压力，降低个人的脆弱性，并增强在工作中的人际关系。

二、职业康复的伦理和原则

在开展职业康复的过程中，作为职业康复治疗师，我们必须遵守以下的伦理要求：①在安全、高效、有效、道德、公平和非歧视的环境中提供服务；②适当考虑服务对象、利益相关者和自身的安全和保护；③及时上报服务对象的不良行为，包括辱骂、骚扰等；④在专业范畴内提供服务；⑤向相关利益相关者充分披露可能会损害其独立性和客观性的可以合理披露的事项；⑥获得服务对象的知情同意，在任何时间都尊重撤回知情同意的权利；⑦真实和准确地披露所有报告信息；⑧遵守所有相关法律、法规和操作守则的要求；⑨以公开、诚实和专业的态度工作。

在整个职业康复服务过程中，安全、信任、尊重、个体化和全方位是职业康复工作的原则，每位职业康复治疗师都需要遵守，且这些原则都需要体现在评估、训练和安置过程中。

第四节　职业康复的法律与政策

一、工伤康复相关法律法规

1884年，德国率先以法律颁布的形式规定工伤职工需要先康复、职业训练，再赔偿。1918年及1935年，美国分别颁布《军人康复法》(*Soldier's Rehabilitation Act*)及《社会安全法》(*Social Security Act*)，明确规定，因战争受伤的退役军人可以享受联邦政府提供的永久职业康复服务。1944年，英国制定颁布《障碍者就业法》，保障残疾人就业。国际劳工组织(International Labor Organization，ILO)在20世纪50年代开始大力倡导残疾人及职业伤病患者的职业康复工作。1955年国际劳工组织第99号《残疾人职业康复建议书》中，向各国政府、雇主、行业协会、专业人员和残疾人做出呼吁及建议：结合职业指导、培训及工作安置服务的原则和方法，积极推动各方力量参与职业康复工作，并明确提出“对于工作能力因身体损伤而有所改变的劳工，鼓励雇主将职业伤害劳工转换至可胜任且与原工作相关的其他工作”。此外，1964年第121号《职业伤害赔偿公约》中也规定：“为职业伤病者提供职业康复服务，尽可能协助其重新担任原伤病时的工作；如果不可能，则应视其体能，为其寻找另一份最适合之有酬工作。”国际劳工组织在1983年及1998年提出第159号《残疾人职业康复和就业公约》及《关于残疾人职位保留和重返工作战略的国际研究》，呼吁各国政府在残疾人就业政策方面基于平等对待和平等机遇的原则，制定国家职业康复政策，不分地区、不分性别，可采取特殊的积极政策，为所有残疾人服务。同时，号召各国对残疾人就业的公共政策进行反思，职业康复政策和策略应适应受伤和患病职工的需要，与企业的实践做法相结合，协调各系统、社会参与的多种方式与方法。所以，国际上已经较早地提出了关于残疾人及职业伤病患者职业康复的政策、原则与方法。

我国关于工伤保险及职业康复的政策发展则相对滞后。1951年，《中华人民共和国劳动保险条例》由原政务院公布；1953年原劳动部为了加强劳动保险的可操作性，进一步制定了《中华人民共和国劳动保险条例实施细则》。1994年第八届全国人民代表大会常务委员会第八次会议通过了《中华人民共和国劳动法》并于1995年1月1日正式实施，共13章107条。第九章“社会保险和福利”中第七十条明确指出：“国家发展社会保险事业，建立社会保险制度，设立社会保险基金，使劳动者在年老、患病、工伤、失业、生育等情况下获得帮助和补偿。”第七十三条规定：“劳动者在下列情形下依法享受社会保险待遇：……(三)因工伤残或者患职业病……”，《中华人民共和国劳动法》的颁布，大大推动了工伤立法的进程。为了配合贯彻《中华人民共和国劳动法》的施行，1996年10月1日原劳动部颁布了《企业职工工伤保险试行办法》(劳部发[1996]266号文)，并正式试行。该办法分为10章，共计63条。其中，第一章总则第六条明确规定：“职工发生工伤或者患职业病后，应当得到及时救治。各地应当依据本地区社会经济条件，逐步发展职业康复事业，帮助因工致残职工从事适合其身体状况的劳动。”此外，在第五章“工伤保险基金”第三十九条中，明确工伤保险基金可以按职业康复项目支出。该办法影响最大的是第六章“工伤预防和职业康复”。其中第四十二条指出：“有条件的地区应当通过工伤保险基金提留、民间赞助等方式筹集资金，逐步兴办工伤职业康复事业，帮助工伤残疾人员恢复或者补偿功能。发展职业康复事业应当利用现有条件，可以与有关医院、疗养院联合举办，也可以建立工伤康复中心。”广州市劳动和社会康复中心(广东省工伤康复中心的前身)就是依据该条例建设成立。该中心的建立，大大促进了我国工伤康复事业的发展。

2004年，国务院正式发布《工伤保险条例》，以立法保障的形式，贯彻执行工伤保险体系的三大核心内容(预防、补偿、康复)。2006年和2012年国务院分别发布《劳动和社会保障事业发展“十一五”规划纲要》及《社会保障“十二五”规划纲要》，以宏观规划的角度，指导工伤保险事业的发展。2010年，全国人民代表大会通过《中华人民共和国社会保险法》，将工伤保险定义到国家的法律层面。2011年，国务院进一步对《工伤保险条例》进行了修订及完善，坚持工伤补偿、工伤预防、工伤康复相结合原则，并且以法律的形式将工伤康复列入工伤保险的待遇组成部分。

工伤康复是工伤保险的重要组成部分，是我国工伤保险事业发展的方向。全国每年新发生工伤约100万人，其中40万工伤职工需要康复；广东省每年新发生工伤约 15 万人，其中 4 万～5 万人需要工伤康复。工伤发生群体主要是 20～40 岁的青壮年男性，常常造成整个家庭因伤致贫、因伤返贫。国际经验表明，90％的工伤职工经过康复治疗后能够重返工作岗位。鉴于工伤康复在工伤保险中的重要性，国家原劳动和社会保障部 2008 年制定了《工伤康复诊疗规范》和《工伤康复服务项目》两项标准，解决了康复费用支出缺乏依据的问题，第一次以规范的形式指导常见 10 个工伤病种的康复服务行为。2013 年，人社部进一步将上述两项标准修定为《工伤康复服务规范（试行）》及《工伤康复服务项目（试行）》，2014 年制定了《工伤保险职业康复操作规范（试行）》，2015 年制定了《区域性工伤康复示范平台标准（试行）》。此外，各地制定了适宜本地情况的工伤康复管理办法，明确工伤康复工作的职责分工、服务对象和待遇范围等制度内涵，将全国工伤康复发展推入快车道。

工伤康复包括医疗康复及职业康复。大部分的受伤工人需要职业康复的介入以促进安全地重返工作岗位。但是，职业康复在我国发展滞后，很多受伤工人因未能接受职业康复而导致工作残疾或增加再次发生工伤意外的风险。因此，《工伤保险条例》中，尤其强调职业康复发展的重要性。除了《企业职工工伤保险试行办法》对职业康复的重要性以单独成章的形式进行表现后，在 2004 年颁布的《工伤保险条例》第一章第一条就明确规定促进工伤预防和职业康复。《广东省工伤保险条例》经过 1998 年、2004 年、2011 年及 2019 年共四次的修订，第一章都提到："努力发展医疗康复和职业康复事业，帮助因工致残者得到康复和从事适合身体状况的劳动。"在此基础上，《广州市社会工伤保险工伤康复管理试行办法》第一章第七条也明确规定："工伤康复工作应尽可能恢复康复对象的生活自理能力和职业劳动能力。对以功能损害为主的工伤康复对象，应在其伤病情相对稳定的状态下，早期介入进行医疗康复和职业康复。"所以，职业康复的发展有法可依，国家重视职业康复的发展。

二、残疾人康复相关法律法规

在美国，1920 年美国国会通过了《1920 居民康复条例》(《Smith-Fess 条例》，公法 66-236)。该条例为就业指导与训练、工作调整、假肢和工作安置服务提供资金援助。1943 年《Bardon-LaFollette 法》(公法 78-113)修改了 1920 年发布的《市民康复法》中原来的条款。这一新的法例，亦称为职业康复法例，涵盖了很多的医疗服务，包括作业治疗及就业指导，服务的范畴也扩充到那些躯体和精神功能受限的人群中。该法例也成立了职业康复办公室，一个到现在为止还存在的国家和联邦资助机构，主要为残疾人士提供职业训练和就业服务。1990 年提出的《美国残疾条例》(*Americans with Disabilities Act*，ADA；公法 101-336)是一项重要的条例，它为作业治疗师打开了大规模的市场。作业治疗师为残疾人士提供工作训练计划，进而协助雇主符合 ADA 的要求。该立法继续对工作实践产生重要影响。2002 年，职业安全与健康管理局(The Occupational Safety and Health Administration，OSHA)出台一个针对人体工效学的综合方案，以减少工作场所肌肉骨骼疾病(work-related musculoskeletal disorders，WMSDs)的发生率。这是一种综合、全面的方法，包括指导方针、执行、拓展和协助，以及一个国家人体工程学咨询委员会。

在我国，《残疾人就业条例》于 2007 年 5 月 1 日起施行，明确规定用人单位安排残疾人就业的比例不得低于本单位在职职工总数的 1.5％，以促进残疾人按比例就业。《中国残疾人"人人享有康复服务"评价指标体系(2005—2015 年)》试行计划，强调要"重视社区康复"和"坚持全面康复，以医学康复为重点，适当兼顾教育，职业、社会康复"。2016 年中国残疾人联合会联合其他部委，提出《残疾人康复服务"十三五"实施方案》，目的是"构建与经济社会发展相协调、与残疾人康复需求相适应的多元化康复服务体系、多层次康复保障制度，普遍满足城乡残疾人的基本康复服务需求"。最新出台的《残疾预防和残疾人康复条例》自 2017 年 7 月 1 日起正式施行，明确了残疾预防与康复的重要性。条例中指出，残疾人康复需要在残疾发生后综合运用医学、教育、职业、社会、心理和辅助器具等措施，帮助残疾人恢复或者补偿功能，减轻功能障碍，增强生活自理和社会参与能力。这些政策的推行，表达了国家对于残疾人康复及就业工作的重视。

（徐艳文）

参考文献

[1] ELLEXSON M T. The Impact of CARF Standards on the Practice of Work Hardening. Work, 1990, 1(1): 69-72.

[2] 吕学静,赵萌萌.中国残疾人就业现状及其影响因素.中国就业,2012(10):47-49.

[3] 何凯,范莉莉,李强.残疾人职业能力评估系统改进研究.残疾人研究,2014(1):58-62.

[4] 陈小虎,伍尚锟,徐艳文.评估-推荐-跟进就业计划对智障残疾人就业的影响.康复学报,2017,27(03):9-13.

[5] American Occupational Therapy Association. Occupational therapy services in facilitating work participation and performance. American Journal of Occupational Therapy, 2017, 71(Suppl. 2).

[6] CROWTHER R, MARSHALL M, BOND G R, et al. Vocational rehabilitation for people with severe mental illness. Cochrane Database Syst Rev, 2001(2): CD003080.

[7] WILLIAMS R M, WESTMORLAND M G, LIN C A, et al. Effectiveness of workplace rehabilitation interventions in the treatment of work-related low back pain: a systematic review. Disabil Rehabil, 2007, 29(8): 607-624.

[8] KING P M. Sourcebook of Occupational Rehabilitation. New York and London: Plenum Press, 1998.

[9] OGDEN-NIEMEYER L, JACOBS K. Work Hardening: State of the Art. Journal of Occupational Medicine, 1992, 34(10).

[10] MATHESON L. The functional capacity evaluation. In ANDERSSON G, DEMETER S, SMITH G, et al. Disability Evaluation. 2nd Edition. Chicago, IL: Mosby Yearbook, 2003.

[11] POWER P W. A Guide to Vocational Assessment (3rd Eds). Texas: PRO-Ed, Inc, 2006.

[12] U. S. Department of Labor. Manual for the USES General Aptitude Test Battery. Washington, DC: U. S. Government Printing Office, 1970.

[13] U. S. Department of Labor. Handbook for analyzing jobs. Washington, DC: U. S. Government Printing Office, 1972.

[14] U. S. Department of Labor. Dictionary of occupational titles(4th ed., revised). Washington, DC: U. S. Government Printing Office, 1991.

[15] KEY G L. Industrial Therapy. New York: Mosby, 1995.

[16] BROWN S D, LENT R W, HOBOKEN N J. Career Development and Counseling. Wiley, 2004: 3-23.

[17] DAWIS R V. Requirement, Capability, and Opportunity. Canadian Journal of Guidance and Counselling, 1987, 3: 55-60.

[18] DAWIS R V, LOFQUIST L H. A Psychological Theory of Work Adjustment. Minneapolis, MN: University of Minnesota Press, 1984.

[19] BAL M I, SATTOE J N, van SCHAARDENBURGH N R, et al. A vocational rehabilitation intervention for young adults with physical disabilities: participants' perception of beneficial attributes. Child Care Health Dev, 2017, 43(1): 114-125.

[20] BOOTH D. VRA Standards of Practice and Code of Ethics for Vocational Rehabilitation Practitioners. VRA Doncaster, 2013.

第二章 职业康复的理论模型

职业康复的主要目标是使工人在发生事故、受伤或健康状况出现问题后能够继续工作或重返有报酬的工作岗位，以防止工作残障。换句话说，工作残障的定义是指一个人在受伤/患病期间或之后不能继续工作或重返工作。国际劳工组织规定了职业康复的目标，将其作为一个过程，使残疾人能够获得和保持适当的就业机会，并体现了残疾人融入或重新融入社会的理念。职业康复可包括职业指导和咨询、职业培训和安置以及就业。这是一个由有工作历史的患者或受伤人员"医疗、心理、社会和职业活动"组成的过程，以"重建"工作能力，重返工作队伍。职业康复还在各种不同人群中发挥关键作用，如心理健康，甚至可能是促使在健康事件之前没有工作过的人工作的关键决定因素（例如，先天性肢体或智力残疾等）。

职业康复包括若干部分，包括职业指导（例如咨询）、工作再培训、教育、人体工效学和心理社会介入。在职业康复中需要考虑的重要因素可能包括个人因素、医疗因素、雇主和工作场所以及社会经济因素。职业康复的应用可以用于不同的健康状况，包括躯体层面及心理层面。因此，职业康复是一项复杂的干预，需要多学科来确保成功。此外，职业康复是一种多学科方法，其目的是使工人返回或从事有报酬的工作。它通常是一个多层连环的过程，由多个利益相关者组成，并在最广泛的意义上将工人的功能与工作角色联系起来。

一个成功的职业康复计划依赖于几个要素之间的相互关系，如在工作场所所达成的一致复工承诺、雇主做出的调整、重返工作的协调者和计划者、主管、早期干预以及雇主和医疗卫生人员之间的有效沟通。职业康复的益处包括可以减少工作时间的损失，减少与工作有关的残疾，并促进早日重返工作岗位。早期职业康复介入与持续就业有关，并已被证明可以减少工人因病缺勤。在经济学方面，职业康复被发现可以产生有利的成本效益比，可以为雇主节约较高的成本。

最后，成功恢复工作是很重要的，不仅为受伤工人提供了经济利益，同时也带来其他好处，包括健康和生活质量，重建社会的自我价值意识，并且能够执行在家庭和社区生活中的其他角色。但是，工伤/疾病后重返工作是一个复杂的、多因素的过程，受工伤性质、医疗、社会人口、心理和经济因素、人体工效学、工作场所及雇主政策的影响。不能简单地认为工作状态完全取决于临床症状的性质和严重程度，或者认为恢复工作的能力与恢复的轨迹直接相关。传统医学模式的重点在于疾病的医治过于狭窄，这对有慢性症状的受伤工人尤其有问题。随着职业康复领域的发展，应该从纯粹由医学决定的方法转向积极主动的多学科决定的方法来治疗工作残疾。本章概述了支撑职业康复的关键概念模型。一个概念模型，也称为概念框架，它帮助我们确定一组变量和关系以解释现象。

第一节 国际功能、残疾和健康分类

正如国际劳工组织《工作场所残疾管理工作守则》所述，包括重返工作战略在内的职业康复是残疾管理的一个重要组成部分。世界卫生组织2001年制定了"国际功能、残疾和健康分类"（International Classification of Functioning, Disability and

Health，ICF)，见图 2-1-1。

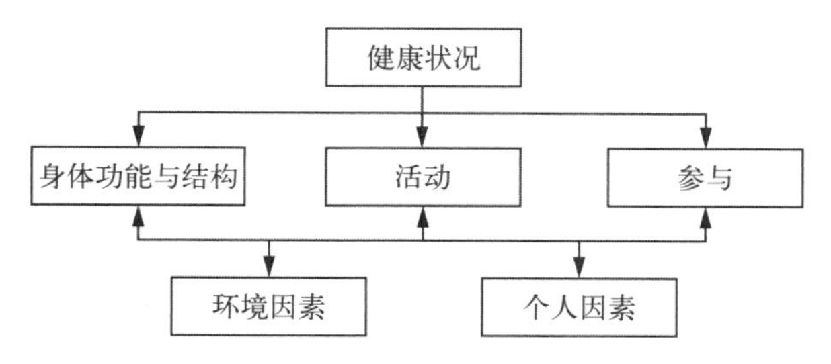

图 2-1-1　国际功能、残疾和健康分类

这个模型主要是为了方便医护人员之间的沟通。它将人类“活动”和“参与”的社会观点整合到对“身体功能与结构”的临床理解中。此外，ICF 还提供了一个描述人类功能和健康的分类系统，这有助于我们系统地理解围绕功能的不同领域，并可以涵盖全部个人生活经历的内容范围。世界卫生组织打算将这一分类用作“描述和衡量健康和残疾的国际标准”。ICF 以健康和残疾的生物-心理-社会模型为基础，认识到其不同组成部分之间的复杂相互作用：身体功能、身体结构、活动和参与、环境因素和个人因素。ICF 模式将残疾(或理解为功能上的缺失)描述为受影响的人如何对生活活动和社会参与做出反应。从这个角度来看，功能依赖于个人健康状况和包括个人、心理和社会、环境因素在内的环境因素之间的动态相互作用。

这个框架提出了一种疾病和社会参与的观点，当涉及治疗结果时，强调个人和他/她的行为。ICF 的主要组成部分代表了连接三个层次成果的多种途径，即身体功能与结构、活动、参与。它们相互关联，与环境因素和个人因素相关。ICF 模式作为一种受到国际上广泛关注的分类体系，极大地丰富了医疗从业人员和研究人员对与各种医疗条件相关的许多背景因素的相互理解。最重要的是，这个模型不仅使我们能够将工作残障定义为一个人停止参加职业活动，而且工作残障是个人、他/她的健康/疾病状态和环境(政治、社会和身体)之间复杂交互作用所导致的结果。因此，以一种综合的形式理解动态的失能/失能过程是至关重要的，不仅要将其与个人的功能联系起来，而且还要与所在的环境联系起来。例如，面临工作残疾风险的工人与各种利益相关者之间的实际互动可能对其丧失工作能力的状况产生积极或消极的影响。

同时，重要的一点是要认识到，ICF 可以作为一个指导通用框架来制订不同的职业康复方案。它还可以与其他特定于工作的模型一起使用，特别是那些将在后面提到的模型。ICF 可以成为在职业康复机构中使用的可行框架。例如，在工作安置等职业康复计划中使用 ICF 的好处已经得到了证明。ICF 有几个特点使其有利于职业康复。第一个特点是通用性，即它可以协助人们思考复工的整个过程：整体上职业康复和工作残疾领域结局的综合性概念。第二个特点是包容性分类系统，可以应用于工作中或工作周围的领域和结构。第三个特点是 ICF(通过 ICF 类别)明确可能促进或阻碍成功和持续返回工作的各种因素并做出相应的说明，因为 ICF 考虑到环境和个人等因素的影响。社会中个人的参与是 ICF 的核心要素，这为功能和残疾提供了一个广阔的视角。因此，ICF 是一个从微观工作环境到宏观工作环境，以及两者之间关系的不同层面来理解健康的框架。

大约有 191 个国家采用了 ICF，并在管理系统和临床环境中广泛使用。然而，ICF 包含了 1 400 多个类别来描述人类功能所牵涉到的内容，因此在临床接触或研究中使用所有这些类别可能是不可行和不实际的。为了解决这一问题，世界卫生组织已经开始努力开发 ICF 核心组合。核心组合是指与特定健康状况(如骨关节炎)或与健康有关的事件(如职业康复)相关的 ICF 类别的简要列表。核心组合分两种形式，即综合版和简要版。一个综合的核心组合通常用于多学科的评估，尽可能纳入更多的与健康状况相关的变化。简要的核心组合包含了适合于研究的、与健康状况或事件有关的最低数量的措施或类别(如临床试验)。有不少特定条件的核心组合可以使用，例如职业康复核心组合。使用特定条件的核心组合是有用的，因为它可以全面及有效地检视各种健康状况，同时仍然在 ICF 框架下进行使用。

2010 年 5 月 19—21 日，在瑞士 ICF 研究分部举行的 ICF 共识会议上，世界卫生组织区域选定的 23 名国际职业康复专家出席了会议，目的是通过多层讨论与协商来制订 ICF 职业康复核心组合。

在该会议开始时首先介绍了来自四项研究的证据。该证据研究包括一篇研究职业康复结局的系统性回顾文章，一份国际专家参与的职业康复调研报告，一个患者参与的职业康复焦点小组研究报告和一个职业康复的横截面或实证研究。根据这四份研究报告结果确定的752个候选类别分别提交给这些国际专家来进行论证，其中251个是“身体功能”，130个是“身体结构”，244个来自“活动和参与”，127个来自“环境因素”。

最终，综合版ICF核心组合的总数为90个。表2-1-1～表2-1-3显示了综合版ICF核心组合所包含的ICF类别。组成部分中，“活动和参与”包括40个类别(占综合核心组合所有类别的44%)、33个“环境因素”类别(占综合版ICF核心组合所有类别的25%)和17个“身体功能”类别(占综合版ICF核心组合所有类别的19%)。简要版ICF核心组合包括13个二级类别，表2-1-4显示了职业康复简要版ICF核心组合所选的类别。“活动和参与”中含6个类别(59%)，“环境因素”中含4个类别(27%)，“身体功能”中含3个类别(14%)。

表2-1-1 综合版ICF核心组合“活动和参与”(N=40)

ICF编码	标题
d155	掌握技能
d160	集中注意力
d163	思考
d166	阅读
d170	写作
d172	计算
d175	解决问题
d177	做出决策
d210	从事单项任务
d220	从事多项任务
d230	进行日常事务
d240	控制应激和其他心理需求
d310	交流-接受-口头信息
d315	交流-接受-非语言信息
d350	交谈
d360	使用交流设备和技术
d410	改变身体的基本姿势
d415	保持一种身体姿势
d430	举起和搬运物体
d440	精巧手的使用
d445	手和手臂的使用
d450	步行
d455	到处移动
d465	利用设备到处移动
d470	利用交通工具
d475	驾驶
d530	如厕
d540	穿着
d570	照顾个人的健康
d710	基本人际交往
d720	复杂人际交往
d740	正式人际关系
d820	学校教育
d825	职业培训
d830	高等教育
d840	学徒(工作准备)
d845	得到、保持和终止一份工作
d850	有报酬的就业
d855	无报酬的就业
d870	经济自给

表2-1-2 综合版ICF核心组合“环境因素”(N=33)

ICF编码	标题
e1101	药品
e115	个人日常生活用品和技术
e120	个人室内外移动和运输用品和技术
e125	通信用品和技术
e130	教育用品和技术
e135	就业用品和技术
e150	公共建筑物设计、建设及建筑用品和技术
e155	私人建筑物设计、建设及建筑用品和技术
e225	气候
e240	光线
e250	声音
e260	空气质量
e310	直系亲属家庭
e320	朋友

（续表）

ICF 编码	标题
e325	熟人、同伴、同事、邻居和社区成员
e330	处于权威地位的人
e340	个人护理提供者和个人助手
e355	卫生专业人员
e360	其他专业人员
e430	权威人士的态度
e450	卫生专业人员的态度
e460	社会的态度
e465	社会准则、实践和观念
e525	住房供给的服务、体制和政策
e535	通讯的服务、体制和政策
e540	交通运输的服务、体制和政策
e550	法律的服务、体制和政策
e555	社团和组织的服务、体制和政策
e565	经济的服务、体制和政策
e570	社会保障的服务、体制和政策
e580	卫生的服务、体制和政策
e585	教育和培训的服务、体制和政策
e590	劳动和就业的服务、体制和政策

表 2-1-3　综合版 ICF 核心组合“身体功能”($N=17$)

ICF 编码	标题
b117	智力功能
b126	气质和人格功能
b130	精力和驱力功能
b134	睡眠功能
b140	注意力功能
b144	记忆功能
b152	情绪功能
b160	思维功能
b164	高水平认知功能
b210	视功能
b230	听功能
b235	前庭功能
b280	痛觉
b455	运动耐受功能
b730	肌肉力量功能
b740	肌肉耐力功能
b810	皮肤的保护功能

表 2-1-4　简要版 ICF 核心组合($N=13$)

ICF 编码	标题
d155	掌握技能
d240	控制应激和其他心理要求
d720	复杂人际交往
d845	得到、保持和终止一份工作
d850	有报酬的就业
d855	无报酬的就业
e310	直系亲属家庭
e330	处于权威地位的人
e580	卫生的服务、体制和政策
e590	劳动和就业的服务、体制和政策
b130	精力和驱力功能
b164	高水平认知功能
b455	运动耐受功能

然而，ICF 模型在某种程度上仍然局限于以医疗保健为中心的观点，只关注个人的功能（即一个人的病理状态和所有功能后果），类似于医学模型。除患者/客户和服务提供者外，ICF 模型没有考虑其他社会利益相关者的角色和责任，即使这部分人群也积极参与到整个残疾发生过程（即积极或消极地影响到个体参与工作活动）。当然，这些问题可能已经超出了 ICF 的主要目的，但是，需要考虑的另一点是，ICF 模型迄今未能描述环境因素如何影响残疾和工作参与过程的机制。为了预防工作残疾，这些因素是必不可少的，一个理想的模型应该考虑到这些能够影响工人与工作之间的过渡性背景因素。ICF 模型确实表明，功能不仅受到身体结构损伤的影响，还受到环境因素的影响。由于这种关系，不同的环境可能会对具有特定健康状况的同一个人产生非常不同的影响。一方面，一个存在障碍或缺乏改善环境的因素会限制个人的表现。另一方面，更便利的环境可能会提高个人的表现。因此，如果能够消除障碍并在工作场所提供辅助设备，工作残障将不再是一种残疾。在这一背景下，工作残疾管理可以简单地描述为任何促进环境适应和调整的措施，以解决工作残疾和促进工人重新融入和保持工作岗位。

第二节

个案管理生态模式

受伤后工作能力的恢复，通常是以一种可持续和有效的动态方式进行的，单纯依赖临床干预已被证明效果是极其有限的。此外，单纯的临床干预没有考虑到医疗保健系统以外的系统中存在的因素，例如工作场所和保险/补偿系统。研究证据表明，如果对工作场所内外进行及时有效的协调行动，以及密切关注可阻碍或促进工作残疾重返工作岗位的决定因素，可有效扭转工作残疾进程。如前所述，为了预防工作残疾，职业康复计划应该考虑到可能影响工人与工作互动的过渡性背景因素。在过去的十年中，许多科学家主张将注意力转移到与工作残疾问题有关的所有系统上，并通过良好协调的管理和预防行动提出可能的解决方案。他们所考虑的社会和工作场所组成部分超出了临床上所需要考虑的范围，但是，对于生态型个案管理方法来说，关注这些组成部分却是至关重要的。以往的研究表明，工作场所中涉及不同利益相关者的干预措施可以改善重返工作岗位的成功率。密歇根残疾预防研究报告中指出，促进以人为本文化的管理政策和实践减少了残疾的持续时间和费用。也有研究报告指出，可以对主管进行培训，使其对员工的腰背部疼痛投诉做出关切的回应，避免敌对关系，鼓励员工寻求适当的治疗，提供工作场所调整策略。在肉类包装工厂使用这种方法，新的索赔案例减少了 47%，主动损失时间索赔减少了 18%。Waddell 也强调了个体对于是否重返工作岗位的决定起着关键的作用。因此，清晰知道患者对疼痛的理解（想法、信念和态度）可能是改善重返工作岗位的关键一步。因此，加拿大 Patrick Loisel 教授和他的同事在 2005 年提出了一个个案管理的生态模型。该模型将医疗保健提供者与患者关系的结果责任转移到更复杂的，涵盖专业、法律、行政和文化（社会）交互影响的多人决策系统。将这种复杂的个案管理方法作为职业康复服务的一部分，需要从通常以疾病为中心的生物医学模式转变为以重返工作岗位的多层决策和决定因素为中心的工作残疾预防模式。目前世界各地的一些职业康复项目开始采用这种多系统方法，将利益相关者的行动和他们的支持整合到康复计划中。这些现代的职业康复计划促进了成本效益，有助于更好地认识到工人重返工作岗位的能力。

个案管理生态模式是最新模式的一个重要例子，这种模式重视社会利益相关者的全部活动。作为一种操作模型（不用于解释导致工作残疾的因素，而是用于指导个案管理操作或检测系统对残疾过程的影响），它提供了一个捕捉残疾工人周边人士对于其社会态度的极好机会，同时也说明了所有系统中的各种社会结构。在所谓的“工作残疾模型（图 2-2-1）”中，每个系统的结构都具备了相应的代表。

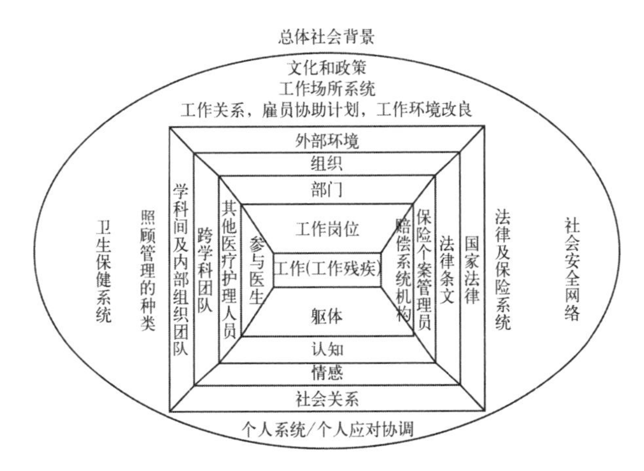

图 2-2-1　工作残疾模型

这个模型的美妙之处在于，它描绘了受伤工人重返工作岗位涉及的不同系统。每个系统都可以代表一组重返工作岗位的相关利益者。重返工作岗位的利益相关者可以定义为任何个人、组织或机构，他们在工人重返工作岗位过程中因结果的变化而发生利益上的得与失。工作残疾模型显示了处于中心的工人及其工作限制情况的四个主要影响系统，即具有所有重要维度的个人系统和人的社会关系；医疗保健系统和工人能够获得的关注程度，或能影响残疾情况的关注程度；工作场所制度及其主要社会技术结构；而赔偿制度则与地方性法规和相应的管理人有关。整个社会政治和文化背景也在模型中作为工作致残情况的影响因素。该模型提供了迄今为止开发的影响工作失能的多种影响系统的最完整的可视化表示。基于这种模式的重返工作岗位干预措施的实施战略可以针对社会系统的不同层次，即针对受伤工人层次、针对医疗保健提供者和/或雇主层次，或针对更广泛的系统层次。其中，修改工作计划是职业康复过程中的一个关键因素。不同的术语被用于这些修改的工作程序或计划，尽管大多数计划在本质上是相似的。最常用的术语包括“轻负荷工作”“受限制工作”和“过渡性工作”。

轻负荷工作是指任何低于正常或全负荷工作的临时或永久性职业活动，使残疾工人能够按照医疗服务提供者规定的一套条件执行工作。轻负荷工作职位是有报酬的工作，并且是在竞争激烈的工作环境中完成的。它们的范围从适应工人受伤前的工作，到在同一家公司或另一家公司从事完全不同的工作，或者是已经存在的，或者是专门为残疾工人创建的。然而，受限制工作是指任何适合受伤工人的技能、兴趣和能力的工作。新工作是为不能回到原来工作岗位的工人设计的。这些新工作可能是临时的(一段特定的时间，如几周或几个月)或永久的(当工人将不能回到原来的工作)。过渡性工作是任务、功能或工作的任何组合，使有功能限制的工人可以安全地工作，获得报酬，并且没有伤害自己或其他工人的风险。过渡性工作选项包括指定的工作或随时间修改的工作任务，以适应受伤工人在身体康复过程中所发生的变化。

可用于描述改进工作计划的其他术语包括：轻便任务、改良任务、受限制的任务、交替任务。无论修改后的工作计划被称为什么，其核心思想是调整临时或永久性残疾工人的工作任务，以适应目前的医疗状况，促进安全和早日重返工作岗位。这个过程应该包括一个过渡性的工作计划或工人的工作任务分配，以及逐步增加工作时间、职责和/或工作绩效期望，直到工人准备好正常工作或全部工作。如果工人不能回到他/她原来的工作，可以提供永久安置在另一个工作岗位上。

提供改良的工作计划是一个关键的行政措施或组织政策在工作场所的残疾管理。Krasue 等人对从 1975 年以来发表有关改良工作计划的科学文献进行了系统回顾和批判性评价。这次回顾的主要发现是，改良后的工作计划在帮助临时或永久性残疾的工人重返工作岗位上是有效的。获得改良工作的工人重返工作岗位的频率大约是没有获得任何形式改良工作职责的工人的两倍，当公司实施改良工作计划时，因工伤而损失的工作日也减少了一半。改良工作计划的重要性在于通过分级的工作暴露，受伤工人可以测试自己的能力，重获信心。这些项目提供了一个过渡过程，使受伤的工人得以康复，并为最终重返全职工作做好准备。Durand 和 Loisel 对慢性腰痛患者进行了一项“治疗性重返工作岗位计划”的研究。他们的计划将分级工作暴露与功能恢复治疗作为治疗媒介。接受治疗性重返工作计划治疗的患者在恢复和维持正常工作方面比仅接受功能恢复治疗的患者有显著的统计学意义。

由于工作残疾不仅包括医疗保健领域，而且还涉及工作场所、补偿和社会等问题。因此，重返工作岗位战略往往是复杂的干预措施，包括许多因素，并涉及工作场所内外的多个利益相关者。对于每一种情况，在获取最佳干预措施方面可能都存在独特的障碍，例如，影响临床实践变化的因素可能与医疗保健提供者的知识、技能和态度有关，或者与他们工作的社会、组织、经济和法律环境有关。特别是在国内，职业康复和工作场所的重返工作岗位干预措施的概念仍处于初期阶段，这对广泛接触到重返工作岗位策略新想法的利益相关者来说确实如此。在一项研究中，调查了在中国重返工作岗位利益相关者之间在不同的重返工作岗位活动领域的差异。研究结果显示，中国重返工作岗位活动的领域与西方相似，包括工作场所评估与调解、社会问题解决、角色与责任澄清和医疗咨询。然而，利益相关者之间在相对优先领域方面存在差异。换句话说，国内的重返工作岗位利益相关者在如何帮助受伤工人进入重返工作岗位方面没有达成共识。

Innvaer 等人在系统地回顾了有关政策制定者对使用研究证据工作障碍看法的文献后发现，除了缺乏及时性、相关性和可用性之外，最常见的工作障碍是相互不信任和缺乏个人接触。因此，实施重返工作岗位策略的研究干预措施比改变医生的医疗行为更加困难。值得提醒的是，工作残疾不仅包括医疗领域，还包括工作场所、补偿和社会问题。重返工作岗位战略通常是复杂的干预措施，由许多因素组成，涉及工作场所内外的多个利益相关者。制订实施策略将需要确定每一个利益相关者和相关的工作障碍，以及他们之间沟通的限制。例如，涉及逐步改良工作的战略可能需要患者、医生、雇主、职业安全与健康从业者等采取行动并做出决定——每个人都有自己的价值观、目标、兴趣和培训。对于每一种情况，在获取最佳干预措施方面可能都存在独特的障碍。很少有研究确定工作场所的障碍。有学者建议，一些雇主可能会对再投入资源和专门的人员感到犹豫，因为这会增加运营成本。在工作场所，生产管理人员和同事的行为及态度是工作场所重返工作岗位干预成功的重要因素。虽然主管在工作事故后进行积极和支持性的沟通会缩短伤残时间，但主管并不一定具备这方面所需要的技能。其他证据支持工作场所组织因素的重要性，如支持性残疾管理政策和方法、以人为本的文化、雇主和工会之间的协作、上层管理对健康与安全做法以及工人的合法性和尊严的认同。因此，当实施以工作场所为基础的重返工作岗位干预时，治疗师面临着一项具有挑战性的任务，即为雇主和员工创造一个信任的环境。

总而言之，在工作残疾预防领域的研究人员有一个共识，即受伤工人是重返工作岗位最重要的利益相关者之一。他/她在整个重返工作过程中起着重要的作用。受伤工人对重返工作岗位的准备程度被发现在预测受伤工人能否成功恢复其角色方面起着至关重要的作用。重返工作岗位包括心理和行为上的改变。这些变化是一个复杂的过程，需要一个完全不同的视角来研究。

第三节

阶段转变模型

在过去的20年里，人们越来越重视什么是最佳的影响重返工作岗位过程的决定因素，以及人们如何做出重返工作岗位的决定，以发展一个更有效的职业康复计划。基于之前的研究发现，社会心理因素是导致重返工作岗位失败的关键因素之一，但是它常常在康复过程中被忽视，包括自我感觉健康状况，自信心低下和其他个人因素如年龄和教育水平。此外，一些诱发因素如对工作和工作场所的认知、薪酬、补偿制度和就业条件等也可能影响受伤工人重返工作岗位的动机。上述所有因素都可能对重返工作岗位的工人产生直接影响。

阶段转变模型为这种变化过程提供了一个理论框架。该模型是由 Prochaska 等人在 1992 年提出的。它提供了一个概念模型来描述人们在这个过程中的变化，从不承认问题本身，到改变自己的行为，如减肥、戒除成瘾行为等。这个模型表明，在不同的阶段，变化的过程是不同的。认知和经验过程包括对变化利弊的考虑，在变化的早期阶段更加突出；而行为过程在变化的后期阶段则变得越来越重要和频繁。这些为研究人们如何从一种行为转变为另一种行为的机制提供了初步框架。后来，Prochaska 等人提出，有效的行为改变取决于在正确的时间（阶段）做正确的事情（过程），这对于评估个人的变化阶段和相应的干预措施非常重要。各种研究对这一改变阶段模型进行了测试，并广泛应用于不同方面，包括关节炎的自我管理、成瘾行为的管理，如戒烟和减肥等。

根据这个模型，任何类型的行为改变都会有五个阶段，这些阶段以螺旋型的方式相互联系（图 2-3-1）。这种螺旋型的方式表明，一个人可以在任何时候“复发”到前一个阶段。

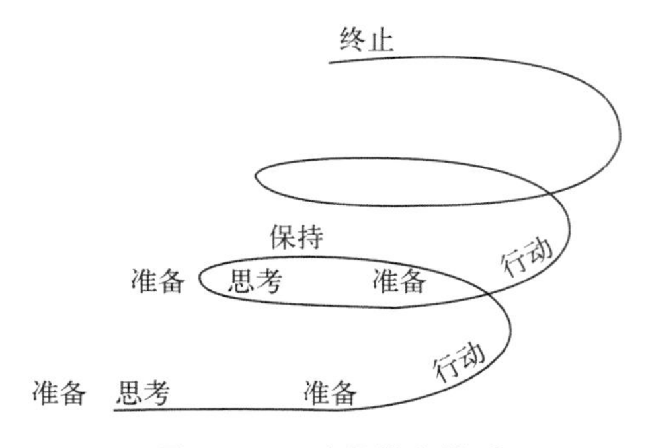

图 2-3-1　阶段转变模型

这五个阶段是思考前、思考、准备、行动和保持。思考前阶段是指个人在可预见的未来不打算做出改变。在行为上，他们可能觉得自己是被“强迫或逼迫”去改变和表达改变环境或系统的愿望，而不是自己主动想要的。思考阶段是个体对问题有了更多的认识，开始有考虑改变的意愿，但还没有做出最后改变的承诺。他们经常摇摆不定，权衡这种因为改变而带来的变化上的利弊。准备阶段是个体打算在不久的将来进行改变，但在过去没有成功地采取进一步的行动。此外，他们可能已经努力改变，但还没有达到行动阶段的标准。在行动阶段，个体积极参与到针对问题所进行的改变行为过程中，并因此做好改变了的准备。在保持阶段，个体努力巩固收获，防止复发，并继续他们已经改变的行为。这种行为上的变化已经在非成瘾行为中得到验证，包括疼痛管理等。

随后，有研究对如何使用阶段转变模型来解决受伤工人的重返工作岗位准备问题提供了更具体的见解。他们应用这个模型来开发一个准备改变的模型，以解决导致不同重返工作岗位行为的动机因素，个人从一个阶段到另一个阶段的进步。他们指出，重返工作岗位可以被概念化为一种复杂的人类行为变化，包括身体恢复、动机、行为及与许多方面的互动。准备改变模型提供了一个有启发性的概念框架，以促进将重返工作的个人和人际之间的行为结合起来。他们认为，阶段转变模型至少有四个方面非常适合应用于了解重返工作岗位的行为：①模型专注于个人因素，但是它可以整合外部因素，如工作场所、医疗和保险公司系统，以及工人的决策中；②注重处理工作残疾的当前所面对的问题；③它特指的关于结构之间相互关系的假设，可以通过实验研究获得验证；④它可以针对每个阶段特点进行阶段性干预。这提出了一个可能的框架来探索受伤工人重返工作岗位的过程。最重要的是，他们指出受伤工人在每个阶段的特点如下。

思考前：因受伤或疾病而离开工作岗位的工人，还没有考虑或有什么关于重返工作岗位的任何行为。对于严重受伤或患病的人来说，这个阶段暂时把工作问题放在一边以专注于身体/精神的恢复过程是合适的。

思考：工人们开始考虑在可预见的将来重返工作岗位。虽然工人们仍然在考虑重返工作岗位的利弊，但他们并没有积极参与制订具体的复工计划。这一阶段的定义特征是矛盾心理，工人们还没有开始改变，因为他们认为，目前重返工作岗位的好处没有超过可能发生的负面结果。

准备：工人们正在积极地寻找关于在不久的将来重返工作岗位的信息，或测试个人工作的能力，并为重返工作制订一个具体的复工计划。这一阶段的工人会对来自外部（如工作场所、医疗技术人员）的帮助做出行动上的响应。

行动：工人们正在将重返工作岗位计划付诸实施，并以某种能力返回工作岗位。在这一阶段，工人会积极响应帮助，积极发起和维护重返工作岗位这个行为。在协商潜在的工作障碍时，他们可能面临着再次请假缺勤的高风险。在某种程度上，他们认为自己重返工作岗位是成功的，这就增加了他们的自我效能感。

保持：工人使用特定的技能和社会支持来识别和面对可能引发复发和妨碍重返工作岗位成功的高风险情况。他们保持预防策略。工人的自我效能感会随着他们继续工作而增强，这种能力会融入到自我认同中。

阶段转变模型强调每个阶段都是由个体的决策平衡、自我效能感和改变过程所决定的。这三个维度涉及从思考前阶段到工作保持阶段的行为改变过程。决策平衡涉及持续当前行为或适应新行为的感知“利”（优势）和“弊”（劣势）。决策平衡反映了针对健康行为的利与弊的权衡，对早期发展很重要。因此，在职业康复中，决策平衡是反映重返工作利弊权衡认知过程的重要因素。另外，自我效能感来源于 Bandura 的社会认知理论，它反映了个体对进行健康行为改变的信心，包括个体对从事重返工作的信心和保持重返工作活动的信心。它成为准备、行动和保持阶段的一个重要因素，因为通过职业能力评估测试他们的工作能力，并获得关于他们实际能力的反馈，以便返回工作。一些研究支持自我效能在重返工作中的决定性作用，认为它是重返工作可能性的关键决定因素。一些分析显示，针对运动的自我效能感随着每一阶段的改变而增加，但以非线性模式增加。经历改变的过程包括在思想、感觉和态度上的改变，这增加了意识和感知改变的需要，以及与他人交流改变的意图或愿望。

这些经历过程在思考前和思考阶段显得更为突出。行为过程包括行为上的实际变化，如活动水平的提高或与雇主的联系，并且在模型的后期阶段更加突出。在一个人开始改变行为之前，他的思想、感情和态度必须与重返工作相一致。

通过识别工人对重返工作岗位的准备程度，干预措施可以更具体，更有针对性地在心理方面防止他们发生因为重返工作岗位所产生的伤害。例如，通过提高意识，可以将处于思考前阶段的员工提升到思考阶段，即增加提供个人与工作动力和能力的相关关系信息，或让接触以往有类似问题的人，从而了解重返工作岗位的好处。思考阶段的工人可以通过重新自我评估来提升到准备阶段，让个体更清楚地了解自己对重返工作岗位的感受和事实。通过职业准备技能培训和个案管理，可将准备阶段的工人提高到行动阶段。治疗师广泛地应用阶段转变模型制订不同的工作强化计划，这是职业康复过程的关键组成部分，为受伤工人重返及保持工作岗位做准备。

第四节

工伤康复的阶段模型

工作强化训练是一个以工作为导向的治疗项目，其结果是根据受伤工人生产力的提高来衡量的。这是通过增加工作耐受力，提高工作效率，掌握疼痛管理技巧（通过有效使用症状控制技术），改进工作习惯，增加信心，熟练使用工作适应性或辅助设备来实现的。在工作强化训练中，受伤工人会被安排接受一系列高度结构化的工作模拟任务，在这样的环境中，除了训练受伤工人的工作能力外，他/她的基本工作行为（如及时性、出勤和着装）与工作场所的标准保持一致。工作强化的最终目标是帮助受伤工人达到在竞争的劳动力市场上可以接受的生产率水平（Matheson 等人，1985）。目前的大部分强化工作训练是以工伤康复的阶段模型为基础的。这个模型是 Leonard Matheson 开发的，用来描述职业康复过程是一个从“患者”到“工人”的渐进过渡过程。职业康复过程分为八个阶段，从病理确诊开始，延伸到收入能力确定阶段（表 2-4-1）。

表 2-4-1　工伤康复阶段模型

阶段	评估范围	评估准则
第一阶段	病理	组织及骨骼研究
第二阶段	损伤	解剖学、生理学、心理学
第三阶段	功能限制	症状和局限性报告
第四阶段	残疾	患者因功能限制所造成的社会后果
第五阶段	就业可行性	一般情况下，患者对雇主或复工的接受程度
第六阶段	就业能力	在劳动力市场获得就业的能力
第七阶段	职业障碍	在指定工作岗位，患者被雇用的能力
第八阶段	谋生能力	收入与预期工作寿命配合

在第一阶段，对受伤工人的病理进行评估。病理学定义为损伤或疾病过程。

在第二阶段，受伤工人的损伤是根据解剖学、生理学和心理学来衡量的。损伤被定义为病理学上可测量的结果，即身体或精神完整性的破坏。

在第三阶段，评估患者的功能限制。受伤工人的症状和局限性报告通过功能观察得到证实。功能限制被定义为无法执行任务，并以一般任务来衡量，这些任务不是特定地与任何一个角色联系在一起，而是在许多受伤工人的角色中发现的。举个例子，“不能从地面到肩膀水平举起超过 20 磅（1 磅≈0.454 千克）重物”就是对功能限制的描述。

在第四阶段，对患者表现出的残疾进行评估。残疾被定义为受伤工人的功能限制所造成的社会后果。残疾是指这些功能限制以何种方式影响患者已经习惯的角色，如工作角色或家庭角色。残疾是基于在前一阶段提供的损伤评估而得出。

在第五阶段，评估受伤工人就业可行性，一般定义为患者（作为雇员）对雇主或复工的接受程度。特别要注意考虑的是他/她的工作行为及态度。第五阶段是一个过渡阶段，受伤的工人不再认为是“患者”，而是认定为“工人”。这是对受伤工人进行正式评估的第一个阶段，评估的标准是潜在雇主所使用的标准。受伤工人的工作行为一般被认为是生产力、安全问题和重要的人际关系行为。

在第六阶段，它与受伤工人的就业能力有关，即他/她在特定劳动力市场中获得就业的能力。第六阶段不同于第五阶段（就业可行性），因为就业可行性涉及一个人作为任何职业的雇员的普遍接受程度，而就业能力则涉及一个人在特定劳动力市场中被雇用的能力。一个受伤工人可能已经接受了要工作并有合适的工作行为及态度，但也可能不适合被雇用，因为在他的特定劳动力市场上没有他所能胜任的职业。例如，可以就业的年长工人往往因为劳动力市场的年龄限制而找不到工作。

在第七阶段，它涉及职业障碍或在某一特定工作岗位上不适合被雇用。例如，受伤工人受伤前是在建筑工地从事电工职位，建筑工地是特定的劳动力市场，而且电工是其中的某一特定工作岗位。如果受伤工人不能回到电工这个工作岗位，但是能够在建筑工地其他工作岗位获得工作，虽然他/她有职业障碍但无损就业能力。“受伤的工人与他/她的特定工作匹配程度如何？”这就是问题所在。

在第八阶段，它与谋生能力有关，这是用工人一生中工作产生的收入来衡量的。

工伤康复阶段模型有助于从传统的医学康复中了解职业康复不同阶段及两者之间的一些更重要的区别（图 2-4-1）。

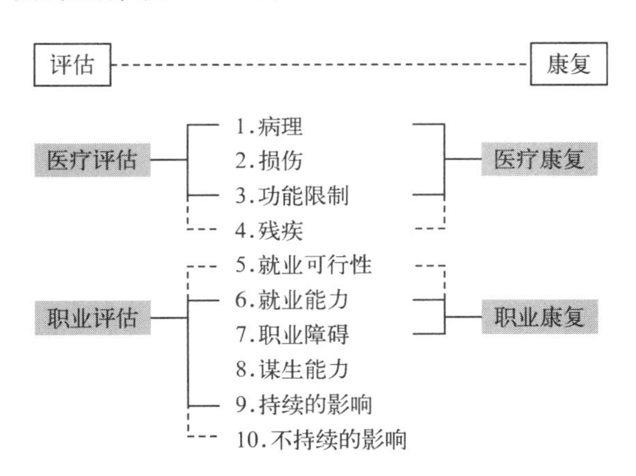

图 2-4-1　描述职业康复项目模式

如果我们考虑到康复所涉及的两个最普遍的任务类别是“评估”和“发展”，那么医疗康复的重点是前三个阶段，而职业康复的重点是第六阶段和第七阶段。

工作强化训练方案是为受伤工人医疗康复后提供工作强化方案，为他们重返工作做好准备。它是职业康复过程的一个基本组成部分。目前的工作强化训练形式深受该模型的影响。在这个模型中，在康复过程的各个阶段中，干预措施在每个阶段都被确定和纠正。受伤工人可以从第二阶段（损伤）开始接受工作强化训练，到第七阶段（职业障碍）。无论受伤工人从什么起点开始进入这个项目，工作强化的目标都是协助其通过剩下的阶段，成为一个工人。

因此，通过以下技术，可以在不同层次上提高受伤工人工作强化期间和工作强化后的生产率。

（1）减少继发性损伤的影响。由于制动或不使用，损害往往被放大。工作强化能提升工作所需力量、灵活性和耐力。

（2）减少功能限制。受伤工人的工作方式、工作行为及工作品质往往会因功能衰退而影响。往往会增加因损伤而导致的功能衰退。工作强化可以有效地帮助受伤工人学习及适应。

（3）减少残疾。残疾是功能障碍对受伤工人社会角色的影响，其中工作角色是突出的。工作强化帮助受伤工人重新建立社会角色，并减少与工作有关的残疾。

（4）提高就业可行性。大多数受伤的工人已经几个月没有工作了，可能已经失去复工动机。因此，工作强化识别和补救生产力的潜在问题，维持一定的复工接受程度，加强工作行为及态度。

（5）提高就业能力。大多数受伤工人不能重返工作，因为与一般劳动力市场上的其他工人相比，他们在工作强度、工作技能、工作能力（例如举起、搬运和站立的能力）方面都不理想。因此，需要强化这些工作能力上的差别。

（6）职业障碍的减少。通过提高工人在特定工作岗位上的工作能力，调整关键工作的要求，可以提高受伤工人与工作的匹配度。

在此基础上，工作强化训练有两种不同的方案，即就业可行性工作强化方案和就业能力工作强化方案。这两种工作强化的总体目标和程序内容是不同的。此外，这两个项目可以根据阶段转变模型对受伤工人的工作准备情况进行评估，从而启动适当的工作强化项目。

就业可行性工作强化方案是针对处于第五阶段的受伤工人。在这个阶段，受伤工人缺乏一个工人角色。他/她正在以一个非常强烈的患者角色来思考自己的能力。因此，该工作强化计划的总体目标是帮助受伤工人获得足够的工人角色行为，使其在一般意义上可被员工接受。观察到的不可行的主要行为问题包括：严重的功能退化/低功能水平；对症状的活动控制不良；工人角色认同缺失；降低自尊/抑郁。就业能力工作强化方案针对的是处于第六阶段的受伤工人。在这个阶段，受伤工人已经有了工人的角色。根据阶段转变模型，他/她正准备再次工作、准备行动或处于行动阶段。因此，该工作强化计划的总体目标是帮助受伤的工人减少损伤，并改善已经被发现的功能障碍区域；发展体能、提高工作效率、症状控制和选定工作技能；通过提高工人在特定工作岗位上的工作能力和/或工作调整，改善个人与所选职业或工作之间的匹配，进而帮助他们重返工作岗位。

第五节 个人安置和支持模式

传统意义上，几乎所有的工作强化方案都是在临床机构中提供的，治疗师在其中模拟工作任务、设施和环境。然而，临床机构是不可能应用所有的工作模拟任务或模拟所有的工作环境的。此外，有证据表明，为了促进整个重返工作过程，临床干预需要与工作场所相结合。基于临床环境下的训练可能忽视了真实环境因素的影响，如经济激励、工作场所的组织政策、实际工作需求、工作现场环境、劳动关系影响等。这些因素决定了对受伤工人重返工作岗位准备状态的影响。因此，基于工作场所下进行的康复被建议作为职业康复方案的另一种形式。Durand 和 Loisel 在 2001 年报告了一个“治疗性重返工作”项目，这是一个以工作场所为基础的工作强化训练项目，将工作暴露分级与慢性腰痛功能恢复治疗联系起来。此研究评估了该治疗方案对稳定重返工作岗位的影响，并将其与三种常用的治疗背痛的方法（规范比较）对重返工作岗位的影响进行了比较。在两年的随访中，93％的“治疗性重返工作”项目的参与者仍然在工作。这一比率高于对照组。本研究结果显示了以工作场所为中心的职业康复过程的重要性。

然而，研究表明，通常工作场所的康复和训练并没有被充分利用。Shaw 和 Colleages 的一篇评论得出结论，重返工作岗位更依赖于工作适应（人体工效）、沟通和冲突解决，而不是医疗训练和治疗。与成功的重返工作岗位相关的健康支持条件有：生活满意度高、平衡生活、有意义的工作任务、工作之外有意义的活动、工作和工作之外的社会支持。研究发现，在健康状况不佳的风险人群中，结合全面健康促进、以条件为重点的康复和二级预防的干预措施在临床条件和成本效益方面取得最佳效果。

在职业康复过程中，有各种形式的康复措施和支援条件。Ahlstrom 等人发现，被提供工作场所康复和工作支持条件的个体，如工作影响力、发展可能性、工作自由度、工作意义、领导质量、社会支持、社区意识和工作满意度，通过工作能力指数（work ability index，WAI）衡量的工作能力随着时间的推移显著增加，并且与那些有工作场所康复但没有这样的支援条件，或两者都没有的人相比，他们的工作能力得分更高。他们的研究结果强调了工作场所康复辅助工作条件的重要性。支援条件的例子包括工作中的影响、工作中的自由度、工作的意义、工作满意度、发展的可能性、领导素质、社会支持、社区意识和对重返工作的欢迎。

Gzil 和 Leplege 认为，职业康复过程应该以人为本，更加关注患者满意度，旨在与个人分享权利和责任，以增强康复过程。以人为本的方法将注重人的能力而不是他们的实际表现。Tengland 还认为，虽然一个人可能完成工作，也可能拥有必要的工作能力，但他们可能仍然缺乏机会、意愿或动机，无法在以前的工作场所恢复到以前的工作状态。Nordenfelt 强调了社会责任的重要性，即帮助和指导个人，并给他们机会去发挥和实现他们的能力。因此，在职业康复过程中，重要的是帮助个人认识到他们的残疾，帮助他们认识到自己的能力，并考虑其他选择和可能性，以允许他们进行重返工作岗位。

因此，从个体安置和支持模式（individual placement and support，IPS）的工作辅导概念被纳入职业康复工作强化计划中。IPS 模式是一种特殊的模式，最初开发的目的是为因严重精神疾病而有长期缺陷的人提供就业支持，这些人正在接受个案管理计划。该模式由德雷克于1996年在美国新罕布什尔州开发，其精髓是将就业专家整合到个案管理中，以找到并保持有竞争力的就业。IPS模式遵循严格的手册，确保就业援助与心理治疗相结合。以下八项原则被纳入精神疾病患者的职业康复方法：①任何人有工作意愿就符合IPS的入选资格；②就业服务融入了精神健康治疗服务；③设定公开就业为工作目标；④提供个性化的福利计划；⑤找工作开始后，不需要进行职业能力评估及参加工作准备训练活动；⑥就业专家根据服务对象的工作兴趣，系统地与雇主建立相关联系；⑦尊重患者的偏好；⑧持续进行工作支持。研究表明，参加IPS项目的人比接受其他类型就业项目服务的人获得公开就业的可能性高2～3倍。IPS模式在全球23个随机对照试验中证明了成功的结果，在美国和其他地方，政府已经采取措施鼓励IPS的扩张与发展。

IPS模式的一个重要主张是采用"工作地点—训练"的方法，而不是"训练—工作地点"的方法。"训练—工作地点"的方法意味着对精神残疾人士进行一系列技能培训，使他们在工作和独立生活之前能够处理现实世界的需求。传统的"训练—工作地点"方法都假设人们有一种生理上的障碍，这种障碍会导致他们无法适应那种可以实现人生目标的工作环境。因此，个人需要接受训练服务来学习技能和获得支持和资源。然而，如果不能在安全和受保护的环境(例如医院和诊所)获得训练服务，可能意味着个人无法应付工作的要求，因为他们没有学习到消除症状和残疾所需要的全部技能。这种失败可能会强化他们本身已经有限的自我效能感，导致他们不愿意在未来追求类似的目标。这种压力有可能带来严重的影响，因为它可能加重症状和残疾。

"工作地点—训练"方法是指先把人放在工作上，然后再训练他们。这样做，个人可以通过在社区的实际工作经验而不是在人为的环境中康复，并且可以减少冗长的就业前培训时间。"工作地点—训练"的支持者把恢复看作是一个过程，而不是结果。根据这一观点，当个体尽管经历了症状和残疾，但仍在追求他们的个人目标(包括工作目标)时，康复就发生了。将恢复定义为过程而不是结果意味着可以将恢复与症状和残疾的基准更改分开。康复作为一个过程，为那些可能永远无法完全摆脱症状或残疾的人提供了实现目标的途径。这个定义改变了服务的焦点。将恢复作为一个结果来看，会将个体放置在治疗和训练的中心位置，而将恢复作为一个过程来看，就会将个体、他/她的工作目标、影响目标实现的残疾障碍这些因素，放在个体周边和社区这些背景环境中进行理解。由于工作上的恢复只有在现实工作中才会发生，因此该模式提倡将部分丧失工作能力的工人安置到现实工作环境中，以完成他们的"恢复"。"工作地点—训练"方法符合这样一种信念，即社区和工作场所应该是受伤工人康复的组成部分，作为工作强化计划的一个舞台，提供合理的工作调整，并修改工作计划。根据这个模式，在把受伤工人放回工作岗位之前和之后，持续的支持和评估是必要的。这种对持续支持和评估的需要突出了"工作教练"的重要性，他们的角色就像运动员的体育教练。该工作教练的作用是通过工作发展和工作环境评估，协助受伤工人重返工作岗位，并提供在职培训和督导，以确保成功重返工作岗位和保持工作。

至于身体残疾的受伤工人的职业康复，虽然康复专业人员会尽量为他们做好重返工作的准备，受伤工人仍然期望在重返工作前获得100%康复。然而，这有时是不现实的期望。一项研究表明，103名肩部受伤的工人，随机分配到基于医院或工作场所的工作强化训练组。医院组接受传统的一般工作强化训练，工作场所组接受工作场所工作强化训练。4周后，工作场所组的复工率高于医院组(71.4% vs 37%，$P<0.01$)。与医院组相比，工作场所组在自我报告的肩膀问题和功能性工作能力方面也有显著差异($P<0.05$)。这项研究的结果显示，工作场所康复计划似乎能更有效地促进受伤工人返回工作岗位。特别是这种方法与社会心理因素有关，也尽量减少同事和/或雇主的影响。如前所述，受伤工人对于其可能发生的重返工作岗位的态度是一个重要决定因素。自我效能感和对康复的态度也可能对复工率有显著影响。在现场工

作培训中，受伤工人可以在真实的工作环境中测试自己的工作能力，而不是在模拟的临床环境中，然后再决定是否返回工作岗位。

此外，在以工作场所为基础的工作强化小组中，工作教练在促进受伤工人的复工决策中发挥了重要作用。工作教练就像是受伤工人的第二个主管、培训师、教育者或支持人员。他提供了关于合适的生物力学和安全工作方法的建议，以及工作场所中工作活动的适当速度。通过现场监督和评估工人的表现，工作教练可以为受伤工人和他们的主管提供更多相关和客观的信息。此外，工作教练还可以为受伤的工人宣传，促进对其情况的理解和容忍，并向雇主提供教育，使雇主了解为恢复工人的工作水平而采取的改善措施。更重要的是，对重返工作岗位问题的关注，如工作安排、同事的看法、与主管的关系等，也可以在现场培训和工作教练在场的情况下解决。这些支援条件确实影响了受伤工人的决策平衡，从而促进了经验变化过程，导致了尝试重返工作岗位的行为发生了变化。

最后，由于科学模型在理论和现实世界之间充当中介的作用，因此需要不断地修正科学研究人员为达到指导特定科学实践的理论表征所采用的证据模式和方法。本章概述了支撑职业康复不同模型的科学知识是如何发展的，以及如何应用于工作强化训练计划的发展，以帮助受伤工人进行重返工作岗位。从广泛研究伤病工人的经历与广泛的工伤研究的意义和社会价值的工作来看，我们对于环境（包括社会组织）在残疾发展过程影响的理解发生了巨大的变化。目前，关于工作残障所发生的知识、行动和交流的研究表明，政治、经济、文化和工作环境可能与工人的态度和决定既有积极的也有消极的相互作用。此外，大量的定性研究发现，针对不同利益相关者的观点，谁是导致工作残障主要决定者进行了大量的探讨，并尝试从宏观（在组织层面）和微观（在工作层面）的工作环境下探讨如何影响工作的参与。这些累积的知识创造了许多新的机会和知识，以了解哪些因素是重要的，并决定预防发生受伤工人的工作障碍。同时必须强调，预防工作障碍不仅是在个人层面，也存在政策和/或多系统层面。基本上，作为一种受人和制度影响的概念，“工作障碍”将根据社会面临的许多当代问题继续演变。正因为如此，这一不断发展的现象揭示了一系列必须被医生、治疗师、决策者、科学家和普通公众普遍认可的术语。在不同的复工利益相关者之间建立一种共同的语言可以帮助在模型构建领域取得进一步的进展，这对于促进基于工作障碍预防和重返工作岗位，为职业康复计划的进一步研究、吸收和发展提供新的证据是很重要的。例如，可持续性、工作的好处、社会各机构之间的合作等。在本章中，我们比较了不同的概念模型，通过仔细观察变量、过程和结果来解释不同的共存模型是如何应用于职业康复过程和工作强化训练计划。

（郑树基）

参考文献

[1] BANDURA A. Social Foundations of Thought and Action: A Social Cognitive Theory. Englewood Cliffs, NJ: Prentice-Hall, 1986.

[2] CHENG A S, HUNG L K. Randomized controlled trial of workplace-based rehabilitation for work-related rotator cuff disorder. J Occup Rehabil, 2007, 17(3): 487-503.

[3] DRAKE R E, BECKER D R, CLARK R E, et al. Research on the individual placement and support model of supported employment. Psychiatric Services, 1996, 47(5), 473-475.

[4] DURAND M J, LOISEL P. Therapeutic Return to Work: Rehabilitationinthe workplace. Work, 2001, 17(1): 57-63.

[5] ESCORPIZO R, FINGER M E, GLÄSSEL A, et al. A systematic review of functioning in vocational rehabilitation using the international classification of functioning, disability and health. J Occup Rehabil, 2011, 21: 134-146.

[6] ESCORPIZO R, FINGER M E, GLÄSSEL A, et al. An international expert survey on functioning in vocational rehabilitation using the international classification of functioning, disability and health. J Occup Rehabil, 2011, 21: 147-155.

[7] FINGER M E, GLÄSSEL A, ERHART P, et al.

Identification of relevant ICF categories in vocational rehabilitation: a cross sectional study evaluating the clinical perspective. J Occup Rehabil, 2011, 21: 156-166.

[8] FRANCHE R. L, KRAUSE N. Readiness for return to work following injury or illness: Conceptualizing the interpersonal impact of health care, workplace, and insurance factors. Journal of Occupational Rehabilitation, 2002, 12(4): 233-256.

[9] GLÄSSEL A, FINGER M E, CIEZA A, et al. Vocational rehabilitation from the client's perspective using the international classification of functioning, disability and health(ICF) as a reference. J Occup Rehabil, 2011, 21: 167-178.

[10] GZIL F, LEFEVE C, CAMMELLI M, et al. Why is rehabilitation not yet fully person-centred and should it be more person-centred? Disabil Rehabil, 2007, 29(20-21): 1616-1624.

[11] HUNT H A, HABECK R V. The Michigan disability prevention study: Research highlights. Kalamazoo, MI: W. E. Upjohn Institute for Employment Research, 1993.

[12] INNVAER S, VIST G, TROMMALD M, et al. Health policy-makers' perceptions of their use of evidence: A systematic review. J Health Serv Res Policy, 2002, 7: 239-244.

[13] International Labour Organization(ILO). Managing disability in the workplace. ILO code of practice, 2002, 15. 04. 3.

[14] LEPLEGE A, GZIL F, CAMMELLI M, et al. Person-centredness: conceptual and historical perspectives. Disabil Rehabil, 2007, 29(20-21): 1555-1565.

[15] LOISEL P, BUCHBINDER R, HAZARD R, et al. Prevention of work disability due to musculoskeletal disorders: the challenge of implementing evidence. J Occup Rehabil, 2005, 15(4): 507-524.

[16] MATHESON L N, OGDEN L D, VIOLETTE K, et al. Work hardening: occupational therapy in industrial rehabilitation. Am J Occup Ther, 1985, 39(5): 314-321.

[17] NORDENFELT L. On health, ability and activity: comments on some basic notions in the ICF. Disabil Rehabil, 2006, 28(23): 1461-1465.

[18] PROCHASKA J O, VELICER W F. The transtheoretical model of health behavior change. Am J Health Promot, 1997, 12(1): 38-48.

[19] SHAW W, HONG Q N, PRANSKY G, et al. A literature review describing the role of return-to-work coordinators in trial programs and interventions designed to prevent workplace disability. J Occup Rehabil, 2007, 18(1): 2-15.

[20] TENGLAND P A. The concept of work ability. J Occup Rehabil, 2010, 21(2): 275-285.

[21] WADDELL G. Models of disability: Using low back pain as an example. London: Royal Society of Medicine Press, 2002.

第三章 职业康复服务

第一节 职业康复的服务模式

科学合理的服务模式是取得良好职业康复效果的有效保障，也是帮助残障人士真正获得职业技能、参与社会生活、融入社会生活的重要工具。第六届全国人民代表大会常务委员会第二十二次会议批准了《第 159 号残疾人职业康复和就业公约》(1983 年 6 月 20 日由第六十九届国际劳工大会通过)，在中国残疾人康复协会组织下正式开始了国内职业康复服务模式讨论和探索，但进展过程缓慢。由于我国职业康复的形成历史较短，职业康复的服务模式还处于探索和试行阶段，目前职业康复多以“因工伤致残”的工伤康复研究为主，仍缺少较为完备的，针对各种障碍类型的特殊需要人士的职业康复研究。

我国目前常见的职业康复形式有两种：一种是由政府部门开办的各种康复中心，为残障人士提供包括物理治疗、作业治疗、心理治疗等相关内容的康复服务，职业康复作为系统康复的一项内容开展；另一种是由特殊教育，职业技能培训中心或康复机构开展的职业康复服务，这种职业康复服务大都采用“特殊教育”的模式，提供的服务包括有智障教育(培智)、视力障碍、听力障碍、自闭症、随班就读、手语翻译、学习障碍等专业，没有融入系统的康复训练。目前大部分综合性医院的康复科尚未开展职业康复服务，但康复医疗机构(康复医院、康复中心)，尤其是工伤康复相关的机构正在积极探索和开展职业康复。中国康复研究中心于 1990 年建立我国第一所职业康复研究机构。经过不断探索和实践，目前该机构已建立了一套包括职业康复评估、职业康复咨询、职业康复训练和职业康复指导在内的较为完整的职业康复理论体系和流程。广州市是国内最早探索工伤预防、工伤补偿和工伤康复相结合新路子的城市，2006 年广东省工伤康复医院在综合康复的基础上，单独成立了工伤职业康复，将职业康复独立于医疗康复，建立了以医疗康复为手段，以职业康复为最终目标的新理念。

在国内康复学科发展过程中，医疗康复及职业康复既有区别，又紧密联系，医疗康复及职业康复合作途径主要有 4 种方式：①主要开展医疗康复，开展职业康复项目很少，只在作业疗法训练中进行少部分职业康复项目；②医疗康复与职业康复阶段明确，由不同团队独立开展工作，职业康复与医疗康复连贯相接；③医疗康复与职业康复阶段明确，由不同团队独立开展工作，职业康复在评残后开始；④医疗康复与职业康复相结合，没有明确阶段，由同一个团队开展工作。

一、职业康复的团队模式

职业康复服务过程涉及医疗、康复、就业及安全生产等问题，在开展职业康复服务时需要一个跨专业的技术服务团队，团队成员包括职业治疗师、就业指导师、康复医生、物理治疗师、技能培训师、社会工作者、用工单位及社保部门等(图 3-1-1)。

(一) 职业治疗师

负责为受伤工人提供职业能力评估、职业康复训练以及兼顾部分个案管理工作，根据受伤工人的整体功能能力情况制订职业康复服务计划及目标。由于职业康复是治疗师所提供的其中一种专科服务，是基于医疗康复基础上更高层次的康复，在团

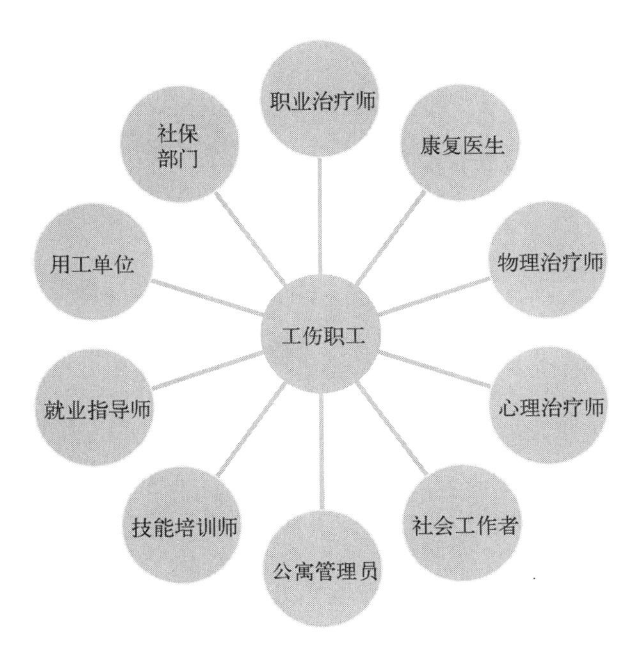

图 3-1-1 职业康复的团队模式

队合作中，职业治疗师往往可以作为团队促进者，逐渐减少医疗服务内容，有助于受伤工人从“工伤患者”向“工作者”角色转变，从而达到真正的重返社会、重返工作岗位。

（二）就业指导师

负责受伤工人的职业咨询与指导、工作安置与协调、就业跟进等工作，建立雇主网络，向企业及职工普及职业安全与健康教育，并提供重返工作或再就业服务。在部分机构，就业指导师可以兼顾个案管理员工作。

（三）康复医生

负责受伤工人所必须的临床医疗需求，保障职业康复过程中的医疗安全。为降低受伤工人的医疗依赖，康复医生往往以门诊医生角色出现，参与职业康复计划讨论。

（四）物理治疗师

为受伤工人提供躯体功能的康复治疗服务，协助受伤工人解决重返工作所遇到的疼痛、功能受限等后遗症状问题，缓解工作强化训练的疲劳等，作为职业康复训练的补充。

（五）技能培训师

鼓励和引导在法定就业年龄段并有就业能力、就业意愿和培训需求的受伤工人、残障人士接受相应的职业技能培训，掌握就业技能或提升技能等级，帮助其再就业或自主创业。

（六）社会工作者

为受伤工人、残障人士提供社会资源的转介及协调，提供政策咨询与支持服务，为有创伤性应激障碍、伤残适应等社会心理问题的受伤工人提供康复辅导服务。

（七）用工单位

参与职业康复计划讨论，为康复后的受伤工人、残障人士提供合适的就业岗位，改良工作条件及工作环境以利于受伤工人重新适应工作。

（八）社保部门

负责受伤工人医疗及康复期审批、劳动能力鉴定及工伤待遇发放，制定相关就业政策及推动就业。

二、职业康复的工作模式

（一）个案管理模式

为建立良好的职业康复管理政策及管理模式，使残障人士得到适合的医疗及康复，协助他们重返工作和重返社会，从而减少因残疾而产生的种种负面问题。在美国等发达国家，在医疗系统内普遍采用个案管理的工作模式，并且定义和规定个案管理员的职业内涵与标准。现我国大部分地区的职业康复开展也参考“个案管理”服务模式，职业康复服务期间涉及的医疗、康复及工作安置服务，由兼顾“个案管理员”角色的职业治疗师或就业指导师负责协调安排。个案管理员有明确的工作责任及目标，既协助残障人士发挥其残存的职业潜能，又提供工作安置服务，协助重返社会，从而提升生活质量。

1. 个案管理的发展历史

个案管理工作模式的萌芽开始于 20 世纪初。在 20 世纪早期，美国在公共健康部门建立由公共健康护士与社会工作者合作，共同照顾管理患者的工作模式；20 世纪 30 年代，公共健康护士开始尝试进行个案管理，通过社区探访照顾其患者。20 世纪 70 年代起，美国公共医疗卫生保健机构开始为残疾人、长期病患及低收入和残弱老人提供个案管理服务。20 世纪 80 年代，由于医疗保险的成本成倍上涨，为了控制成本，达到符合成本效益的商业目标，保险公司开始重视发展个案管理计划。因此从事个案管理工作的人数也迅猛增长，20世纪90年代至2006年美国的个案管理员的数量增长到10万左右，个案管理得以迅速发展。20世纪90年代，包括精神科、职业康复、言语治疗及老年医学等其他卫生保健相关专业也相继开始提供个案管理服务。

2. 个案管理的定义

个案管理是指在符合个案及其家属的需求下，为了达到增进服务品质与成效，运用沟通与可获得的资源所经历的一个协调与合作的过程，此过程包括评估、规划、执行、协调、监测及评估可选择的方案与服务。个案管理的目的是提供一个无缝连接、连续性的服务，当个案的需求改变时，服务可随之改变而全面性配合。

3. 个案管理的原则

(1) 个性化：以个案为中心，关注个案及其家庭的需要，确定符合个案的需求、文化条件、经济能力及其他希望达到的目标；在提供服务、制订服务计划时应考虑个案的文化、信仰、价值观等。

(2) 合作原则：个案管理员需与组内其他专业成员一起讨论制订符合个案需求的服务计划，为达到最佳效果，尽可能协商、协调，设法获得所需服务与资源。

(3) 弹性服务：当个案的需求改变时，服务计划可以随着变化而有所调整。

(4) 保密原则：尊重个案隐私，所有服务需尊重个案的要求，遵守专业服务人员的标准及伦理原则。

(5) 优势取向：制订服务目标及服务计划时应以个案的优势为最重要的考量。这样可以将个案的生理、社会及心理功能，以及职业技能提升到最佳，且协助个案参与社区生活及个人发展。

4. 个案管理的目标

个案管理的目标是通过个案管理员与个案、医生、个案家庭或相关者，以及医疗卫生机构之间的相互协作，以完成满足个案需要的康复计划，并寻求达到有限资源的充分利用以及成本效益最大化。个案管理的目标是为了提高个案的健康、自主性，以及服务和财政资源的适当运用。

综合各个实践领域的特点和要求，个案管理目标具体可以归纳为以下七点。

(1) 通过早期评估，确保服务是以及时和符合成本效益的方法进行的。

(2) 通过促进和协调及时的和适当的卫生服务，帮助个案达到健康和功能的最佳水平。

(3) 促进适当的卫生保健服务的组织和排序，保证最佳成本效益和服务质量。

(4) 最大程度保持个案独立性和个人尊严，使个案能安定地生活在合适的环境中，为个案的需要提供适当的、综合的和协调的预防、康复和跟进等整合性服务，建立和强化家庭及社区支持。

(5) 提高个案的安全、生产力、满意度以及生活品质，帮助个案进行适当的自我导向的照顾，自我主张，以及在医疗保健上进行信息充分的决定。

(6) 促进个案回归工作岗位，或提升个案回归工作的能力，发展帮助个案回归工作或变成可雇佣的服务计划。

(7) 提升个案潜能、解决问题的能力，提升资源和服务提供者的组织有效性，将服务对象与资源、服务提供的系统连接起来，对社会政策的发展和改善做出贡献。

5. 个案管理的工作内容

职业康复的个案管理工作是跨学科的实践，其工作范畴主要集中于健康照顾活动的协调，以及对个案所需资源的分配。个案管理的工作内容主要是通过个案选择和鉴定，向个案提供不同的服务及紧密监管，制订服务计划，作为协调者去统筹执行每个计划，在过程中保持服务计划的必要评估、修改及跟进，最终促进计划成功并符合成本效益。

个案受伤后，他们的生活方式也会随之发生改变，他们将要面对很多新的困难和问题，包括身体功能康复、伤残的适应、与单位/家庭关系的协调、保险的待遇和程序处理、返回工作或重新再就业的适应等问题，这些问题的解决可能需要个案调整自己的状态和学习新的问题处理方法及技巧。所以，职业康复个案管理工作的着眼点不仅局限于个案的医疗情况和质量，个案管理过程中除了要考虑个案、家庭、雇主各自的需要，还需要考虑他们的财政、心理-社会情况以及文化、价值观和信仰。

职业康复的个案管理工作内容包括:①残疾,工作地点问题,以及将工作作为生活活动的策略;②确定个案家居无障碍环境改造的需要;③职业评估和服务的安排;④工作分析与工作调整;⑤职业健康促进:提供职业能力评估、职业能力训练等专业服务,以及服务计划的安排,促进健康、功能和生产力最佳水平的达成;⑥职业安全干预,以应对工作和社区环境中自然的、工具的和人为的危害,包括职业安全健康教育、现场工作环境评估、工作环境改良建议等;⑦协助要建立资源共享的网络平台,以便推荐治疗计划、监督结果和保持所有部门间有力的沟通;⑧协调跨学科医疗卫生保健团队的工作,以促进个案的卫生保健服务,从损伤到安全的重返工作;⑨职业咨询及工作安置,将工作变更和调整需求告知雇主;⑩康复辅导,包括疼痛的管理、伤残适应等的辅导。

6. 个案管理员的角色与功能

(1) 个案管理员的角色:个案管理员角色的一个重点是协调工作,跟随个案管理的运行模式,负责适时及主动地跟进个案的医疗康复及重返工作的进度及安排。其职责包括:参与订立康复及重返工作计划、跟进康复治疗及重返工作的进展、提供重返工作后的支持及跟进个案重返社区后的生活、从而协助个案及其家人积极面对并适应受伤后的生活。

个案管理需提供不同层面的服务,个案管理员承担的角色包括全面跟进的提供者、职业康复计划的管理者、协调者、咨询者。

1) 全面跟进的提供者:个案管理员需要为个案提供个别性的评估,了解他们的需要、确立个案现存及潜在的问题,从而参与安排切合个案身体及心理需要的整体性医疗及职业康复计划。

2) 职业康复计划的管理者:个案管理员作为职业康复计划的“守门员”,负责监测康复计划的执行及质量,确保康复计划有效及符合经济效益,个案进展如有转变,需要根据转变而修改个案的康复计划。

3) 协调者:个案管理员需定时与相关者,即包括个案、企业人事主管或上司、工会工作人员及跨专业的职业康复团队成员,包括专科医生、康复治疗师、辅导员及心理学家等沟通协调,了解职业康复计划的进度及确定所有职业康复计划都依时间表进行及完成,以确保职业康复计划获得所需的跟进。

4) 咨询者:个案管理员需向个案及家属解释订立的职业康复计划,使其更了解康复治疗计划及检查过程。另外,还需要向个案解释他应有的权益。

(2) 个案管理员的功能:个案管理员在个案管理活动中占主要的地位(预估、计划、目标设定、协调、管理、监督、倡导和评估),依据个案及家属的需求运用协调、沟通及与个案、其他服务人员的合作,以达到设定的目标。个案管理员的功能会受到个案、家庭成员、卫生/医疗/社会服务提供者或具有此角色的雇主的期待所影响。其功能包括以下八点。

1) 个案筛查:找出可从个案管理服务中获益的个案。若个案适合参加个案管理服务,请个案签署职业康复个案管理服务同意书。若个案不适合进入职业康复服务,则转介到其他符合个案条件的服务。

2) 个案面谈:个案管理员与个案、家属一起合作确认个案的需求及功能,维持个案的生活品质。评估时也可参考其他专业人员的建议,如心理治疗师、医生及其他相关专业人员。

3) 参与制订职业康复目标及服务计划:职业康复服务计划必须符合个案的长期与短期目标;制订目标与计划时必须整合家属及照顾者的需求,必要时可参考相关专业人员的建议,以及找出职业康复服务可能碰到的阻碍及促进因子。

4) 参与执行职业康复服务计划:按照既定的职业康复服务计划执行,从相关的计划中获得职业康复相关服务,如支持性就业、职务重整、职业功能训练、心理咨询及其他医疗服务等。

5) 浏览、评估、审查各项资源:职业康复个案管理员应了解各项与职业康复服务相关的资源所能提供的服务内容、条件及成效。职业康复服务相关资源包括:支持性就业服务、职业评定、心理咨询与辅导、职业训练、工作能力评估、辅助器具申请、社区教育、劳资纠纷、劳动权益相关法规等。

6）服务检测与调整：若个案的需求在计划执行过程中发生改变，及时调整服务计划，确保服务的提供符合个案的需求和目标，使职业康复服务达到最佳效益。

7）结案：当个案管理员的服务不再被需要时，如个案达到了既定的职业康复目标，或个案拒绝或由于其他的原因需停止职业康复个案管理服务，与个案或家属讨论，结束个案管理服务。

8）追踪跟进：跟进服务是要确保个案接受到连续性的服务，且确保所接受到的服务是否有效或个案的需求是否发生改变。依据个案的需求，跟进服务的频率及时间会有所改变。

（3）康复个案管理员与不同相关者的协调及沟通：职业康复个案管理工作能获得成效，需要很多不同职能团队的互相配合，所以个案管理员的协调及沟通很重要。职业康复个案管理运行模式是以个案为核心，注重各“利益相关者”之间的沟通协调及合作，并共同参与协助解决个案面对的康复问题、进行决策、评估个案的医疗及康复过程和结果，以及共同负起职业康复计划的责任，以协助个案重新投入工作及重新适应回到社区中的生活。

职业康复个案管理中的“利益相关者”包括：个案本人及其家庭，企业雇主及同事，专科医护人员，康复专业人员。

1）个案本人：①在个案伤病发生后，需尽快联络个案以表达关心及了解他/她的身体情况，从而确保个案得到适当的治疗及医疗康复，为其订立个性化的康复治疗计划。同时亦应向个案解释他/她的权益与责任；②需尽快安排合适的专科医生为个案做身体评估，从而了解其身体能力及体能限制的情况；③根据个案的身体评估结果，为个案安排合适的康复治疗，如物理治疗、作业治疗、职业康复治疗（如工作强化训练）等；④定时跟进个案的康复进展及表示关心；⑤待个案的康复进展稳定后，安排个案进行职业康复，可尝试逐步重返工作，个案管理员需要为个案召开试工或复工前的个案会议，目的是使各相关人士了解试工或复工的目的及协调相关的安排，个案本人需出席。

2）企业雇主：①需与雇主单位沟通，了解个案原本工作的性质，讨论安排个案试工或复工期间的工作。试工或复工能让个案增强重返工作信心，并使他/她在完全康复后更易适应工作岗位；②召开试工或复工前的个案会议，目的是使各相关人士了解试工或复工的目的及安排，企业需派出管理或人事部职员出席；③需定时与企业代表沟通，跟进个案的试工或复工情况，并商讨他/她长远工作及重返社区的安置。

一般而言，不少企业都会对于个案重返工作或重返单位有所疑虑，企业可能不了解个案能够适应哪些工作，或者担心个案重返工作后再次受伤，因而可能会抗拒提供就业机会予康复后的个案；因此个案管理员必须在早期与企业管理层保持联络，让他们能了解个案的康复进展，并提供足够的信息及技术支持，向企业主管分析及安排个案重返工作后的内容，例如与康复治疗师到工作场地进行探访，评估工序任务、协助改善工作场所环境等，让个案康复后能顺利重返工作。

3）个案的同事：个案管理员需向个案的同事解释试工或复工的目的及安排，因为他们于试工或复工初期对个案的支持是很重要的。

4）专科医护人员：个案管理员需定时与主管医生及有关医护人员沟通了解个案的身体康复情况，以及交流团队内的康复专业人员对个案康复进度的建议。如主管医生证明个案适宜试工或复工后，制订试工或复工初期的详细安排，还需要主动联络雇主，为个案在可行的情况下尽量做出相应的安排，如在工作性质、工作时数等方面做出适当的调整。

5）康复专业人员：①个案管理员需定时与康复专业人员沟通，了解个案的身体康复进度及确定康复计划是否依时间表进行及完成；②召开试工或复工前的个案会议，目的是使各相关人士了解试工或复工的目的及安排，康复专业人员需出席，以解释个案的身体康复进度是适合试工或复工的。

7. 职业康复个案管理的效益

职业康复个案管理大部分情况下会特别关注那些损失极大的个案，即高成本、康复周期长或需要多重服务的康复个案。良好的个案管理可以协调个体使用卫生保健服务的过程，使其结果达到在成本有效方式中提供最佳品质的服务。从管理的角度看，个案管理模式是促进组织生产力管理最大化，相关成本最小化的过程。个案管理的目标是引导重返工作项目完成，它通过减少损耗时间、训练时间和医疗成本节约了“硬成本”，通过促进个案重返工作，间接提高企业雇员士气，节约了“软成本”。

采用个案管理的服务模式，个案管理员能够主动为个案提供个性化的适时而合适的医疗康复服务及重返工作的安排，促进个案的康复进度，从而协助他们尽快重返工作岗位，保持就业职位，协助个案及其家属重新面对及适应受伤后的生活；同时，若能鼓励企业参与配合个案管理的工作，将有助于提高个案重返工作的机会，减少因工伤对企业带来的人力资源损失，并让企业实践良好的社会责任，最终能减少因工伤而产生的社会问题。

职业康复建立个案管理模式，结合各专业领域，系统性地提供职业康复的管理。个案管理模式可以从多方面协助个案解决问题和困难，使其积极面对伤残后的生活和重返工作，较好地适应回到社区后的新生活。有个案管理员做协调，定期将有关目标及进展与个案及其家人进行沟通，协助建立一个合理的康复期望，并在残疾的限制下重新学习掌握具体的日常生活技巧及方法，从而逐步引导及协助他们重返工作或社区生活。

（二）残疾管理模式

近年来，残疾管理这一概念在欧美等发达国家盛行，主要是由于这些国家的企业及单位一直需要面对社会对于企业在协助残疾员工重返工作的期望、不同法律要求的压力，以及面对由于工伤发生及员工老龄化而不断增加的工伤及医疗保险等费用，故在政府、专业人员、企业单位及工会等互相磋商及交流下，逐步发展出一套以工作场所为基础的残疾管理模式（worksite disability management model），同时将职业康复服务的发展推向了新的高度。

残疾管理模式能够在欧美等国家得到发展，其原因有以下三点：①昂贵的工伤及医疗保险费用；②工作人口老龄化；③《美国残疾法》于 1992 年成立及执行，或其他国家相关防止残疾歧视法规的执行，基于以上原因，残疾管理便应运而生。

从劳资关系的角度而言，残疾管理是一个策略。职业康复的残疾管理模式的发展，是建立在劳资双方均继续保持有关“劳动关系”的基础上而进行的，主要的目的是促进劳资双方共同参与，协助受伤工人康复及重返工作。西方社会通过多年的研究及经验累积，在残疾管理上强调职业康复的“早期介入”，全面关怀照顾受伤工人，不只是在身体功能上的损伤，同时需要关注心理社交层面的影响，残疾管理特别强调要为受伤工人提供一个适时的职业康复服务。

1. 残疾管理的概念

残疾管理是一个积极进取的过程，其目标在于最大限度地减少身体缺损（impairment）对个人参与竞争性工作的影响，不论有关缺损是由于受伤还是病患而产生的。

残疾管理的特点包括：其过程必须是积极主动而非被动或响应式的方案；在实施过程中，劳资双方共同承担责任，共同成为一个积极主动的决策者及规划者，协调以工作场所为基础的职业康复介入和服务。此外，残疾管理亦推广工伤预防策略、康复治疗介入以及受伤后安全重返工作计划，从而减少及控制工伤对个人及企业造成的经济成本。成功的残疾管理涉及以下内容：工伤预防、环境改善及管理、职业健康安全培训和主动重返工作计划。

2. 残疾管理的目标

在设计残疾管理的策略和介入措施时，企业订立的政策和程序应该是可实现的、具体化的。以工作场所为主的残疾管理计划应有如下功能：促进企业对残疾问题的控制，提高企业竞争力；减少因工伤而造成的工作中断和失去的工作时间；减少工伤事故和严重残疾的发生率；促进职业康复早期介入和工伤预防的措施；最大限度地发挥企业内部资源，并提升对外部服务提供者的管理；减少残疾对工人所产生的影响，增强企业重视员工健康的气氛；保障受伤工人的就业；保证企业符合有关残疾法例和其他相关工伤保险法规；减少因工伤残疾和有关法律诉讼而产生的负面影响；改善劳资关系；推动工人及管理层的合作；促进工人直接参与规划。

残疾管理的目标核心内容包括以下三点。

(1) 早期介入及早期重返工作

残疾管理的目标强调劳资双方在工伤后仍然

保持劳动关系，包含了在职业康复方面所指的受伤工人与雇主的互动关系。当受伤或残疾突然发生，雇佣关系可能会受到干扰，尤其是当工人的期望和雇主的意图之间的平衡变得混乱或不明确。在没有一个系统和机制去客观地评估和协助受伤工人重投工作时，工人与雇主之间将会逐渐产生互不信任。这往往导致彼此出现敌对态度及关系，引起更多的纷争及诉讼。结果导致受伤工人经常发现自己将可能面临解除劳动关系以至倚赖了职业康复人员、律师或残疾待遇。

因此，早期介入是有效的残疾管理的关键因素，而尽早让受伤工人重返工作也是职业康复关注的重点。让受伤工人和雇主保持关系，是影响早期重返工作的一个重要的潜在因素。

(2) 重视具有治疗效果的工作环境

传统的职业康复方法不足以让受伤工人重投工作。传统的职业康复策略，主要是检查和评估受伤工人的工作能力，向受伤工人提供辅导从而影响其个人行为改变，提供医疗服务给工人，教授个人的工作调整和求职面试技巧，然后让受伤康复工人在公开市场上就业。在有关职业康复的历史上，会过于侧重改变受伤工人的身体和心理社会特征。医疗和康复从业人员却往往忽视外在环境因素对于重返工作影响的重要性，包括工作现场情况和劳动关系的影响。

在残疾管理上，一旦受伤工人过了急性康复期，真实的工作场所将会成为一个治疗环境的选择。在真实的工作场所中，受伤工人可以继续与同事、上司以至工会代表交往。现实的工作场所亦是一个理想场所，以便教导受伤工人在重返工作后如何使用正确的运用人体力学原则、安全工作方法、适当的工作节奏。而真实的工作环境亦提供了机会，允许管理人员和其他工作人员一起参与工作环境整改和符合人体工效学的工作流程改造等。

若坚持只能等到受伤工人达到了完全的身体康复才开始重返工作，那势必会推迟恢复工作，这既不利于受伤工人的心理社交利益，也会影响雇主的经济利益。实际上，支持受伤工人去生产，比提供伤残待遇让他们继续被动地等待更合理、更有意义。因此，有系统地逐步返回工作安排，会让受伤工人体验到适当的治疗效果及工作调整。同时，通过重新集中于工人及工作环境的调适，在此过程中受伤工人和雇主积极探讨如何处理工伤残疾、工人重返工作及职位保留的问题。

(3) 劳资关系协调

尽管不同国家的工伤保险制度有所不同，但有一些消极因素已经被确认会影响受伤工人重返工作。这些因素包括：无效或不积极的医治方案，或医疗康复期一再拖延，使得受伤工人对重返工作的期望不断降低；相反，随着医疗康复的时间越来越长，工人与医疗团队建立了一份联系，并会愈来愈依赖有关医疗团队的协助。同时间内，受伤工人与单位之间的沟通会停止，工人与单位的联系会出现破裂。若加上漫长的工伤赔偿处理过程，或者在获得工伤待遇方面被拖延，将会使受伤工人与单位之间增加了敌对的情绪及想法。敌对或负面的情绪及想法达到一定程度后，许多受伤工人不愿意再与单位沟通及合作。

不良的劳资关系会增加工伤赔偿成本和相关成本。与许多雇主的理解相反，工伤的赔偿和保险费用并不是简单的“开展业务的成本”，准确地说，它们是“不认真打理业务的成本”。管理层的态度、政策和流程是在业内成功推行有效残疾管理项目的关键。良好的劳资关系意味着给予员工“正面的关注”。一旦员工和工作环境之间的关系得到理解，对压力的影响和所导致的工作中断的因素就可能减少，甚至被消除。正面的劳资关系和防患于未然的企业内部残疾管理计划是相互协助的两个方面。

3. 残疾管理的原则及策略

(1) 残疾管理：推动正面的劳资关系

有效的残疾管理需要劳资双方的参与及共同推行，不管是劳方还是资方，保障工人的工作能力、减少工作意外及残疾成本，都是两方面共同的利益所在。

已被证明能够对劳资关系产生正面影响的残疾管理策略包括：①评估管理受伤工人的安全和适时返回工作期间可动用的资源；②理解企业文化，包括工人和管理层在工伤预防、工作场所调整及受伤工人康复等方面的态度、动机和自身利益；③推广对受伤工人的早期职业康复介入；④支持正面的劳资关系，以便提高工作满意度和工人的决策参与程度；⑤通过鼓励员工积极参与，从而推广工伤预防计划；⑥向受伤工人提供职业康复及个案管理服务；⑦向职业康复团队提供关于受伤工人的原工作岗位对其身体体能要求等相关信息，并建议职业治疗师探访工作现场；⑧将有效的医疗和康复资源“内在化”，使得这些资源成为企业残疾管理的基础组成部分，从而引导受伤工人接受指定的医疗和康复服务；⑨分析导致工伤的工作环境、性质及流程，并从职业健康及人类工效学的角度，进行有效的工作调整，从而预防再次发生工伤事故。

(2) 早期介入：实现成功残疾管理的关键

残疾管理最重要的原则是“早期介入”。根据过去 20 余年就残疾管理研究所得出的经验，许多欧美等发达国家的工伤保险系统内的康复政策和执行，都意识到早期介入的价值。国际上关于残疾管理的研究证据也显示，缺乏早期的职业康复及管理介入，受伤工人的健康状况可能会变得越来越糟糕，随着病假时间愈长，受伤工人会开始接受作为“患者角色”，而工人会习惯希望继续获取工伤待遇，逐步减少他们重返工作的信心及动力。

为了避免及减少这种情况的出现，企业可以通过残疾管理的规划和协调，争取职业康复的早期介入，从而促进那些正在接受工伤医疗或病假的受伤工人能够尽早重返工作。实际上，很多研究也证明了“早期介入”的重要性，不仅增加康复服务的成本效益，还使受伤工人、单位、保险系统等节约成本，并为受伤工人及其家庭带来正面的心理社交影响。

第二节 职业康复的服务流程

根据职业康复服务的目标、内容与形式，职业康复的服务流程可分为：入院前评估阶段、职业评定阶段、工作强化和就业准备阶段、重返工作和再就业阶段四个阶段(图 3-2-1)。

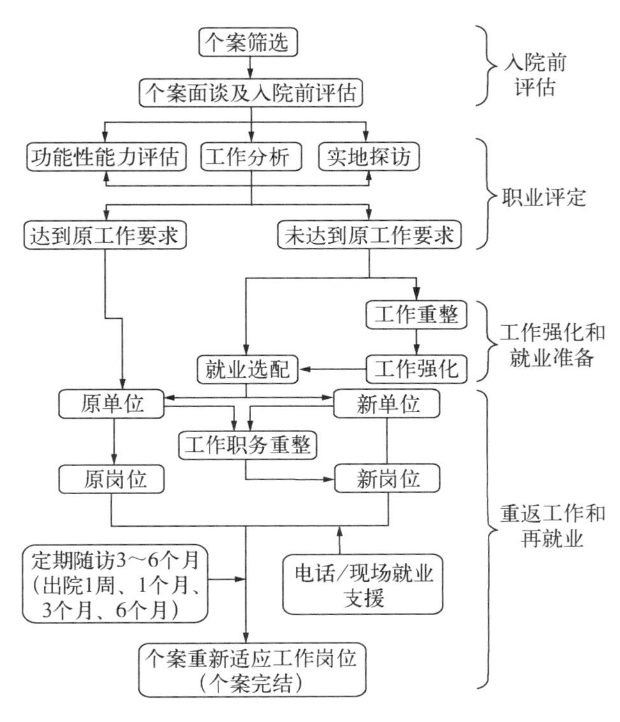

图 3-2-1 职业康复流程

一、入院前评估阶段

包括个案入院前的筛选及评估。个案的来源可能是经学校、社区机构、医院医生或其他机构转介，也有些是由家属、同事或个案自己来寻求就业方面的协助。职业康复工作人员先对个案进行筛选，筛查可从职业康复服务中受益的个案。职业康复工作人员需考虑如“个案的资格是否符合职业康复服务对象的条件”“个案是否需要职业康复服务才能就业”等问题。如个案资格不符合或没有职业康复服务的需求，则提供适当的资源并转介到合适的单位，如个案的医疗情况尚未达到稳定阶段，则可转介到医疗机构进行适当的医疗介入；若个案无法就业，则转介相应的社会资源给予个案照顾方面的协助。

二、职业评定阶段

包括职业能力评估及职业康复服务计划的制订。职业评定主要通过职业面谈、职业能力评估、实地探访等方式对个案的基本状况做全面简要的评估。职业评定的目的是提取个案的基本信息，评估其躯体功能情况及职业能力。为职业培训目标的设定、培训方法的选择及工作安置形式的确定提供参考意见，是整个职业康复进程的基础。

（一）职业面谈

主要是收集个案的基本信息，包括个案基本资料、现有医疗情况、疾病的预后、健康教育需求、功能状况和环境因素评估、原岗位的具体情况、个案及雇主的期望、心理-社会评估，包括家庭和支持系统以及文化宗教信仰等。有关评估的资料可来自个案、家属或照顾者、医生、医疗病历记录、护理人员、雇主及其他相关人员等。

（二）职业能力评估

评估内容主要包括功能性能力评估、工作分析、工作模拟评估等，对个案的基本能力，包括智力水平、职业倾向、专业技能、操作能力等方面进行测评，初步完成职业能力与工作岗位的配对，发现个案实际和潜在的问题，在这些测评的基础上，结合个案本人及其家属对其职业生涯的规划进行职业目标的选择，制订职业培训计划及个体化就业计划。

（三）实地探访

实地探访是采取到工作现场进行评估的方式，为个案提供试工的机会，个案现场尝试工作岗位，可更直观地评估个案对岗位的适应情况，同时对现场的环境进行评估，给予工作环境改良建议。

当评估结束后，根据评估结果，对职业能力符合工作岗位要求的个案，直接给予重返工作建议，对于未达到原工作岗位或拟调整工作岗位要求的个案，需拟订职业康复服务计划及目标。职业康复是跨学科的团队服务，因此服务计划的制订需要所有涉及职业康复服务的人员的参与，包括个案本人及其家属、医生、治疗师、社工等。职业康复服务计划必须包含以下内容：个案目前的功能情况、存在的问题、个案的近期及远期目标、为达到设定的目标而采取的行动或方案、有利因素、不利因素及实施中的注意事项。同时，服务计划的撰写需要考虑时效性，所拟定的服务计划策略与方法要具体可行。

三、工作强化和就业准备阶段

工作强化和就业准备阶段是职业康复计划的执行和协调过程。包括工作重整、工作强化、就业选配及其他就业准备服务。

（一）工作重整

个案在受伤后出现身体功能障碍，身体功能及精神退化，长久没有参加工作及社会活动，出现体能耐力下降，工作重整目的是让个案参与活动，提高工作动力和信心，发掘个案尚保留的身体功能，使之具有工作/生活所需的身体能力，规避风险，重新建立工作习惯。

（二）工作强化

以工作任务为导向，对个案进行结构化和个体化的训练，旨在最大限度地提高其重返工作岗位的能力。工作强化通过模拟的或真实的工作活动，对个案进行安全指导、工作任务训练、设备使用训练等，循序渐进地开展训练，逐渐增强个案的工作适应能力。工作强化训练根据所选实施训练方案的地点不同，可以分为：①在医疗机构内进行的工作能力强化训练；②在工厂、企业内实施的现场工作强化训练。

（三）就业选配

根据受伤工人自身特点，选择合适的职业岗位，并进行科学配对，分析每个工作任务及工作程序，通过改善工作方法，整合工序，调整工作流程，使用适当的工具或使用辅助技术等，为受伤工人提供工作调整或职业生涯设计，旨在使工作能力暂时受限或有障碍的工人能够安全地返回工作岗位。

（四）其他就业准备

包括：①处理及改进影响个案工作的健康因素，如疼痛、精神病症的处理；②药物的处理；③教育并协助个案知晓自己的健康状况并教导个案如何控制自己的行为；④培养及训练个案具备工作所需要的工作行为，养成良好的工作习惯，逐渐适应工作状态。

四、重返工作和再就业阶段

主要任务就是帮助职业康复者获取并保持工作，这一阶段的主要工作有建立雇佣网络、就业指导、工作安置及就业跟进。

（一）建立雇佣网络

即在获取劳动市场的信息及职业康复者信息的基础上，建立伤残人士的就业支持网络，为各受训个体选择适合他们能力水平的工作。

（二）就业指导

就业指导是基于对职业康复者的能力和劳动市场信息分析的基础上，为职业康复者提供相关的信息、建议、指导和帮助。当个案对工作的认识、探索及选择并不清楚时，可采用试工或咨询辅导的方式协助个案找到自己的职业生涯目标及方向。在实际操作中，可进行与雇主面试技巧的训练及协助寻找工作机会，了解各种招聘信息。当个案找到工作后，协助个案准备开始工作的各项事宜，如第一天上班需要准备的物品及证件、如何向上级及同事介绍自己等；若个案在面试后没有被录用，需进行个案的情绪支持，并找出没有被录用的理由作为未来重新找工作的参考。

（三）工作安置

工作安置是协助残障人士就业的具体形式，对于障碍程度较轻的，职业培训后综合职业技能水平较高的康复者，鼓励他们尝试公开竞争就业，对于不能公开竞争就业却又具有一定工作能力的康复者，则采用支持性就业策略。

（四）就业跟进

当个案返回工作岗位后，为了解个案的工作适应情况，就业指导师需定期进行就业跟进/支援。通过定期电话跟进回访，维持与个案及企业的联系，不仅可以了解到个案复工后的结局回归情况，还可帮助个案协调解决再次融入工作岗位时来自上级、同事、工作环境及工作任务等的问题，帮助个案顺利地从“患者”的角色过渡到工作者的角色，并长时间保持工作者的角色，从而延长职业康复的效果。

当个案已达到既定的服务计划目标时，如已重返工作岗位，并维持适应良好，可选择结案。

第三节 职业康复的服务内容

职业康复服务内容涵盖了职业能力评估、工作强化训练、就业指导、职业技能再培训、就业环境改造、职业安全与健康教育等内容（图 3-3-1）。

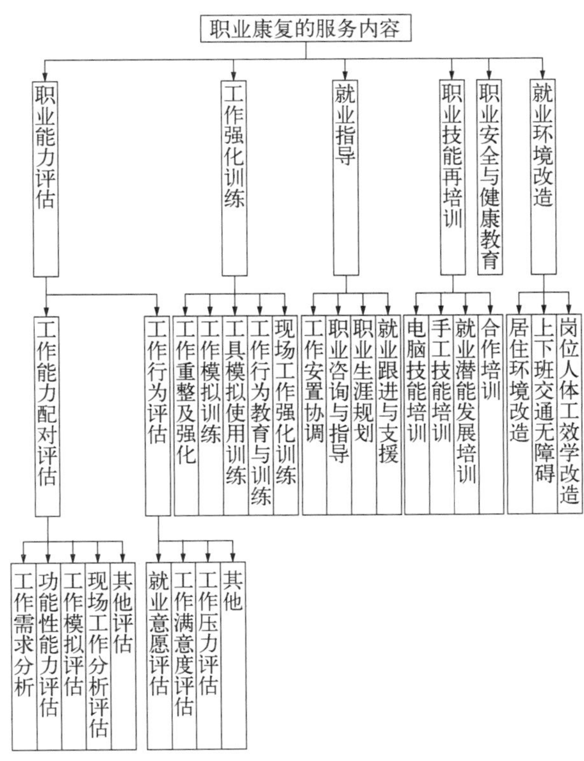

图 3-3-1　职业康复的服务内容

一、职业能力评估

（一）工作能力配对评估

1. 工作需求分析　目前国际上主要使用的工作需求分析方法有两种。

(1) GULHEMP 工作分析系统：Leon F. Koyl 博士在加拿大研究工作期间提出并发展出该系统。GULHEMP 代表 7 个英文字母的缩略词：G 一般体格情况，U 上肢，L 下肢，H 听力，E 视力，M 智力水平，P 人格特征。该系统包含 7 个部分的评估内容：一般体格情况、上肢功能、下肢功能、听力、视力、智力和人格特征，每一部分为一个功能区域。每部分都分级为 7 个匹配级别，从完全适合（一级）到完全不适合（七级）。该系统将工人的功能能力和工作要求之间进行匹配，可以很方便地获得工人在这七个部分的职业能力情况。同时，获得的评估数据还可以用来反馈工作的功能要求。

(2)《美国职业分类大典》(*Dictionary of Occupational Titles*, DOT) 系统：该工作分析系统是由美国劳工局人力资源管理系统发展出的标准工作分析方法，也是目前最常用的工作分析系统。1991 年美国劳工局出版的《美国职业分类大典》，已设计收集好进行工作分析相关信息所需要的不同评估表格，共收录超过17 000份工作相关资料。中国香港已完成了其中的一份量表职业分类大典身体要求问卷的本土化工作。1972年，美国劳工局在所出版的《工作分析手册》中描述了一个很好的工作分析系统信息收集方法(图3-3-2)，包括躯体、适应能力、环境条件、教育和性格特征等的工作要求。

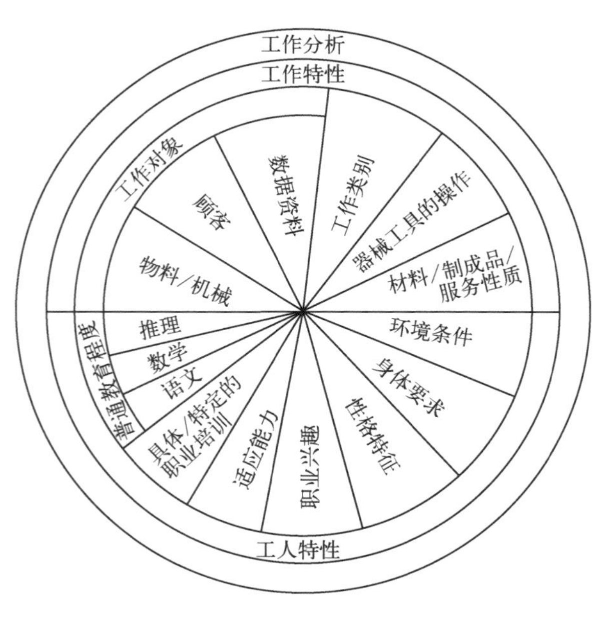

图3-3-2 DOT工作分析方法

在《美国职业分类大典》(DOT)工作分析系统中，工作分析主要是由工人特性和工作特性两部分构成：工人特性包括具体/特定的职业培训、普通教育程度、职业倾向性、职业兴趣、工作气质、体能需求、感官功能、环境条件、工作时间等。工作特性包括对资料、人员、事物等方面的处理过程。

2. *功能性能力评估* 功能性能力评估是收集工人功能受限的信息，对力量、耐力、姿势、灵活性、平衡能力和心肺功能等进行标准化评估，根据工作描述所要求的功能水平，用以配对及决定工人能否完整地完成某项工作任务。是针对某人从事与工作任务相关的某一项工作能力而进行的一项综合及客观的测试。

功能性能力评估的主要目的是基于安全及独立的原因，决定工人在工作过程中能从事哪些工作。功能性能力评估主要适用于以下四个层面：①无论保守治疗还是侵入式治疗都没有任何进展，康复进展已经到达平稳阶段；②主诉与客观发现的结果有很大差异；③重返工作岗位有困难；④基于职业发展计划或医疗法律处理上的原因需要决定其功能水平。

目前，功能性能力评估作为一项可以量化安全的功能活动，已经被广泛应用于以下六个方面：①重返工作岗位及工作安置决定；②残疾评估；③决定与工作无关的疾病及伤害对于工作表现的影响；④在非职业性的环境设置中决定功能情况；⑤介入和治疗计划；⑥个案管理及个案完结。

功能性能力评估需要遵循的原则是：安全、信度、效度、可操作性、实用性。安全是指尽量获得被评估者的一般个人资料和医学病史，评估过程中须注意防止受伤；信度是指测试或评估的分值不会因为评估员、被评估者、日期或时间的改变而发生变化；效度是指所得分值的解释应能够预测或反映被测试者真实评估出来的工作能力；可操作性是指测试或评估过程涉及的费用应该是合理的；实用性是指评估结果是否实用，应根据被评估者、转介者、费用支出者三者实际需要的相适应程度。

3. *工作模拟评估* 工作模拟评估是职业康复中一种评估受伤工人工作能力的方法，主要根据各种基于工作任务而涉及的身体活动，通过模拟工人受伤前或复工后的工作状况和要求，尽量设计和效仿在现实工作生活中真正的工作任务，评估工人的工作表现，从而得出能否重返工作岗位的职业能力建议，该评估方法已经在欧美国家康复医学或工伤康复中广泛应用。工作模拟评估依据工作分析结果涉及评估的方法和内容，是功能性能力评估的有效补充。

工作模拟评估形式有以下三种。

(1) 工作模拟器械：包括BTE Primus、BTE工作模拟器、LIDO工作模拟平台等，该类工作模拟训练器利用多种工具配件来模拟大部分工作上所需要的上肢基本动作，工具配件可根据工作的实际需要而采用不同的阻力进行评估，此类器械一般都能打印出评估数据、日期、持续时间等资料，可作为治疗师和医院所开出的评估结果凭证。

(2) Valpar工作模拟样本：Valpar包含20余

种不同设备,主要用来评估和训练,可以独立使用或设备间配合使用。该设备可以帮助我们预测一个人的工作能力是否适合大部分工业或生产行业的要求。正如每项指定的工作都需要一些特定的技能,每项工作任务都需要一些指定的技巧,才能取得满意的工作成效。该方法就是称为被 MTM(methods-time measurement)的方法。该工作模拟样本需配合美国劳工局的《美国职业分类大典》进行评估工作。

(3)模拟工作场所:治疗师特别为工人设计不同的工作场所,如建筑工地、木工工作场所及办公室场所等,从实际或近似真实的工作场所中,评估工人的工作潜能或当前面对或应付一般工作要求的能力表现。进行该类评估时,可以在评估前先对工人工伤前的工作环境进行现场工作探访,既可以从其雇主或同事口中得出更详尽的工作任务安排,也可以实地了解其工作环境,便于回去设计更真实的工作场所进行评估。

4. 现场工作分析评估　在工作岗位现场进行工作任务的操作过程中,评估工人完成某项工作任务的能力。评估内容包括完成某项工作所需要的基本功能、身体能力、心理社会因素、认知因素、使用的工具及机器,同时描述该项工作的工作环境、危险因素及在竞争性工作环境中的压力因素。

5. 工伤职业调查　通过职业面谈方式获得影响工人重返工作岗位的相关因素,收集工人的职业信息、工伤处理和用工单位情况等资料,有助于了解工人的受伤处理经过、身体康复状况及与利益相关者的关系,为确定并建立职业康复服务计划提供依据。

6. 其他评估　包括疼痛信念评估、腰背功能评估、主动用力一致性评估等。

(二)工作行为评估

1. 就业意愿评估　目前国际上普遍将出院时受伤工人的就业意愿分为四个阶段,每个阶段的特征如下:①考虑前阶段:受伤工人对于今后工作问题根本没有任何准备;相应在行为上,受伤工人可能觉得自己被"强迫"接受职业康复的治疗和训练,实际上他们可能期望改变外在的环境或系统,而不是改变自己。②考虑阶段:受伤工人已经开始意识到问题的存在,开始考虑转变或尝试,但是,没有决定或下决心去改变;该阶段对于受伤工人来说处于犹豫和权衡利弊之间,他们可能会考虑是否尽快处理工伤赔偿问题而重新投入到工作岗位中。③准备阶段:受伤工人意图在不久的将来重返工作岗位,但没有获得成功;他们可能付出努力去找工作,但是没有达到就业标准。④行动阶段:受伤工人面对问题有明显的行为改变,如准备如何面试和投简历、主动与前雇主沟通工作上安排的事宜等;他们已经准备好重返工作岗位。基于阶段转变模型的理论,林就胜于 1997 年开发出林氏就业准备评估量表。专业人员可以根据每个准备阶段的特征,设计针对该特征的就业准备介入方法,以推动工人行为转变。

2. 工作满意度评估　评估工人对其受伤前工作的满意程度,包括对薪酬、晋升、人际关系及工作总体状况等方面的感受与态度,以便在重返工作岗位阶段有重点地分析及解决导致工作不满意的问题,以促进工人返回原岗位。

3. 工作压力评估　因工作负担过重,变换工作岗位、工作责任过大或改变等对人产生的压力。分析受伤工人的工作压力源,以便于在重返工作岗位阶段有重点地控制压力源。

4. 其他　包括职业健康状况评估、霍兰德职业兴趣测试表测评等。

二、工作强化训练

(一)工作重整及强化

按照严格的调节程序,使用仪器或器械帮助受伤工人恢复他们的神经、心肺和肌肉骨骼系统功能,包括力量、灵活性、耐力、运动控制等,用以提升受伤工人重返工作所需的身体功能能力和操作能力。

工作重整及强化常用的方法及使用器具包括:①指导受伤工人运用合适的方法(如正确的姿势、人体动力学原理、工作方法调整等)来控制工作过程中可能受到的来自身体症状的困扰;②使用计算机或自动化的器材,如 BTE 工作仿真器;③一些能模拟实际工作所需的体能要求的器材,如仿真工作站(work cube)、多功能组装架等。

（二）工作模拟训练

使用仪器或器械模拟系统，依据工人受伤前或受伤后拟安排的工作岗位的工作环境需求和工作任务目标进行系统的训练，含单个工作任务的训练。用于改善工人的工作表现和工作行为的适应性和持久性，提高工人的工作行为意识、重新找回工作者角色。

工作模拟评估常用的器具训练包括：①运用各种不同的工作样本来模仿受伤工人在日常工作中的实际要求，最常用的是 Valpar Component Work Samples；②计算机或自动化的工作模拟器；③运用各种不同的模拟工序，如木工或金工，来尽量模拟实际工作中所要求的工序；④与雇主联系，安排受伤工人到实际的工作场地及岗位进行训练。

目前国内外运用最广泛的训练形式为模拟工作站。模拟工作站是治疗师特别为工人设计的不同工作场所，如建筑工地、木工场及办公室等。利用实际或模拟的环境，来评估及提升受伤工人的工作潜能及能力，使其能够面对一般工作上的要求。工作站训练具备如下特点：①模拟真实工作环境：包括场地、家具、器材、工具、材料；②模拟真实工作活动；③固定工作方法与程序；④所选用的工作可调节难度：复杂程度、重量、时间；⑤受伤工人自行记录工作及训练进度。

（三）工具模拟使用训练

针对受伤工人在工具使用能力上存在的受限情况，通过工具模拟使用训练，协助工人重新寻找原工作中工具使用的感觉或重新掌握工具使用技巧，有利于重新建立工人的工作信心。治疗师安排受伤工人使用一些手动工具，如螺丝刀、扳手、手锤、木刨、钳子等，通过工具模拟使用，有利于受伤工人重新建立“工作者”角色。

（四）工作行为教育与训练

根据工作行为评估的结果制订训练方案，协助受伤工人认识自身的工作行为问题，提高工人的工作意识，改善工作行为，强化就业能力。其主要目的是集中发展及培养受伤工人在工作中应有的态度及行为，例如提高工作原动力，注意个人仪容，按约出席、守时，提高工作精神集中力、自信心，能够改善人际关系、自我处理压力或者调整低落情绪。

训练内容包括：疼痛处理、压力处理；提高工作动力、自信心；强化工人对管理的反应、对建设性批评的接受力；改善人际关系；提高个体对心理压力和挫折的承受能力。

在工作行为训练中也会教受伤工人一些有效的工作习惯，例如在工作中应用人体工效学原理，工作模式及程序的简化。常用的媒介包括不同的小组活动，例如治疗小组、行为改造小组及心理教育小组。

（五）现场工作强化训练

在工作岗位现场，观察受伤工人的工作任务操作，对工人进行安全指导、工作任务训练、设备使用训练，社交及综合管理能力训练和工作团队适应等，用以提升其重返工作岗位的能力。训练内容包括完成某项工作所需要的基本功能，身体能力、心理社会因素、认知因素，使用的工具和机器。

实施现场工作强化训练可以体现两个基本的职业康复特性：①只需较低的成本付出，便能够取得较高的社会价值；②减小了工伤和职业病的影响范围及严重性。

训练内容包括体力操作处理、设备使用、工作姿势及方法、操作耐力和同事协作等，训练强度需要遵循渐进式增加的原则，强调注意工人的训练反馈。

三、就业指导

（一）工作安置协调

通过面谈、电话跟进和工厂探访等方式，提供专业的评估及指导，协调符合受伤工人身体功能情况的工作岗位安排，推动工人的工作岗位适应。

工作安置协调多采用“个案管理”“残疾管理”的工作模式。参与的主要工作人员有职业治疗师、个案管理员、社会工作者等，强调了职业康复、社会康复工作团队的紧密合作。

职业康复治疗师在工作安置协调中的工作内容：①进行受伤工人的工作能力评估；②执行现场工作分析评估；③与受伤工人、单位主管商讨复工方案；④提出职务调整和工作环境改良建议；⑤推动试工计划（现场工作强化训练）的实践；⑥解答职业康复问题的咨询。

个案管理员在工作安置中的工作内容：①跟进受伤工人的康复进展；②定期联系原单位，让单位主管了解工人康复情况，并负责协调雇佣关系；③参与复工方案的讨论；④跟进岗位试工计划，记录观察手记，促使工人能够安全重返工作岗位；⑤负责个案的后期电话跟进工作。

（二）职业咨询与指导

根据受伤工人可能发展的就业潜力，推动工人返回竞争性就业岗位，而竞争性就业是指在公开的劳动力市场所谋取的工作。由就业指导师提供的职业设置是把工人放置在被确认的工作职位的一个过程。

就业指导师协助受伤工人设定就业方向及提供可能的就业资源，提高工人在公开就业市场的就业能力。运用标准化或自我评估的测量工具，帮助工人了解自己在职业上的优势和劣势，找到符合自己兴趣与能力的工作，协助工人成功就业并维持工作的稳定性。一般来说，职业设置的过程可以被分为岗位获取、工作维持及职务调整三个过程。

1. 岗位获取　主要包括为受伤工人寻找可能的工作岗位，例如与可能的雇主联络，联系劳动部门或相关就业机构；或为工人提供有用的就业信息和技能培训，如就业市场信息提供、职位获取技巧培训等。

2. 工作维持　对于获得工作岗位的受伤工人，可获得职业康复工作人员的支持和帮助，通常包括在维持工作中出现身体病患困扰、人际关系处理及心理压力等。支持方案一般包括与职业相关的社交技巧培训、压力处理和疼痛处理等，这些方案可根据个体或群体情况而设计。

3. 职务调整　职务调整或设备环境改良的目的是提升受伤工人的工作成绩和工作承受能力。通过重新设计工作流程、工作场所或者使用的机械/工具，在工人和工作岗位之间获得较好的人体工效学匹配。同时，可减少工人所承受的躯体或心理压力，从而提高工作效率。

（三）职业生涯规划

根据受伤工人自身特点，选择适合的职业岗位，并进行科学配对，通过改善工作方法、整合工序、调整工作流程、使用适当的工具或使用辅助技术等，为工人提供重返工作调整或职业生涯设计（详见第六章第一节）。

（四）就业跟进与支援

出院后的就业跟进包含远程跟进（以电话、邮件、网络即时沟通工具等形式）和社区/企业内现场跟进。根据受伤工人的个体情况选择其中一种或两种介入方法。常规的就业跟进频次可参考：出院后一周内、出院后一个月、出院后三个月、出院后半年、出院后一年。

出院跟进要求实施者具备良好的服务意识及沟通技巧，一般由职业指导师、个案管理员、护士、治疗师、康复志愿者组成跟进团队，根据受伤工人实际情况安排相应专业背景人员提供服务。

工作人员填写《出院跟进表》，真实、客观记录受伤工人在跟进期间的康复情况、工作情况以及需要的协助，给予工人必要的康复技巧指导、劳资关系沟通技巧、职业规划建议等，并详细记录受伤工人诉求，遇到工人诉求比较复杂时，需进行甄别、筛查，属于服务范围内的问题需转介给康复团队内部有相关背景的专业人员跟进。

部分比较特殊的个案在出院后还需要进行现场就业跟进与支援，在进行社区现场跟进时，可根据实际需要动员企业、家属、社区居委会、家庭综合服务中心等社区资源的参与，共同合作推动受伤工人重返社区、重返就业岗位。

四、职业技能再培训

受伤工人在工伤后，因为受伤导致身体功能的障碍，部分受伤工人无法再从事原来的工作，同时，很多受伤工人则因为受教育程度不高，或学习能力较低，受伤后无法找到适合自己的工作，甚至是无法找到维持生活的工作。针对这类受伤工人可以采取技能再培训方式学习新技术、新技能，同时推动及协助他们再就业。

职业技能再培训是根据受伤工人身体功能及职业性向制订相应的课程，对其进行新工作技术的培训和指导，使工人重新获得一项适合自己体能、身体功能的职业技能，掌握新的职业技能，提升就业能力和市场竞争力，增加就业机会。技能培训可通过手工技能培训项目、电脑技能培训项目、就业潜能发展培训及合作培训等项目实现。

（一）手工技能培训

项目多样，包括丝网花、软陶、衍纸艺术、剪纸、刻纸、热转印等，可根据个案的兴趣及身体功能情况来选择。

（二）电脑技能培训

培训课程包括办公软件培训、动漫设计、网上开店、图像处理、视频制作等，可根据受伤工人的教育程度及接受能力进行安排。在课程培训的同时，可根据受伤工人的身体功能，如手部功能受限的工人，可进行相应的鼠标、键盘的改造，来适应工人的能力。并在培训中适时加入人体工效学的教育，防止不良姿势累积性损伤。

（三）就业潜能发展培训

依托便利店、咖啡店等培训实践基地，通过为受伤工人提供真实的工作机会，完成理货、盘点、制作糕点等工作任务，使工人在受伤后再次体会工作的乐趣，并产生经济收入，可提高工人的工作动力、自信心，提高自我效能，改善人际关系。

（四）合作培训

与院外培训机构合作开展受伤工人的专项技术培训，例如文员、电工、焊工、厨艺等。随着残疾人事业发展，国家健全了促进残疾人就业的法律法规。可以借助相关国家政策法规，积极与劳动就业培训机构合作，可以邀请专职教师为受伤工人进行技能培训，经考试合格可获得国家职业资格证书。

五、就业环境改造

环境改造是对环境的适当调整，使环境能够适应残障人士的生活、学习或工作的需要。环境改造是受伤工人、残障人士能否真正回归家庭和社会的重要条件。

职业康复的环境改造首先需要评估受伤工人的家居、交通及工作环境，分别从居住环境、上下班交通无障碍、工作环境三个不同的角度进行评估，通过评估发现限制受伤工人回归社区家庭、日常外出及重返工作所存在的环境条件问题，为制订切实可行的改造方案提供第一手资料。

居住环境观察的主要内容包括两大部分，即住宅的外部结构和内部结构，主要考察入口、楼梯、地面、家用电器的安全性、浴室的安全性、电源插座的位置、电话及紧急出口等。评估的顺序也可按照受伤工人的日常生活规律顺序进行，如住宅内部环境的评估从床边、卧室开始，然后是洗手间等。应记录哪些活动不能完成，为什么不能完成。

社区环境的评估：受伤工人能否利用交通工具及各种社区服务是两个重点。有无适用于不同肢体残疾的交通工具便于残疾者出行：公共汽车有无残疾者进出专用门；汽车上有无液压升降装置可直接将四肢瘫痪或高位截瘫患者和轮椅转运入车厢内等。工作环境评估的许多要点同样适用于社区各种服务设施，无论是商店、剧院、餐馆、会所、学校、体育场馆等都需要考虑入口处的无障碍通道、走廊的宽度、残障人士是否能进入并使用洗手间、能否使用公用电话等。康复的一个主要目标是要使受伤工人回到病前的环境中并按照以往的生活方式生活和工作。环境评估的结果对于协助受伤工人完成从医院到回归社区家庭、从事力所能及的工作岗位的转变过程具有积极的促进作用。通过评估不但能够发现在特定的生活及工作环境中，受伤工人的功能水平、回归程度及安全性，更重要的是为康复治疗、环境改造及正确选择使用适应性辅助工具提供依据。

环境改造的实施：在计划改造之前，了解住房的所有权，对于是否能够实施结构性改造十分重要，如为租住房就不可能实施结构性改造。此外，还应了解现住房是否为受伤工人的永久居住地，如果受伤工人短期内有可能移居，则与永久居住地的改造方案不同。

环境改造的主要目标是要使受伤工人回到病前的环境中并尽可能按照以往的方式继续生活和工作。为了达到这一目标，交通运输工具、建筑物入口以及建筑物内部结构都必须适应或满足受伤工人的需要，使他们能够自由出入和使用各种设施，从而真正达到参与社区生活及重返工作的目的。

六、职业安全与健康教育

职业安全与健康教育研究的是人类从事各种职业劳动过程中的安全健康问题，是以职工的健康在职业活动过程中免受有害因素侵害为目的，其中包括劳动环境对劳动者健康的影响及防止职业性危害的对策。职业安全健康事关企业和员工的利益，只有创造合理的劳动工作条件，才能使所有从事劳动的人员在体格、精神、社会适应等方面都保持健康，只有防止职业病和与职业有关的疾病，才能降低病伤缺勤，提高劳动生产力。

（卢讯文）

参考文献

[1] 卓大宏. 中国康复医学. 北京：华夏出版社，2003.
[2] 贺丹军. 康复心理学. 北京：华夏出版社，2005.
[3] 南登崑，黄晓琳. 实用康复医学. 北京：人民卫生出版社，2009.
[4] 许莉娅. 个案工作. 北京：高等教育出版社，2004.
[5] 戴维・A・哈德凯瑟，帕翠霞・R・鲍沃斯，斯坦利・温内科，等. 社区工作理论与实务. 2 版. 夏建中，等译. 北京：中国人民大学出版社，2008.
[6] 刘继同. 医务社会工作导论. 北京：高等教育出版社，2008.
[7] TAHAN H M, TREIGER T M, FINK S E. CMSA Core Curriculum for Case Management. Lippincott Williams & Wilkins, 2016.

第四章 职业康复的评估技术

第一节 工作分析

一、工作分析的定义和目的

一般情况下，每家公司人力资源部的工作人员都会对公司每个工作职位进行评估，帮助公司做出招聘及是否雇用的决定。对于公司来说，工作分析是一种系统地识别和描述工作对员工要求的方法，可以帮助公司收集关于工作职责和技能、工作成果及工作环境的信息。

我们从活动分析的角度来理解工作分析。活动分析是作业治疗的核心技能，它包括对该活动的需求和执行该活动所需的技能的分析确认。活动分析的目标是尽可能多地了解一个活动过程，包括确定该活动所需的设备、工具和材料，以及该任务的环境和社会需求。对这些因素的正确分析及确认，可以让作业治疗师确定康复计划需要解决的问题，并建立明确的治疗目标，以帮助服务对象进行相应的作业活动。同时，活动分析可以确定活动的哪些方面可以起到治疗作用，并提出适当的调整及修改建议。工作活动也是作业活动的其中一部分内容，工作分析的目的是确定伤残患者当前的功能能力水平是否与工作需求相匹配。因此，工作需求分析是职业康复中的重要环节，因为它是指导及支撑下一步训练及重返工作岗位重要的信息来源，所以必须加以重视。

工作分析是为了确定所从事的工作性质及从事这份工作所需要的基本功能要求而进行的一个结构化的分析过程。工作分析包括工人所从事的活动内容，工作如何进行，工作产生的结果、服务或材料，执行工作所需要的技能和工作性向要求，以及工作的环境等。

二、进行工作分析的步骤

接下来介绍的三个工作分析步骤可以更好地帮助我们理顺流程及进行档案记录。在职业康复过程中，如果伤残患者、雇主及职业康复治疗师都可以配合应用好这三个步骤，将更好地提升分析的效果及重返工作岗位的可能性。

（一）工作分析的主要目标设置

职业康复治疗师对于伤残患者拟重返的岗位进行针对性的分析，结合伤残患者本身的功能障碍来进行目标的设定(表 4-1-1)。

表 4-1-1 根据评估方法所针对的工作分析目标设置

目标设置的方法	分析内容
生产分析	1. 核心工作流程 2. 偶然发生的工作流程 3. 季节性工作压力 4. 工作任务轮换 5. 工作轮换
医疗分析	1. 风险和压力因素 2. 安全和健康的工作实践 3. 疾病或受伤的流行病学和严重性分析
工程分析	1. 基于数学方程式的分析 2. 基于逻辑或流程上的分析 3. 工作场所设计重点
生物力学分析	1. 医学和工程上的合并分析 2. 时长/耐力/疲劳 3. 姿势上的忍耐力 4. 身体要求
心理分析	1. 感知辛劳的程度 2. 躯体压力与精神压力的比较 3. 工作满意度 4. 工作文化
功能分析	1. 工作的身体功能要求 2. 协调性 3. 工作动作的运动学评估 4. 工人的功能性能力与工作身体要求的比较

从表 4-1-1 可以看出，工作分析的侧重点有比较大的不同。从职业康复的角度，需要根据人与工作的匹配程度来进行分析。例如，对于一个 SCI（脊髓损伤）工伤患者来说，工作场所设计重点是其中的一个关键因素，必须充分考虑到工作场所无障碍的问题。

（二）计划设定

工作分析前应预先制订分析计划，尤其是需要到工作现场进行工作分析。此外，职业康复治疗师需要明确知道，要完成一份工作分析主要包含三个方面的元素：工人、工作及工作场所。在工作分析过程中，这三个方面的元素是工作分析过程中必须要包含的内容（表 4-1-2）。

（三）评估

评估有两种方式，一种是非现场的方式，一种是现场进行的方式。非现场的工作分析主要依赖工作分析量表（表 4-1-3）结合面对面访谈的形式来获得工作分析的资料。一般情况下，工作分析是首次面见服务对象的时候进行的，所以工作分析的过程需要注意沟通的方式，包括提问的方式、语气、语速等。这样才能建立良好的医患关系，为今后实施训练计划提前做好准备。对于量表里面提到的一些比较隐私的问题，例如工资水平，如果患者当时不想回答，可以考虑在下次或其他情形下来获得，例如通过翻阅病史资料。

表 4-1-2　工作分析三个方面的元素

元素	内容
工人	1. 性别 2. 年龄 3. 技能水平 4. 之前的健康状况
工作	1. 重量 2. 角度 3. 重复 4. 小息 5. 最大肌肉力量 6. Borg 自觉疲劳程度量表 7. 压力水平
工作场所	1. 工作站：工作区域、坐位、站/跪姿 2. 工作的对象：需要处理的物料、使用或操作的物品、控制装置、工具、人 3. 环境：照明、温度、噪音等

表 4-1-3　工作分析量表

工作分析量表	姓名：________ 住院号：________ 性别：M/F　年龄：______　评估日期：______

既往工作历史

工作名称 （最近两份工作）	主要任务	起止时间	离职原因

受伤前或最近一份工作状况：

工作名称：________________

工作描述：________________

工作时间：________小时/天　　平均收入：________元/月

工资收入：□月薪　□周薪　□时薪　□按件计算

工具使用：________________

需要处理材料：________________

环境因素：　□室内　□室外　□不一定

　地板或地面情况：□1. 不平坦　□2. 易滑　□3. 平坦　□4. 不滑

　工作是否开放：　□1. 开放　□2. 封闭　□3. 都有

　噪音程度：　□1. 佳　□2. 尚可　□3. 差

　照明程度：　□1. 佳　□2. 尚可　□3. 差

　暴露于灰尘、气味、瓦斯环境：□0. 没有　□1. 有

　接近某种移动物品或机器：　□0. 没有　□1. 有

工作风险因素：□1. 重复性工作（手指、腕、肘、肩关节、颈）

□2. 手部力量（重复或静止）

□3. 不当姿势

□4. 接触压力

□5. 震动

□6. 环境（照明或气温）

□7. 工作任务控制

□8. 其他________________

（续表）

主要的工作任务	对应的身体要求	重要的身体能力要求

身体要求：

					主要工作要求		目前	适合
站立	N	O	F	C	是 / 否			是/否
步行	N	O	F	C	是 / 否			是/否
坐	N	O	F	C	是 / 否			是/否
驾驶	N	O	F	C	是 / 否			是/否
攀爬	N	O	F	C	是 / 否			是/否
平衡	N	O	F	C	是 / 否			是/否
弯腰	N	O	F	C	是 / 否			是/否
跪	N	O	F	C	是 / 否			是/否
蹲伏	N	O	F	C	是 / 否			是/否
爬行	N	O	F	C	是 / 否			是/否
仰/俯卧	N	O	F	C	是 / 否			是/否
伸手够取	N	O	F	C	是 / 否			是/否
抓握操作	N	O	F	C	是 / 否			是/否
手指拿取	N	O	F	C	是 / 否			是/否
触摸	N	O	F	C	是 / 否			是/否
利用手指工作	N	O	F	C	是 / 否			是/否
提举(地面至腰间)________ kg	S	L	M	H	V	是/否		是/否
提举(腰至过头)________ kg	S	L	M	H	V	是/否		是/否
提举(水平)________ kg	S	L	M	H	V	是/否		是/否
运送(左/右/双手)________ kg ________ m	S	L	M	H	V	是/否		是/否
推________ kg	S	L	M	H	V	是/否		是/否
拉________ kg	S	L	M	H	V	是/否		是/否

N—不需要	O—有时(1/3 工作时间#，约 2.5 小时)
F—经常(1/3～2/3 工作时间，2.5～5.5 小时)	C—常常(2/3 以上工作时间，多于 5.5 小时)

级别	代码	O	F	C
轻微	S	<10 LB*	—	—
轻	L	<20 LB	<10 LB	—
中等	M	20～50 LB	10～25 LB	<10 LB
重	H	50～100 LB	25～50 LB	10～20 LB
非常重	V	>100 LB	>50 LB	>20 LB

#：按每天工作 8 小时计算。
*：1 LB≈0.454 kg。

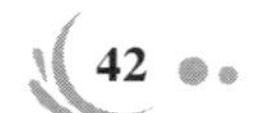

对于现场进行的工作分析评估，评估前首先需要获得患者的口头同意，然后签署知情同意书。在雇主也同意的基础上，治疗师才可以到工厂进行工作分析评估。在评估过程中，雇主及患者都应该参与首次见面的介绍会议，治疗师首先解释本次进行工作分析评估的目的，然后雇主和患者发表意见，描述拟进行评估的工作岗位。评估过程中如果需要摄像及录影，必须首先征得雇主的同意，才能进行。分析评估过程主要涉及需要测量的工作对于身体的要求见表 4-1-4。

表 4-1-4　身体要求

分类	中文名称	英文名称	定　义
体力负荷	提举	Lifting	将物体向上举高或放低，将物体在不同高度之间进行移动。例如仓库管理员将箱子从地面搬到腰间位置
	运送	Carrying	通常将物体放在手中、夹在手臂或放在肩上并搬动它，即需要悬空运送或随身夹带物品。例如电工单手手提工具箱至工作地点进行维修作业
	推	Pushing	用手从后用力使物体前移；施力作用于物体并使其沿着力的方向移动，包括掷、敲击、踢、踩等动作。例如医院保洁员推垃圾收集车
	拉	Pulling	拖引物体并使其移动。例如建筑工地工人拉装载物品的小车
工作姿势	站立	Standing	在工作地点站立无须移动。例如收银员在收银柜台边站立工作
	步行	Walking	工作时需经常步行。例如保安巡逻作业
	坐姿	Sitting	工作时保持坐姿，较少站立或移动。例如资料录入员在电脑上进行资料录入
攀爬及平衡	攀爬	Climbing	运用双脚、双腿或者双手和双臂上下阶梯、楼梯、斜坡，或攀爬高架、柱子等物。强调身体敏捷度。例如维修电工爬梯维修机器
	平衡	Balancing	当在狭窄、光滑、不稳或移动的地面上行走、站立、蹲伏或跑步时，保持身体平衡以防止跌倒。例如维修电工高空作业检修线路
躯干活动	弯腰	Stooping	屈曲腰部脊椎，以使身体向下或向前弯曲，此动作需运用到四肢及背部肌肉
	跪姿	Kneeling	屈曲膝关节，以单个或双膝关节碰地的坐姿方式
	蹲伏	Crouching	屈曲膝关节，使身体向下向前弯曲
	爬行	Crawling	运用双手和膝关节或双手和双脚移动身体
	仰/俯卧	Reclining	工作时呈水平姿势，身体需背对地面或面向地面。例如车辆维修工人仰躺在滑轮车上修理汽车
上肢活动	伸手够取	Reaching	双手和双臂能任意伸展
	抓握操作	Handling	以手抓住、握住、紧抓或翻转，此工作所要求的手指动作仅限于手伸展时手指的宽广度。例如转动阀门或者操作汽车档位
	手指拿取	Fingering	用手捡拾、夹捏；主要利用手指工作，而不是使用整个手或手臂工作，以区别抓握
	触摸	Feeling	借助手指(指尖)皮肤的触摸以了解物体的大小、形状、温度或结构等
言语能力	说话	Talking	能够通过口语进行表达或能够和顾客及同事交换意见，以及用准确、大声、快速的口语传达详细指令给其他工作人员
	听力	Hearing	用耳朵感知自然界的声音，与说话音量、语言种类无关；描述过程中需要说明是电话沟通或面对面沟通的方式
感官功能	视觉	Vision	能将视觉范围内的物品看清楚。可分为远中近距离视觉敏锐度来判断工作者是否具备该感官功能。远距离指 6 m 以上，近距离指 5 cm 以内，中距离指 5～600 cm
	嗅/味觉	Smelling	能准确地区别味道及气味的不同及相似处；使用舌头或者鼻子辨别出某特定味道或气味的异同
	深感觉	Depth Perception	具备三维空间的视觉，能判断距离和空间的关系，以觉察出物体及其所在位置
	物体聚焦	Accommodation	调节眼睛晶状体以聚焦物体的轮廓；当从事的工作需要眼睛近距聚焦于某一点时(不论各种远近距离)，就需要调节眼睛晶状体以聚焦物体的轮廓
	色彩辨别	Color Vision	确认和区分颜色的能力；能够调配鉴别色彩。例如分辨色彩的颜色、饱和度、亮度；能辨认单一颜色或颜色组合，并能察觉出对比色
	视野	Visual Field	能观察某一地区的视野；或当眼睛固定注视于某一点时能看清楚该点上下左右的范围大小

此外，在现场进行工作分析时，需要提前准备好以下物品清单，以做好相关的测量工作。物品清单包括：摄像机、皮尺及钢卷尺、磅秤、计时器、湿度及温度计、噪音仪、A4 纸大小的写字板、滚轮测距仪、激光测距仪、坡度测量仪、照度测量仪等。

三、工作分析的分类及注意事项

工作分析的应用有着特别的用途，包括工作的分类与赔偿、开发训练与测试、保护公司避免法律上的纠纷（例如，残疾歧视投诉）及用来协助进行重返工作岗位的计划。基于工作分析的目的不同，信息的收集重点也会明显不同。例如，针对训练和测试的工作分析往往聚焦于进行一份工作所需要的特别技能或能力。

（一）主要功能的工作分析（essential function job analysis）

该方法主要针对服务对象从事主要的工作任务所需要的功能能力提供一个重要的决策基础。该工作方法主要包含两方面的内容，一是分辨技能和能力，二是决定工作的身体能力要求。能力被定义为一种在成年人身上相当持久且难以改变的一般特征。能力是遗传的，也是后天习得的。一项技能代表了某一特定工作岗位/行业/领域技术和知识的熟练及掌握程度，通常假定技能涉及复杂的活动，并且这些活动可以用其他更基本的能力来描述。例如，足球运动员需要熟练的足球技术才能完成工作任务，但是，他/她同时还需要创造性、团队合作精神、可靠及富有责任心，才能更好地胜任足球运动员这份工作。至于身体能力要求，请参考表 4-1-4 的内容。

（二）康复的工作分析（rehabilitation job analysis）

作为职业或医疗康复计划的一部分，进行该工作分析的主要目的是确定特定工作岗位的功能、环境和任务要求，并与残疾人的功能能力进行比较，明确工作限制（work restrictions），以促进其重新进入劳动力市场。工作分析对于确定因暂时或永久丧失工作能力而致残的个人的就业可行性、就业能力、职业障碍和潜在收入能力至关重要。

（三）功能性的工作分析（functional job analysis）

美国就业服务局在工作分析领域已经做了比较多的前沿工作。在《工作分析手册》这本书中，已经对功能性工作分析进行了相当多的说明，强调工人的行为如何与公司或机构的目标、数据、人或事物进行关联，以满足工作的需要。表 4-1-5 举例说明了功能性工作分析的方法。

表 4-1-5　功能性工作分析举例

功能性工作描述	功能性能力要求结果	工作要求与能力是否匹配
1. 在办公室接听电话	功能：坐 30 分钟 正常坐位耐力	是
2. 手的协调性任务包括有限度的记录电话内容及将记录内容归类	手部协调测试结果显示 60%受限，但是能够进行有限度的书写	是
3. 将档案按照顺序归类，把手伸进档案架，把轻便的物品装箱	往上伸手够取只能达到 160 cm 高度	是，但是受限于够取只能达到 160 cm 高的档案架
4. 做一些常规的保养任务，清扫、用软管冲洗、油漆、清洁。要求：		
• 能够持续抓握一个长手柄的工具	不能持续抓握，抓握时间不超过 2 秒	否
• 能够自由移动上肢	整个上肢的各个关节活动受限	否
5. 提供库存存单和相关信息		
• 在工厂之间驾驶货车（32 km）	不能持续抓握，严重地影响了方向盘的操作	否
• 使用移动推车在相隔 150 m 的楼房间送货	能推动改造过把手的小推车	是
6. 在货车和小推车人工装货和卸货 从 0.5～1.5 m 高位置提举货物（中等大小，25 kg）。运送距离为 0.6～3 m。每天 4 次，每次 30 个重复以上流程	如果能够在货物下使用杠杆，能够举起 75 磅的重量，但是重量可以放在前臂上，而不是使用握力。由于提举技术及肩关节前屈功能的丧失，必须在高度 0.3～1.5 m 进行操作。	是，如果高度允许在 0.3～1.5 m
7. 使用电脑文书处理软件及计算器做报告。文书处理软件要求手部感触觉和灵活性能力，能够快速及重复地工作	手部灵活性由于腕关节、手指和拇指 50%感触觉和运动功能的丧失而受限，不能进行功能性打字	否
计算器的要求与电脑一样，但是要求一个手指工作，速度较慢	不能使用全部手指进行工作，但是可以使用一个手指操作计算器	是，如果能够用一个手指操作的方法
坐位耐力	正常的坐位耐力	是

由于以上三种工作方法都各有自己的特点，所以第一种方法可能更加适合一般公司人力资源部来制订工作岗位要求。第二和第三种方法更适合医疗机构及残疾人就业服务中心等机构使用，可以更加科学地根据工作分析的内容来协助训练及安排重返工作岗位。

第二节 功能性能力评估

20世纪70年代末期和20世纪80年代初期，功能性能力评估在职业康复、职业和康复医学领域快速发展。功能评估测试方法、工具、软件和硬件发展迅猛，以满足残疾的个案管理、康复和预防再受伤结果测量的需要。医生、保险公司、法律专业人士、个案经理和雇主都很重视功能性能力评估的结果，因为他们要通过这个评估结果给工伤赔偿和重返工作岗位做出决策。

功能性能力评估（functional capacity evaluation，FCE）是评估个人执行与其参与就业相关的工作活动的能力。FCE过程将个人的健康状况、身体功能和结构与工作和工作环境的要求进行比较。本质上，FCE的主要目的是评估一个人参与工作的能力，尽管支持工作绩效的其他日常生活工具活动也可以被评估。类似的测试也可以称为功能能力评估（functional capacity assessment，FCA）、物理能力评估（physical capacity assessment，PCA；physical capacity evaluation，PCE）或工作能力评估（work capacity assessment，WCA；work capacity evaluation，WCE）。一个精心设计的FCE应该包括一系列标准化的评估，并证明对个人重返工作岗位的预测价值。传统上，FCE测试的是一个人完成工作的身体需求的能力，但在过去十年中，必要情况下，许多FCE系统已经开始包括评估认知及工作行为分析。FCE的实施必须考虑到患者的安全和健康。

一、功能性能力评估的定义、目的及对象

功能性能力评估（FCE）是针对个体执行及参与就业相关工作活动的能力而进行的一项全面的、客观的测试。与其他传统的康复治疗评估进行比较，FCE最大的不同在于其强调从功能的角度测试任务完成的能力表现。与FCE类似的评估类型有FCA、PCA、PCE、WCA、WCE，它们的评估目的是差不多的。

FCE对工作相关的功能性活动包括提举、推拉、爬梯、工具的使用、伸手够取和坐位耐力等进行直接的测试，然后得出被测试者在这些功能性活动上哪些是可以做的，哪些是不能做或受到限制的。对于一些孤立的因素，例如肌力和关节活动度，仅在它们影响到功能性活动开展的情况下，才会变得重要。例如，对于一名焊工来说，右踝关节活动度受限，严重影响需要在蹲姿下完成水管焊接工作，这时候关节活动度对于焊接工作来说就变得很重要。但是，当焊工转换工作岗位至监控室工作时，关节活动度就变得不重要了。同样地，诊断对于FCE来说也不是很重要，因为我们要测试的是个体对于某项功能性活动完成的能力。一个完整的FCE包括了测试安全的最大及可重复进行工作的能力。例如，测试安全的最大提举重量，以及在此基础上测试安全的提举耐力。此外，还包括测试个体的参与度、工作行为、合作程度及努力程度。

尽管应用FCE的主要目的是针对工伤赔偿的受伤工人进行工作能力的测试，以根据此结果对于工伤赔偿及重返工作岗位做出决策。但是，理论上FCE可以用于任何用来决定工作能力的情形。但是，在美国，为什么这方面的工作比较难开展呢？这是因为对于非工伤的个案来说，没有相应的医疗保险会承担进行FCE测试的费用。

由于FCE可用于确定：①康复目标或出院准备计划；②安全返回工作状态的能力（包括与受伤前完全一样的工作任务、工作任务改良或过渡性工作任务）；③残疾后的工作能力状况；④工人赔偿案件的解决；⑤残疾状态；⑥满足招聘要求的能力（工作前/录用后测试）；⑦满足其他活动需求的能力（如学生、志愿者）。因此，对于以下人群来说，通过应用FCE，可以解决他们的问题：①对在工作中受伤的人，通过评估以确定他/她是否有能力重返工作岗位或轮换工作；②申请社会保障残疾福利的

人；③在受伤或患病后寻求重返工作或参与志愿者活动的人；④在突发意外事故（如汽车事故）中受伤的人，FCE可以确定与恢复以前的工作或新工作相关的表现技能和能力；⑤寻求职业康复服务，以重新在劳动力市场工作的人；⑥接受从学校到工作环境过渡服务的学生，以确定他们的技能和工作所需的支援程度。

二、功能性能力评估的科学基础

FCE在使用的过程中，其实是一个跨专业的过程，该过程包括医学、能量代谢、生物力学、心理躯体及社会心理，共五个相关的学科范畴及模型。医学模型主要探讨由于疾病或意外导致的病理及损伤对于功能变化所产生的影响。例如，通过非器质性症状的检查来评估症状放大征。能量代谢模型与医学模型类似，该模型认为疾病或受伤的过程不仅仅影响心肺适能，生活方式也可能影响到心肺适能。因此，通过心肺适能的测试来决定被测试者是否适合进行8小时工作的代谢要求。生物力学模型关注关节活动度、肌肉力量、关节活动能力及完整性。心理躯体模型测量被测试者是否愿意在测试过程中发挥出自己真实的能力表现，因为有些工伤患者往往想通过表现出较低的能力来获得更多的工伤赔偿。最后，一些研究发现，社会心理模型在工伤患者重返工作岗位过程中表现出重要的影响力，高于躯体功能。因此，该模型认为一个康复计划中应该包含工作特性、心理特征及疼痛状态，或将这些特征作为前期筛查的的指标，避免这些指标对结果的影响。以上这些不同类型的模型或学科，单独地进行使用是不正确的，必须通过跨学科及专业的形式，将这些模型整合进行使用。

当然，功能性能力评估的工具在测试过程中，测量的结果是可以量化的、是经过信度和效度检验的且是标准化的（评估过程的标准化，结果解释的标准化）。

三、工作生理学

（一）工作强度与能量消耗

将身体适能及活动测试与工作要求进行比较，其目的是确保工人能够在没有产生过度压力与疲劳的环境下能够安全地工作。身体活动（physical activity，PA）指由于骨骼肌收缩产生的机体能量消耗增加的活动。进行身体活动时，人体的反应包括心跳、呼吸加快、循环血量增加、代谢和产热加速等。工作也是一项身体活动，这些生理基础反应，随着工作强度的不同而发生变化。Matheson的工作强度与能量消耗之间的关系见表4-2-1。

表4-2-1 工作强度与能量消耗关系

工作强度级别	代码	O	F	C	能量消耗
轻微#	S	<10 LB*	—	—	1.5～2.1 METs
轻	L	<20 LB	<10 LB	—	2.2～3.5 METs
中等	M	20～50 LB	10～25 LB	<10 LB	3.6～6.3 METs
重	H	50～100 LB	25～50 LB	10～20 LB	6.4～7.5 METs
非常重	V	>100 LB	>50 LB	>20 LB	>7.5 METs

#：按每天工作8小时计算；*：1 LB≈0.454 kg。

工作强度级别越高，所需要的能量消耗就越大，身体的适应能力要求就更高。以下我们先了解关于工作生理学的几个术语：

1. 心率（heart rate，HR） 或称脉搏（pulse rate），是指心脏每分钟跳动的次数，常常用来作为心肺适能的重要指标，通常以"次/分"单位来表示。正常安静心率为50～100次/分，平均安静心率为72次/分，一位常常进行有氧训练的人安静心率为50～65次/分，对于有氧训练的运动员来说，其安静心率为40～50次/分。心率有三个主要的原则（不是绝对的原则）：安静心率越低，人的有氧适能越好；运动时心率越低，他/她的有氧能力越好；训练后，心率越快恢复到训练前的心率，人的有氧适能越好。工作和运动时，心率与工作和运动强度呈线性正相关的关系。心率在职业康复评估和训练中是一个重要的测量指标，以评估训练的强度及进行安全监测。

2. 耗氧量（oxygen uptake，VO_2） VO_{2max}（最大耗氧量）是人有氧适能的一个重要测量指标，越多的氧气能够运输到肌肉组织中，肌肉的做功就越多。功的计算方式是：功＝距离×阻力×速度，假设一名男性保安员体重200 LB（90.9 kg），另外一名女性保安员体重 100 LB(45.5 kg)，巡逻时，他们都以同样的速度(每分钟 24 级台阶)攀爬同样的台阶(高度为 0.30 m)，所以他们在做着同样的工作任务。但是，由于男性保安员的体重是女性保安员体重的两倍，因此男性保安员是女性保安员做功的两倍，理论上他所消耗的氧气量也是女性保安员的两倍。根据美国运动医学院 2006 年不同运动类型氧气消耗量的代谢当量公式，计算各自消耗的氧气量：

$$VO_2[mL/(kg \cdot min)]=[0.2(step\ rate)]+[1.33\times1.8(height\ in\ meters\times step\ rate)]+3.5$$

(step rate：上下台阶的速度，以台阶/分钟表示；height in meters：台阶高度，以米为单位)

按照以上公式，我们通过公式计算得出的结果乘以体重(kg)，可以得出：

男保安员消耗的氧气为：2.321 L/min。

女保安员消耗的氧气为：1.161 L/min。

3. 代谢当量(metabolic equivalent，MET) MET 是指一个人在安静状态下每千克体重每分钟消耗 3.5 mL 氧气。MET 是用于表示各种活动的相对能量代谢水平，也是除了心率和自觉运动强度以外的另一种表示运动强度的方法。从表 4-2-1 中可以看出不同工作强度所对应的 MET 水平。

4. METs 与能量消耗　在身体活动或一些运动中，常常使用 METs 来决定所消耗的能量。1 MET 相当于每千克体重每分钟消耗 1.05 kcal(44 kJ)能量的活动强度。如果一名保安员进行跑步训练，耗氧量为 2.5 L/min，他跑步 12 分钟，消耗了多少热量？我们通过计算得出跑步 12 分钟总共消耗了 30 L 氧气(2.5×12)。由于研究得出每消耗 1 L 的氧气，将产生 5 kcal 的热量，因此该保安员总共消耗了 150 kcal 的热量。

在职业康复中，如何通过一些运动训练结合工作模拟评估技术来计算能量消耗呢？假设我们现在安排一名患者进行如下的一组活动：5 分钟的热身运动；15 分钟的肌肉力量及耐力训练；20 分钟的有氧工作活动(提举和运送重物)；5 分钟的放松运动。

假设该患者的最大耗氧量为 3 L/min，该值已经接近一般人群的最大耗氧量了。然后，对这一组活动的每个组成部分进行分析。对于热身和放松运动，由于它们涉及类似的强度，所以合在一起考虑。由于热身运动都是一些涉及关节活动的运动，轻度的运动只会引起深呼吸及轻微心率增加，考虑到它们不会给心肺系统带来较大的压力，所以大约只占 10%的最大耗氧量。当然也有可能达到 15%的最大耗氧量甚至更高，但是 10%是合乎情理的。对于 15 分钟的肌肉力量及耐力训练，由于我们考虑的是呼吸功能，而不是肌肉功能。尽管患者在进行这些训练时很努力也觉得很累，但是，由于每组训练之间常常安排休息的时间，例如，渐进性抗阻训练时会安排每组训练之间有 30～60 秒的休息，所以，考虑到它们也不会给心肺系统带来较大的压力，所以大约只占 30%的最大耗氧量。对于 15 分钟的有氧工作活动，我们常常要求患者在 75%左右的最大心率下进行，因此该练习占 75%最大耗氧量。计算方法如表 4-2-2。

表 4-2-2　患者活动和耗氧量计算方法

活动	计算方法
5 分钟的热身运动 5 分钟的放松运动	10%的 VO_{2max}：0.1×3=0.3 L 10 分钟热身和放松：0.3×10=3 L 热量消耗：3×5=15 kcal
15 分钟的肌肉力量及耐力训练	30%的 VO_{2max}：0.3×3=0.9 L 15 分钟肌肉训练：0.9×15=13.5 L 热量消耗：13.5×5=67.5 kcal
30 分钟的有氧工作活动(提举和运送重物)	75%的 VO_{2max}：0.75×3=2.25 L 30 分钟有氧工作活动：2.25×30=67.5 L 热量消耗：67.5×5=337.5 kcal

最后，通过数据相加(15+67.5+337.5)，我们发现该患者在进行该评估训练时总共消耗 420 kcal 的热量。

研究发现，通常一个工人在 8 小时的工作里只能从事 33%的最大有氧能力。其他的因素如年龄、性别、体重、温度等也会影响工人持续工作的能力，因此，在评估过程中需要考虑多方面的因素。以下我们通过一个案例比较如何从代谢的角度来判断工人是否适合该工作强度。目前有一份仓库管理的工作，涉及人力搬抬，工作强度属于重(参考表 4-2-1)，能量消耗为 6.5 METs。如果测量得出工人的最大摄氧量(VO_{2max})为 53 mL/(kg・min)，那么我们通过计算得出适合工人工作的强度为 5 METs，那么工人就未必适合从事该仓库管理的工作。

53 ml/(kg・min)÷3.5=15.14 METs

15.14 METs×33%=5 METs(每天 8 小时工作)

(二)身体活动准备问卷

在进行一些心肺的测试之前,我们需要小心考虑禁忌证的问题。在评估前,我们首先要获得患者的知情同意书,再测量安静时的心率和血压。之后,让患者填写身体活动准备问卷(physical activity readiness questionnaire, PAR-Q)(表 4-2-3)。如果问卷中有超过一个或一个以上的"是",应首先咨询医生的意见,然后再决定是否进行相关的身体活动测试。

表 4-2-3 身体活动准备问卷

1. 医生是否提及你的心脏有某种程度的问题,并建议你只应从事医生建议的体育活动	□是	□否
2. 你在从事体力活动时,是否感到胸口发痛	□是	□否
3. 在过去一个月,你不从事体力活动时,是否感到胸口发痛	□是	□否
4. 你是否曾因眩晕而失去平衡,甚至失去知觉	□是	□否
5. 你是否患有骨骼或关节问题,而且这些问题也会随体力活动的转变而加重	□是	□否
6. 你的医生现在是否给予任何药物来治疗你的血压或心脏问题	□是	□否
7. 是否有其他原因使你认为不应该从事体力活动	□是	□否

(三)Queen's College 台阶测试

该台阶测试主要用来测试有氧适能的程度。仪器要求包括一个离地面高度为 16.25 英寸(41.3 厘米)的台阶、秒表、血压计及节拍器。在正式开始测试前可以先练习一下台阶上落的动作。每一步有四个节拍:上—上—下—下。如受试者为男性,应该将节拍器设定在每分钟 96 拍子,或者每分钟 24 步。如受试者为女性,应该将节拍器设定在每分钟 88 拍子,或者每分钟 22 步。具体操作说明如下。

(1)测试前需要热身。可以做一些步行、简单的慢跑和拉伸练习。

(2)将节拍器设定在正确的速率。

(3)开始测试,根据正确的速率持续进行 3 分钟。

(4)3 分钟后停止测试。维持站立姿势,并开始测量脉搏。测量脉搏的时间是恢复期的 15 秒时长,为 5~20 秒。

(5)测试完成后慢慢步行几分钟以平静下来。

接下来将测定 VO_{2max},具体操作如下:

(1)将 15 秒脉搏乘以 4,得出的结果为恢复心率。

(2)将恢复心率结果代入下面的公式中:H=恢复心率(每分钟次数)。

男性:$VO_{2max}=111.33-(0.42\times H)$;女性:$VO_{2max}=65.81-(0.1847\times H)$

例如,对于一个恢复心率为 162 次/分的男性来说,计算出来的最大耗氧量如下所示:$VO_{2max}=111.33-(0.42\times 162)=43$ mL/(kg・min)

(四)YMCA 台阶测试

该测试类似于 Queen's College 台阶测试,也是一个简单的用于测试最大耗氧量的踏步测试,使用 12 英寸(30 厘米)的台阶进行。测试采用节拍器每分钟 96 节拍步节奏进行上—上—下—下的踏步。测试持续 3 分钟,之后被测试者停下来坐在台阶上,测量他/她的心率。YMCA 台阶测试通过年龄、体重和性别的算法,将踏步结束时的心率转换为最大耗氧量。测试结果以 mL/(kg・min)进行规范和计算。表 4-2-4 是根据年龄对恢复心率的结果进行评价。

以下两个公式是通过 YMCA 台阶测试来计算男性和女性的 VO_{2max}。

男性:$VO_{2max}=70.597-0.246\times$(年龄)$+0.077\times$(身高)$0.222\times$(体重)$-0.147\times$(HR)

女性:$VO_{2max}=70.597-0.185\times$(年龄)$+0.097\times$(身高)$0.246\times$(体重)$-0.122\times$(HR)

表 4-2-4 恢复心率结果评价(次/分)

男性						
年龄(岁)	18~25	26~35	36~45	46~55	56~65	65+
优秀	50~76	51~76	49~76	56~82	60~77	59~81
好	79~84	79~85	80~88	87~93	86~94	87~92

（续表）

男性						
高于平均水平	88～93	88～94	92～88	95～101	97～100	94～102
平均水平	95～100	96～102	100～105	103～111	103～109	104～110
低于平均水平	102～107	104～110	108～113	113～119	111～117	114～118
差	111～119	114～121	116～124	121～126	119～128	121～126
非常差	124～157	126～161	130～163	131～159	131～154	130～151
女性						
优秀	52～81	58～80	51～84	63～91	60～92	70～92
好	85～93	85～92	89～96	95～101	97～103	96～101
高于平均水平	96～102	95～101	100～104	104～110	106～111	104～111
平均水平	104～110	104～110	107～112	113～118	113～118	116～121
低于平均水平	113～120	113～119	115～120	120～124	119～127	123～126
差	122～131	122～129	124～132	126～132	129～135	128～133
非常差	135～169	134～171	137～169	137～171	141～174	135～155

VO_{2max}[mL/(kg·min)]常模数据分类

男性						
年龄(岁)	18～25	26～35	36～45	46～55	56～65	65＋
优秀	＞60	＞56	＞51	＞45	＞41	＞37
好	52～60	49～56	43～51	39～45	36～41	33～37
高于平均水平	47～51	43～48	39～42	36～38	32～35	29～32
平均水平	42～46	40～42	35～38	32～35	30～31	26～28
低于平均水平	37～41	35～39	31～34	29～31	26～29	22～25
差	30～36	30～34	26～30	25～28	22～25	20～21
非常差	＜30	＜30	＜26	＜25	＜22	＜20
女性						
优秀	＞56	＞52	＞45	＞40	＞37	＞32
好	47～56	45～52	38～45	34～40	32～37	28～32
高于平均水平	42～46	39～44	34～37	31～33	28～31	25～27
平均水平	38～41	35～38	31～33	28～30	25～27	22～24
低于平均水平	33～37	31～34	27～30	25～27	22～24	19～21
差	28～32	26～30	22～26	20～24	18～21	17～18
非常差	＜28	＜26	＜22	＜20	＜18	＜17

四、功能性能力评估的内容及过程

（一）记录患者信息

详细记录患者的信息，包括姓名、出生日期、年龄、性别、利手选择、联系方式。为了方便工作沟通，可以记录与患者相关的雇主、主治医生、个案管理员及律师的联系方式，因为这些利益相关者对于患者重返工作岗位有着重要的影响作用。

（二）记录患者职业信息

FCE的一个重要作用就是评估患者的工作能力并与特指的工作任务进行配对比较，以做出能否重返工作岗位的决定。这里的职业信息包括工作描述、力量性活动（推、拉、提举、运送所涉及物品的重量）及频率性活动（步行、攀爬、平衡等在一天8小时工作中所占的时间频率，详见表4-1-4）。

（三）评估的信息

信息包括测试者姓名，评估开始和结束时间，患者的身高、体重、体质指数（body mass index，计算公式是身高除以体重的平方）、心率、血压、受伤日期、受影响的肢体。此外，还需要记录以下与病史相关的信息：诊断（包含发病时间、诊断相关的描述）、初次面谈（时间、评估时是否需要使用辅助器具、主诉）、意外发生过程（意外是如何发生的，发生意外后有没有即时获得医疗处置，能否继续工作，受伤后接受了什么治疗，直至接受评估当天，患者是否能够以全职或兼职的形式回到工作岗位）、病史（是否有非意外受伤的疾病发生，因为这些疾病有可能影响到患者的身体功能水平）、药物（药物名称、剂量及服用方法，评估当天是否有吃药物）。

（四）填写自评量表

自评量表可以简单包括两项内容，一是自我感知工作活动能力评分表（表 4-2-5），二是疼痛评分图（图 4-2-1）。填写这两项内容的主要原因是观察患者是如何评价自己的活动能力及症状的，并观察患者有没有高估、低估自己的能力，以及与症状有无因果关系。

请使用“症状特征”中所示的符号在下面的图上画出能描述您当前的症状，以指明具体的感觉类型。

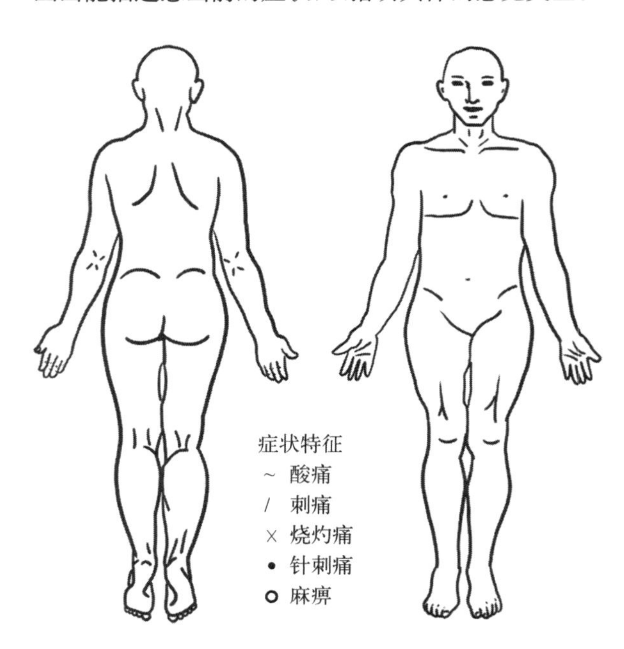

图 4-2-1　疼痛评分图

表 4-2-5　自我感知工作活动能力评分表

在一天工作 8 小时的情况下，请您以平均速度（大多数工人和雇主都能接受的速度）评估自己完成以下活动的能力。

活动	根据自己的能力，请在下表“□”中用“√”勾出自己的选项				
	不知道	不能完成	1/3 工作时间（约 2.5 小时）	1/3～2/3 工作时间，2.5～5.5 小时	2/3 以上工作时间，多于 5.5 小时
提举或运送 5 kg 重物品	□	□	□	□	□
提举或运送 10 kg 重物品	□	□	□	□	□
提举或运送 25 kg 重物品	□	□	□	□	□
推拉小车	□	□	□	□	□
步行	□	□	□	□	□
攀爬（梯子、楼梯）	□	□	□	□	□
保持平衡	□	□	□	□	□
弯腰	□	□	□	□	□
蹲姿/蹲伏	□	□	□	□	□
伸手够取	□	□	□	□	□
操作物体	□	□	□	□	□
利用手指工作（小物品）	□	□	□	□	□
坐	□	□	□	□	□
站	□	□	□	□	□

（五）握力测试

应用 JAMAR 握力计进行测试，由于该握力计是 5 个档位的设置，一般情况下，都会将档位设置在第二档或第三档的位置进行测试。测试时可以选择坐姿或站姿进行，肘关节屈曲 90°，先测健侧，再测患侧。测试过程中尤其需要避免肩关节外展及腕关节旋前动作，因为这些代偿行为会导致握力结果的偏差。可以要求患者在腋窝下夹一张白纸，可避免最常见的肩关节外展的代偿行为。左右手各测3次，然后取均值，并计算变异系数（coefficient of variation，CV）。CV主要看数据的离散程度，计算公式是标准差除以均值再乘以100%。CV值越小，说明数据的离散程度越小，数据更可靠。一般情况下，CV值小于或等于5%都是可以接受的。

（六）全身静态力量测试

该测试主要针对提举（地面水平、腰间水平、肩关节水平，三个不同的高度）及推拉动作（胸口水平）进行最大静态力量测试。由于该测试过程中涉及肌肉等长收缩，患者测试过程中会产生憋气的动作。考虑到测试的安全性，嘱咐患者尽量避免憋气，而且持续用力的时间控制在3秒以内。

（七）全身动态力量测试

该动态测试分为三个水平，分别是地面至腰间水平、腰间至肩关节水平、肩关节至过头水平。测试时有两种类型，一是偶尔（occasional），二是常常（frequent），关于这两种类型的定义，请参考表4-1-3工作分析量表内容。测试步骤如下。

（1）偶尔型和常常型最大的不同是：偶尔型是10秒完成一次单一的提举动作，完成后即为一个循环；常常型则要求在20秒内完成4次提举动作，然后才称为一个循环。

（2）起始重量都为5 kg，每次增加的重量为男性5 kg，女性2.5 kg（或统一每次增加重量为5 kg或2.5 kg），患者每完成一个循环后，就增加重量，循序渐进。

（3）停止动态力量测试的标准：①心理躯体停止点：如果测试过程中患者感觉疲劳、不舒服或感觉重量已经超过了自己的能力（感觉重量已经到8～9分，按0～10分计算）；②生理停止点：如果测试过程心率已经超过了（220－年龄）×85%；③安全停止点：出于安全的考虑，测试的重量会限制在50 kg以内（属于非常重工作强度）或重量不超过患者体重的55%。当然，如果测试过程中已经出现高风险的代偿行为，例如身体向后伸，将箱子重量放在肚子上，这种情况下就需要停止测试了。

（八）MTM测试

动作时间测试（method time measurement，MTM）是一个工作的标准，该工业标准是指在有适当的休息，没有过度的压力或疲劳的情况下，具有一般技能的普通工人平均每天8小时完成一项任务所需要的时间（表4-2-6）。

表4-2-6　MTM测试要求及结果

测试项目	测试要求	结果（秒）
步行	从起始位置步行，走12英尺（3.7米），然后转身回到起始位置。连续测3次来回	25.6
运送	背对运送方向，从腰间位置提起重物，转身，双手运送10/20 LB重物走12英尺（3.7米），各测一次来回	9.96/10.05
推小车	从起始位置推载有40 LB重小车，走12英尺（3.7米），车过终点线才算完成一次的测试。测一次单程的时间，连续测3次，取均值	3.68
拉小车	从起始位置拉载40 LB重量小车，走12英尺（3.7米），车过终点线才算完成一次测试。测一次单程的时间，连续测3次，取均值	3.68
平衡	脚跟脚尖沿直线步行10步，连续测3次，取均值	6.15
弯腰	手拿小锤子（重量少于2 LB，锤子为橡胶头），从腰间位置作为起始位置，弯腰将小锤子的橡胶头触碰地面（通常6英寸高），然后复原开始位置。重复6次来回，然后测算时间	13.16
水平伸手够取	做一个完全向前的伸展动作，从手在胸部中心开始，用手臂做6个来回。此测试可以在坐着或站着的情况下进行	6.7

（九）有氧能力测试

该测试可以采用前文介绍的YMCA台阶测试或Queen's College台阶测试的方法来进行，主要测试患者的VO_{2max}能力，以保证工人可以在8小时的工作时间里不会过度疲劳及在严重压力下完成工作。

（十）MVE最大主动用力一致性（maximum voluntary effort，MVE）

主要解决“我们如何知道患者已经在尽力参与评估测试”的问题，因为相当部分的工伤患者存在三个问题：不明原因的损伤及容易疲劳的特性，惧怕再次受伤/疼痛及测试的焦虑，症状放大。这些问题将导致评估结果的真实性存疑，因此我们需要解决这些问题，以得出患者的真实功能情况。这三个问题主要特征如下。

1. 不明原因的损伤及容易疲劳的特性　①假设在每组进行3次的测试过程中，最大值往往在第一次的测试中出现；②最小值通常在最后一次的测试中出现；③身体的一侧得分持续较低和/或变化较大，而另一侧得分较高和稳定性较好；④随着评估的进展，测量指标间的变化越来越大。

2. 惧怕再次受伤/疼痛及测试的焦虑　①假设在每组进行3次的测试过程中，最小值往往在第一次的测试中出现；②最大值通常在最后一次的测试中出现；③在测试的早期发现指标间的变化增大，但是随着测试的进行，变化在减少。

3. 症状放大　①在每组的测试中找不到比较规律的模式；②在评估进展过程中未发现变异性增加或减少的情况。

那么，如何进行MVE的测试呢？我们可以用JAMAR握力计（图4-2-2）来做进一步的测试，测试步骤是：①握力计设置在第一档位置，左右手都进行握力测试，如图4-2-3所示。左右手各测握力1次。取1次值。②握力计设置在第二档位置，左右手都进行握力测试，如图4-2-3所示。左右手交替各测握力3次。取均值及CV。③握力计设置在第三档位置，其余测试方法如步骤一。④握力计设置在第四档位置，其余测试方法如步骤一。⑤握力计设置在第五档位置，其余测试方法如步骤一。

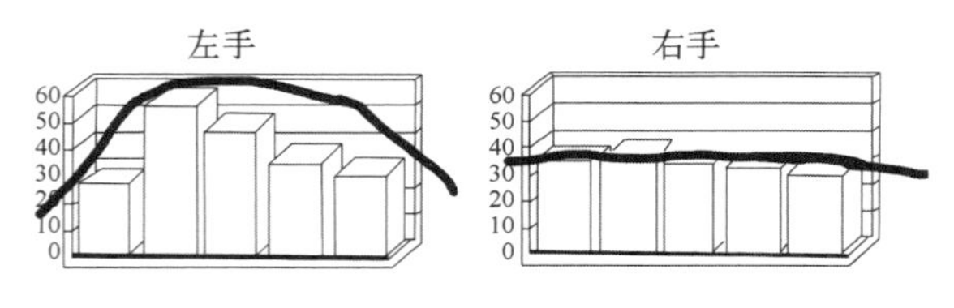

图4-2-2　JAMAR握力计

注意左边图力量的钟摆形或抛物线形分布。这是MVE预期的良好结果：位置2或3握力是最强的。请注意右侧图力量的平直分布。这是一个典型的患者在进行握力测试中有意识地“干预”自己用力的结果。因为患者在应付式地限制力量的应用，结果是5个档位所显示的力量都是相似的，表现出患者没有完全投入到测试中，走走过场而已。

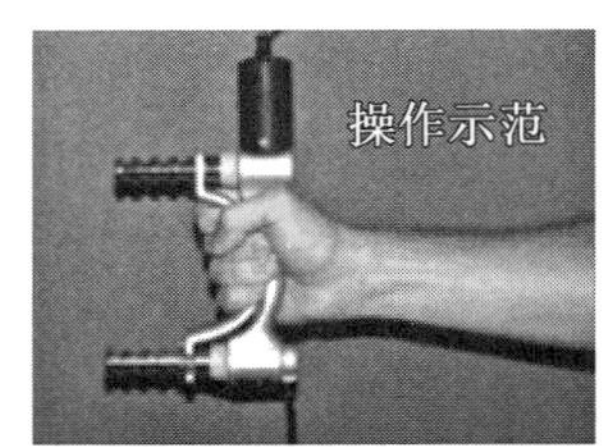

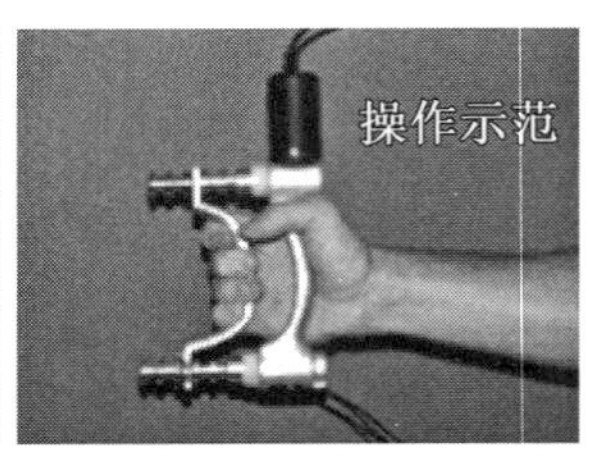

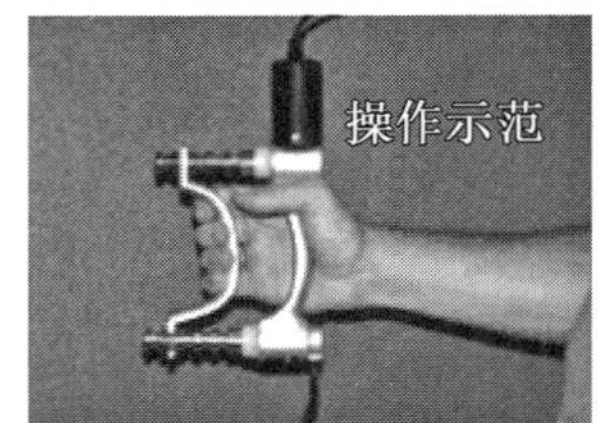

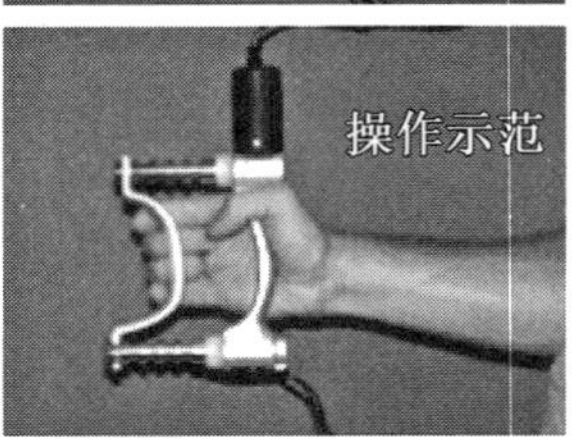

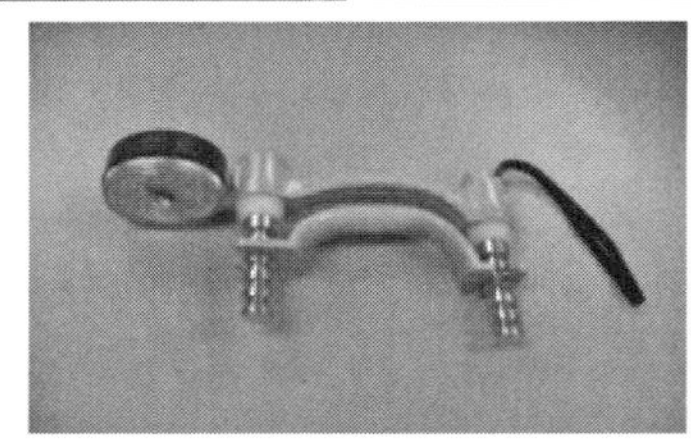

图4-2-3　握力测试示意图

如果通过以上的方法发现患者有症状放大的征象，可以用另外一种方法再次进行测试，该方法就是快速交换测试法（rapid exchange grip test，REGT）。REGT比较了患者在标准握力测试中的力量水平和在快速交换测试中显示的力量水平（患者快速进行握力、释放、反复换手）。这个测试的假设是在换手时快速握力很难达到持续的最大努力，结果确实显示在快速交换测试中症状放大者的握力变强，而进行最大主动用力的患者的握力变弱。

测试是在将握力计设置为第二档位置时进行的。指导受试者迅速握紧手柄，使其达到最大力量，然后立即松开手柄（握住和松开应在半秒或更短的时间内完成）。然后，操作者应将握力计转到另一只手（无休息时间），并让受试者重复快速抓握。需要注意的一点是：操作者应在测试期间保持对握力计的控制。通常快速交换测试是在前面进行的五个档位的MVE握力测试后进行的。受试者已经“适应”在每次测试中持续紧握握力计。在进行快速交换测试之前，需要对受试者进行重新说明，让他们练习每只手的快速抓握和松开几次。在开始测试前，确保被试能够非常迅速地握紧和松开（短于半秒，像抓握一个“烫手山芋”一样）。

最后，FCE服务是一对一的，需要4～6小时，可能连续2天进行。

第三节 工作模拟评估

工作模拟评估与功能性能力评估相辅相成，它是根据患者之前或将要重返的工作岗位信息，结合工作分析内容，在模拟患者以前或以后的工作状况和要求的情况下，评估患者的工作表现。评估的方法和内容是依据工作分析的结果来设计的，一些电脑化的工作模拟器、工作站及真实的工作任务和工具常常被用来模拟工作要求。工作模拟评估的一个好处就是患者在自己熟悉的领域进行模拟工作任务，会更加投入到评估之中。

一、电脑化工作模拟器

电脑化工作模拟器（图4-3-1）可以通过不同的设置，模拟出某个工作的具体动作，例如，模拟一名工人从地面至腰间提举25 kg重物的动作。在电脑中可以先输入安全的提举重量（这个重量可以是最大提举重量的30%），然后在提举评估过程中，根据治疗师的评估，逐步过渡到25 kg重量的提举任务。如果该提举任务的要求是偶尔的（少于1/3的工作时间），可以进行每10秒增加一次的提举重量，然后根据安全停止点来停止测试。如果该任务的要求是常常的（1/3～2/3的工作时间），则可以进行每20秒完成4次提举动作，然后再循环增加重量，直到不能继续进行测试为止。

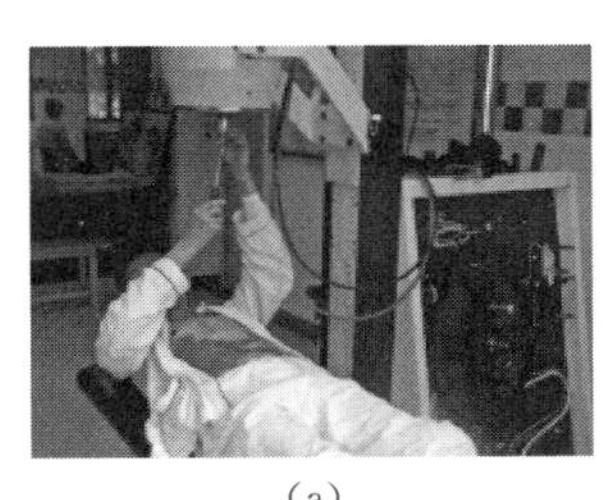
(a)

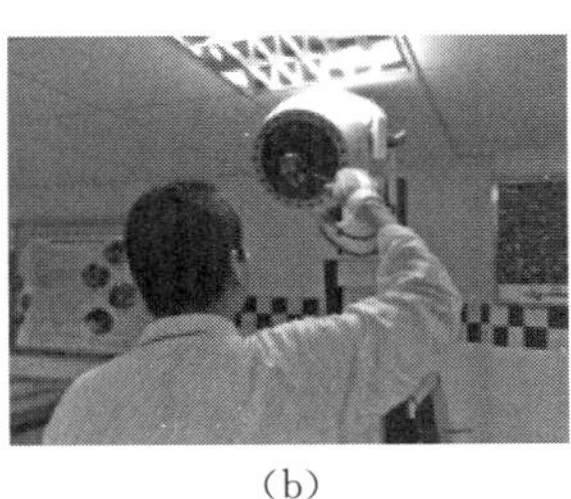
(b)

图4-3-1 电脑化工作模拟器

电脑化工作模拟器一般可以提供等张和等长的运动模式，因此我们可以设置等张的阻力，来设计评估模拟的工作任务或动作，例如，拧钥匙开门、锯木、拖地、推拉等。通过模拟的工作任务或动作，可以更好地帮助患者了解自己的工作能力，增加他们重返工作岗位的信心。而且电脑化设备可以记录评估的数据，便于更好地跟进训练的效果，消除用人手记录数据及跟踪的负担。

二、模拟的工作站

运用各种不同模拟的工作站，如电工、木工或金工，来尽量模拟实际工作中所要求的工序、关键任务、工作强度、工作时长等，可以全面评估患者的工作行为（例如工具是否乱放置，工作姿势是否正确、是否依从治疗师的指令等）。需要注意的是，工作站的设计首先要考虑到安全的因素，例如，在图4-3-2模拟的电工工作站的设计中，电源就需要设计在36 V安全电压下。此外，在驾驶模拟器操作过程中，有些三个显示屏设置的模拟器，由于分辨率的问题，可能会导致患者在测试过程中出现眩晕或眼睛不舒服的情况，治疗师需要密切留意这方面的问题。

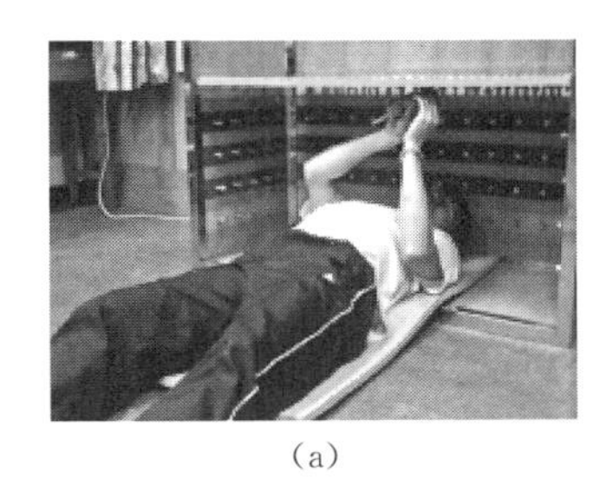
(a)

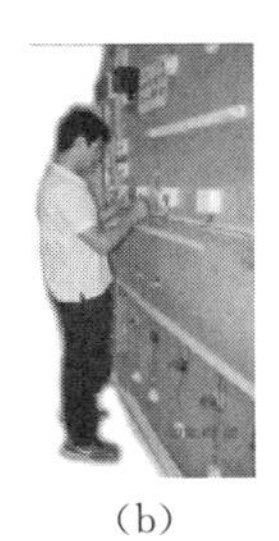
(b)

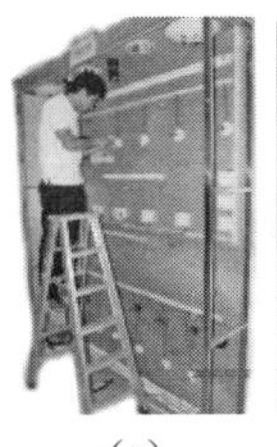
(c)

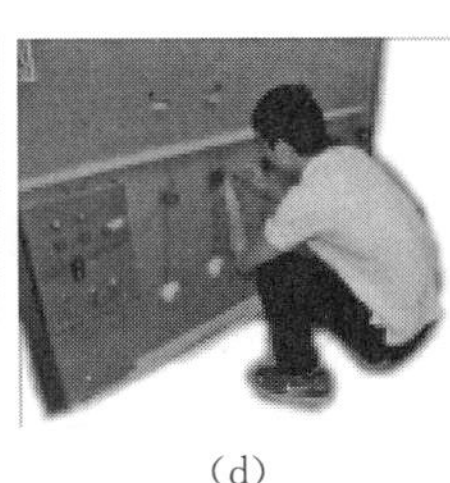
(d)

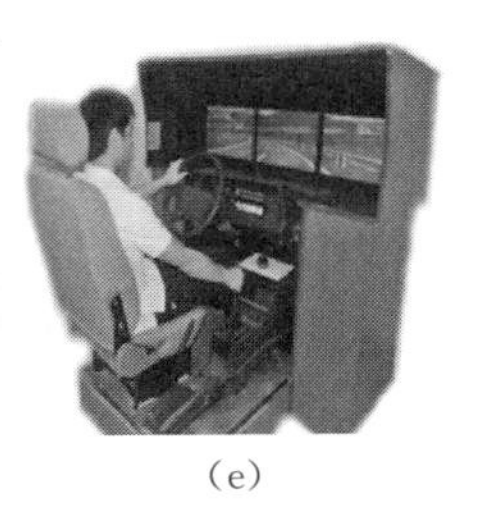
(e)

图4-3-2 模拟的电工工作站

三、真实的工作任务及工具

可以应用真实的工作任务及工具进行评估（图4-3-3），例如，患者受伤前是车床工人，如果条件允许，就可以安排患者进行评估。评估的方式可以循序渐进地进行。如先让患者熟悉工具操作及观察环境，然后给予任务式的工作流程及工作安排。这种评估过程由于涉及真实的工具，而这些工具治疗师未必是熟练操作的，所以，可以要求治疗师助理协助进行这方面的评估工作，以保障评估安全进行。

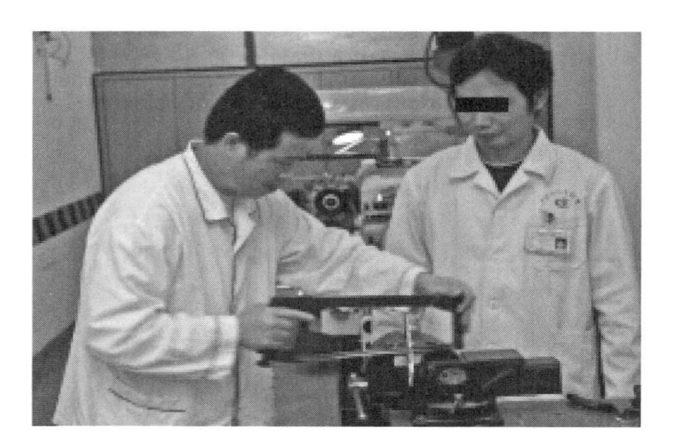

图 4-3-3 真实的工作任务及工具

第四节 工作样本评估

工作样本是一种具有明确目的的操作性活动，活动的内容可模拟一个或一群真实工作中所用到的工具、材料及作业步骤。实测的目的是评估受试者的职业性向、劳动者特质、工作习惯与行为、学习模式、了解指令（口头或书面的能力）与职业兴趣。因为工作样本涉及特别的职业或职业群中的工作任务模拟，所以工作样本的表现得分可以反映出接受职业训练及成功就业于该类型职业的潜能。

工作样本有很多种，包括 TOWER System、JEVS（Jewish Employment and Vocational Service）、VIEWS（the Vocational Information and Evaluation Work Samples）、JEVS（Jewish Employment and Vocational Service）、WREST（the Wide Range Employment Sample Test）和 Valpar（The Valpar Component Work Sample Series），当中最为广泛使用的是 Valpar，主要原因是①美国联邦政策规定为严重残疾人提供服务；②适合多种人群，每个工作样本都可作为一个独立单元进行操作评估。每个样本的评估时间都不同，范围为 15～90 分钟。Valpar 包含多个工作样本，包括小型工具使用、大小辨别、数字分类、上肢关节活动度、文书理解和性向、独立解决问题、多层分类、模拟组装、全身关节活动度、三层测量、眼-手-脚协调、电子焊接和检测、财务管理、整合式工作互动表现、电子回路及打印阅读、绘图等。图 4-4-1 为工作样本，主要模拟仓管工作人员针对最大提举能力及提举耐力的测试。

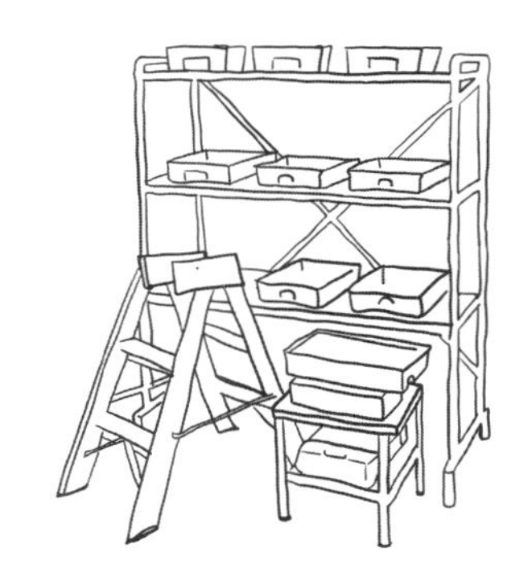

图 4-4-1 工作样本

根据残疾人的特性，工作样本的设计遵循测试方便、简短及空间需求小的特点，研究者也设计了工作相关的 7 种情景式的工作活动，结合工作性向测试、职业兴趣测试、日常生活基本知识测试，合称为整合式职业能力评估工具（integrated vocational assessment tools，IVAT）。具体见表 4-4-1。

表 4-4-1 工作样本名称及说明

名称	工作任务说明	测试目的
文稿整理与打孔	将乱序的文稿按页码顺序整理成册，使用打孔器在打孔纸上的空心点打孔	遵循指令，数字顺序概念，手眼协调
文本阅读与理解	阅读一段文本资料，然后口头应答若干问题来完成本次测试	语文
电线连接	依据说明书的连接方式按照垫片、接线鼻、垫片、十字螺丝的顺序将电线连接至相应的接线柱，最后使用十字螺丝刀拧紧螺丝	一般学习能力，工具使用
物品分类与排列	从盘子中拿取适当的骰子，放在盒子 A 中进行排列，使之与盒子 B 中的骰子形成完全相同的形态（数量、颜色、点数、排列方向）	颜色辨别及分类，注意细节
价格计算	通过收取物品卡片、查看物品清单、收款与找零三个步骤来完成本次测试	数学
串珠作业	观察实物手链、选择串珠、截取串线、串珠与打结四个步骤来完成本次测试	手指灵巧，动作协调
按图组装椅子	按照说明书所示步骤，逐步组装水管和连接器，最后组装成说明书所示形态（椅子）	空间

工作样本的优点：①工作样本看起来更像是一个工作的任务内容，被测试者更倾向于有兴趣参与；②被测试者可以从中获得更多对于职业技能和兴趣的理解；③评估过程中可以观察到真正的工作行为；④可以多方面评估技能、兴趣、躯体功能和工作行为；⑤可以观察到其他额外的医疗信息，例如在工作任务中很难用到假肢；⑥除了纸笔测试，工作样本提供了多一样的测试途径，给到那些不适合使用纸笔测试的被测试者。当然，工作样本也有不少的缺点，如耗时、工作样本与真正的工作环境及任务还是有较大的不同等。

第五节 心理评估

职业康复已经广泛应用心理与教育相关的测试来实现一些类似具有诊断意义的目的。其中，智力、能力倾向、人格和职业兴趣是主要应用的心理评估工具。

一、智力测试

智力是一个非常复杂的概念，测量容易，但是给它一个清晰的定义很难。总的来说，所有的智力测试有一个共通的地方，就是总体的学习能力。由于智力相关的指标能够反映出总体的学习能力状况，所以能够为康复相关专业人员针对康复的训练提供重要的指导信息，这是因为智力测试的分数倾向于预测学校的学习表现及走出校门后获得工作和工资的能力。很多的智力测试在评估过程中倾向于测试受试者的智商(intelligence quotient，IQ)来体现其智力水平。

(一) 韦氏成人智力量表

韦氏成人智力量表(Wechsler Adult Intelligence Scale，WAIS)是世界上使用最广泛的一种智商测试量表，旨在测量成年人和年龄较大的青少年的智力和认知能力。韦氏成人智力量表自诞生以来的几十年里，已经进行了多次修订。最初的WAIS测试的修订版(WAIS-R)于1981年发布，包括6个语言和5个非语言测试。语言部分包括信息、领悟、算术、数字广度、相似性和词汇。非语言测试包括图像排列、图像完成、块设计、对象组装和数字符号。这些子测试的结果被分为语言智商得分、表现智商得分和全面智商得分。WAIS-Ⅲ于1997年推出，之后经历了数次修订，最近的一次更新是在2008年，为WAIS第四版。除了语言智商、表现智商和全面智商，WAIS-Ⅲ还提供了四个二级指标的分数：语言理解能力、工作记忆、知觉推理和处理速度。WAIS-Ⅳ于2008年推出，由表4-5-1中列出的10个核心子测试和5个补充子测试组成。此外，还增加了一个新的指标，即一般能力指标GAI(general ability index)。该指标由相似性、词汇、信息、块设计、矩阵推理和视觉谜题子测试的分数组成。整个测试需要60～90分钟完成，主要通过纸笔测试或基于互联网的测试进行。

表4-5-1 WAIS-Ⅳ测试

任务	指数
相似性(Similarities)	语言理解(Verbal Comprehension)
词汇(Vocabulary)	语言理解(Verbal Comprehension)
信息(Information)	语言理解(Verbal Comprehension)
理解(Comprehension)	语言理解(Verbal Comprehension)
块设计(Block Design)	知觉推理(Perceptual Reasoning)
矩阵推理(Matrix Reasoning)	知觉推理(Perceptual Reasoning)
视觉谜题(Visual Puzzles)	知觉推理(Perceptual Reasoning)
完成照片(Picture Completion)	知觉推理(Perceptual Reasoning)
图片比重(Figure Weights)	知觉推理(Perceptual Reasoning)
数字广度(Digit Span)	工作记忆(Working Memory)
算术(Arithmetic)	工作记忆(Working Memory)
字母—数字测序(Letter-Number Sequencing)	工作记忆(Working Memory)
符号搜索(Symbol Search)	处理速度(Processing Speed)
编码(Coding)	处理速度(Processing Speed)
删除(Cancellation)	处理速度(Processing Speed)

1. 知觉推理指数(PRI)　PRI包含几个子测试。块设计测试成人的视觉—运动构造、视觉—空间处理和视觉解决问题的能力。矩阵推理测量归纳推理和一个人用非语言、抽象的方式解决问题的

能力。视觉谜题揭示了实验对象的视觉—空间推理能力。通过完成图像,心理学家可以测量受试者感知视觉细节的速度。量化推理采用数字比重来进行检验。

2. 语言理解指数(VCI) 被试者必须描述各种概念和单词是如何相似的。他们也定义词汇和回答常识问题。这些测试被用来评估语义知识、语言理解、抽象语言推理和语言表达。

3. 工作记忆指数(WMI) WMI 主要评估记忆力。为了测量 WMI,被试者将被要求回忆一组按顺序排列的数字(数字跨度)和一系列按顺序排列的数字和字母(字母-数字排序)。这些测试评估注意力、精神控制、听觉处理和工作记忆。WMI 还使用算术来测量浓度、量化推理和心理处理。

4. 处理速度指数(PSI) PSI 本质上是一个衡量大脑工作速度的指标。该测试通过符号搜索、删除和编码来评估书写器的速度、联想记忆和处理速度。书写技能结合了使人能够书写时所涉及的知觉、认知和运动技能。

得分是根据 WAIS 的四项指标来计算的。然后将它们结合起来,形成一个全面的智商(Full-Scale IQ, FSIQ)。被试者还将在综合能力指数(GAI)上打分,该指数使用了 PRI 和 VCI 的六个子集:相似性、词汇、信息、块设计、矩阵推理和视觉谜题。在 WAIS 中 100 被定义为是成人的中位数。90～109 分被认为处于平均水平,而所有高中毕业生的平均智商为 105。大学毕业生的平均智商为 115,这意味着智商在 110～119 这一“高平均”范围内的人有很大的机会在大学里取得成功。120～129 分被认为是“优秀的”,这是大多数成功博士研究生的平均智商范围。如果全面智商达到 130 或更高,是极度优秀的。“低平均”的智商范围是 80～89,在这个范围内的人可能会在学术教育上表现挣扎。那些得分在 71～80 的人倾向于表现出所谓的“边缘性智力功能”。中度智力迟钝发生在 50～70 岁,严重智力迟钝发生在 50 岁以下。

韦氏成人智力量表是最受信赖的智力测试工具之一,也是实践中最常用的智商测试。然而,它并不完美。最近的修订旨在将平均分数进行调整,以考虑智商会随着时间的推移而上升这一事实。WAIS-Ⅳ进行了一些调整,降低了对表现速度的重视,而且认为心理—运动减慢是各种不同类型脑损伤的一个元素,因此 WAIS-Ⅳ可能会比早期版本产生更少的低范围分数。这可能意味着有资格接受残疾服务和特殊教育的学生数量将会下降,而且将很难与那些接受早期量表测试的人进行历史比较。

(二)非言语智力测试

非言语智力测试(the test of nonverbal intelligence, TONI)于 20 世纪 80 年代开发,以应对日益多样化和复杂化的社会,因为当时智力能力和性向的评估迅速成为热门主题。直到今天,这一趋势一直在持续,小学、中学、高校、商业和工业、医院和社会福利各个部门的机构,都将智力测试结果用在实际的日常决策中,作为指导结果的一种衡量标准,例如,智力障碍学生的安置等。该测试旨在测试智力的两个组成部分:抽象推理和问题解决能力。

最新的 TONI-4(第四版)是一种实用、易操作、基于常模参考的衡量一个人智力的工具。在前三代发展的基础上,在手册、理论基础、规范样本量、信度和效度等方面有所改进。测试过程和作答形式是非常实用的,只有简单的口头说明。测试过程中只需要被试者使用简单但有意义的手势来回答就可以了,如指图、点头或眨眼。这个测试对于那些有语言、听力、运动障碍的人来说是很理想的。TONI-4 设计有两种等效的测试方式:A 表和 B 表,类似于考试卷的 A 卷和 B 卷。每种形式由 60 个看图作答项目组成,所有项目都是抽象/形象的,因此,教育、文化或经验背景不会对考试结果产生负面影响。所有条目都以从容易到困难的顺序出现,每个看图作答条目(关于图形之间的相互关系)都包含以下 8 个显著特征属性中的一个或多个:形状、位置、方向、旋转、连接、阴影、大小、运动。每个看图条目由一个抽象图形序列和一个缺失的图形序列组成。每个序列包括一个或多个特征属性,随着更多属性的添加,条目难度会越来越大。TONI-4 前 19 个看图条目是为 6～9 岁的被试者设计的;其余 41 个条目为 10 岁及以上的被试者准备。一般可在 15 分钟内完成测试。计算分值为:正确答案得1分,错误答案得0分。

Brown、Sherbenou和Johnsen(2010)进一步指出,TONI-4可用于评估能力倾向和一般智力功能,识别智力障碍,验证转诊治疗的有效性,制订评估的假设,并开展研究。TONI-4适用于有语言、听力或运动障碍或不熟悉美国主流文化的人群。然而,TONI-4并不适用于测试有视觉障碍的人。TONI-4的具体描述和评分是为6岁到89岁零11个月的人设计的。

二、能力倾向测试

(一) GATB

综合能力倾向测试(general aptitude test battery, GATB)是美国劳动部下属就业服务部门开发的一种与工作相关的认知测试。它广泛用于研究认知能力(主要是一般智力)与工作绩效之间的关系。工作的能力倾向性是指学习某种职业的潜在能力,主要包含了9个能力倾向性,具体如下。

1. *智力*(general learning ability of intelligence, G) 指能了解别人的说明或掌握基本原理原则的能力;能做推理判断的能力。常与学习成绩有密切关系。该维度由词汇、数理、推理及三维空间测试构成。

2. *言语能力*(verbal aptitude, V) 能了解文字的意义,并有效使用文字的能力;能了解他人语言,掌握其中每句话的关系;并能分辨整句或整段文字意义的能力。该维度由词汇测试构成。

3. *数理能力*(numerical aptitude, N) 指能正确迅速的作出加减乘除等数学运算的能力,及能知道在何种情况下,应采取何种数学运算以求得所要结果的能力。该维度由数理、推理及计算测试构成。

4. *空间判断能力*(spatial aptitude, S) 能看平面图,同时在思考时能将它转换成立体形象的能力;能由不同的角度辨认出同一物体的能力。该维度由三维空间测试构成。

5. *图形知觉*(form perception, P) 能觉察到实物或图形的细节,能对图形的外形与明暗上的差异,或在长宽上的细小差别做正确的比较和辨别。该维度由工具配对、图形配对测试构成。

6. *文书知觉*(clerical perception, Q) 能觉察文字、符号、表格上细微差异的能力;能快速校对文字、数目、符号以避免抄写或计算错误的能力。该维度由姓名比较测试构成。

7. *动作协调*(motor coordination, K) 能使眼睛和手或手指相互协调配合,做出快速且精确的细微动作。该维度由做标记测试构成。

8. *手指灵活度*(finger dexterity, F) 能灵活运用手指,以双手手指快速、精确地分解或组合细小物体的能力。该维度由组装、拆卸测试构成。

9. *手腕灵活度*(manual dexterity, M) 能灵活运用腕、肘、手将物体做快速、精确地移动或转动的能力。该维度由放置、旋转测试构成。

本测验由15项分测验构成。其中11项为笔试,4项为器具测验。其中纸笔测验可集体进行,器具测验则需要单独进行。郑书娴(2010)和马姗姗(2011)将GATB应用在我国大学生和中学生人群中,了解GATB的信度和效度及文化适用性。在她们的研究中,GATB共9个能力倾向性分别对大学生及中学生进行测试,测试工具见表4-5-2。

表4-5-2 GATB的9个能力倾向性测试

序号	能力倾向	代号	测验方法	具体方法
1	智力	G	纸笔	9*:立体图判断测验(让被试者判断将左框中展开的图形折叠或弄圆等,能构成右框中的哪一个,答对的总数为得分) 10:句子完成测验(完成句子的测验,答对的总数为得分) 11:算术应用测验(解应用题的测验,答对的总数为得分)
2	言语能力	V	纸笔	8:词义测验(寻找同义词或反义词的测验,答对的总数为得分) 10:句子完成测验(完成句子的测验,答对的总数为得分)
3	数理能力	N	纸笔	7:计算测验(进行加减乘除的计算,答对的总数为得分) 11:算术应用测验(解应用题的测验,答对的总数为得分)

（续表）

序号	能力倾向	代号	测验方法	具体方法
4	空间判断能力	S	纸笔	6：平面图判断测验（让被试者判别改变左框中图形的位置，能构成右框中的哪个图形。答对的总数为得分） 9：立体图判断测验（让被试者判断将左框中展开的图形折叠或弄圆等，能构成右框中的哪一个，答对的总数为得分）
5	图形知觉	P	纸笔	3：形状相配测验（从一组图形中选出在形状、大小与另一图形完全一样的各个图形，答对的总数为得分） 5：图案相配测验（用简单的工具类图形，让被检查者判别 4 个图形中哪个与所呈现的图形一样。图形的差异仅仅是黑白的涂法不同。答对的总数为得分）
6	文书知觉	Q	纸笔	纸笔测验 4：名称比较测验（比较判定左右一对名词或数字等的异同。例如：3569—3596，答对的总数为得分）
7	动作协调	K	纸笔	1：圆内打点测验（在连续排列的○中，用铅笔在每个○中尽快的打点，所打点数为得分） 2：记号记入测验（在四方框中，尽快地写入记号“卄”。正确填入“卄”的数目为得分）
8	手指灵巧度	F	器具	Ⅲ：组装测验（组合圆铆钉和垫圈的测验） Ⅳ：拆卸测验（分解圆铆钉和垫圈的测验）
9	手腕灵巧度	M	器具	Ⅰ：插入测验（手腕作业检查盘的上部与下部各有 48 个孔，上盘插着 48 根圆棒。被检查者两手同时从上盘中一个一个的拔出圆棒，将其插在对应的下盘的孔中。以正确插入下半部的数为得分） Ⅱ：转动测验（同样使用手腕作业检查盘，用单手拔出一根棒，用另一只手将拔出的棒上下翻转，插入原来的孔中。正确插入数为得分）

*：数字代表测试工具中测试顺序。

能力倾向测验是从个人在完成各种职业所必要的能力中，找出对个人所要求的最有特征的 2～3 种职业。记分采用标准分数，各能力因素的原始分数转换为标准分数后便可绘制个人能力倾向剖析图，并与职业能力倾向类型相对照，被试者就可以从测验结果中知道能够充分发挥个人能力特性的职业活动领域。

（二）OASIS 能力倾向问卷

OASIS-AS（occupational aptitude survey and interest schedule-aptitude survey）是一个简短的能力倾向测试，受 GATB 影响比较大，因此与 GATB 比较类似。它主要将 GATB 的 9 个维度减少到 5 个维度，分别是言语能力、数理能力、空间判断能力、文书知觉、手腕灵活度；通过 5 个子测试完成，分别是：词汇、计算、空间关系、文字处理和做标记。作者 Parker（1983）的目的是基于 GATB 开发简单易用的工具来测试人们的工作能力倾向。后来 Parker 指出，可以加多一个维度，将言语能力加上计算能力，成为一般能力（general ability）来进行测试。测试共需要 35 分钟完成。OASIS-AS 测试手册列举了 120 份来自《美国职业分类大典》的工作及职业搜索编码指引，以引导根据自己的职业能力倾向优势来寻找工作，指导职业生涯的发展。

三、人格测试

（一）明尼苏达多相人格测试

明尼苏达多相人格测试（Minnesota Multiphasic Personality Inventory，MMPI）是世界上最常用的心理测试之一。MMPI 最先是由明尼苏达大学的两名教授临床心理学家 Hathaway 和神经精神病学家 Mckinley 于 1943 年共同开发的，然后 Butcher、Dahlstrom、Graham、Tellegen 和 Kaemmer 于 1989 年开发第二版（MMPI-2）。该测试是为心理健康专业人员提供帮助诊断心理健康障碍的工具。自 1943 年出版以来，该测试为了试图消除种族和性别偏见，并使其更加准确，不断更新，目前 MMPI-2 的版本已在 40 多个国家进行了调整和使用。

从 1972 年开始讨论 MMPI 的更新，至 1989 年新版本 MMPI-2 的发布，经历了 10 余年的时间。新版 MMPI-2 在常模（norms）和量表（scales）上进行重要修改，获得了很大的成功。MMPI-2 是一份自我评估清单列表，包含了 567 个关于被试者自己认为对或错的问题，通过这些回答，有助于心理健康专家判断被试者是否有精神疾病或人格障碍的症状。对于大多数人来说，MMPI-2 测试需要

60～90分钟才能完成。MMPI-2-RF是MMPI-2的一个简短版本,共有338道题。这个简短的版本对大多数人来说在35～50分钟完成。同时,研究人员还为14～18岁的青少年设计了一个版本的测试。该测试被称为MMPI-A,共有478道题,可在1小时内完成。还有一种针对青少年的简短测试,叫做MMPI-A-RF。MMPI-A-RF于2016年上线,共有241个问题,可在25～45分钟完成。虽然较短的测试花费的时间较少,但许多临床医生依然选择条目较多、时间较长的评估,因为它已经被研究了很多年。

MMPI上的测试项目旨在找出10个不同的心理健康量表上的位置。每个量表都与不同的心理模式或状况有关,但这些量表之间有很多重叠。一般来说,高的分数可能表明精神健康紊乱。以下是每个量表评估内容的简要说明。

1. 疑病(hypochondriasis, Hs)　这个量表包含32个条目,用来衡量被试者是否对自己的健康有不正常的担忧。在这个量表上得分高可能意味着担心的健康问题正在干扰生活,造成人际关系问题。得分高的被试者可能容易出现一些没有潜在原因的身体症状,尤其是在压力大的时候。

2. 抑郁(depression, D)　这个量表有57个项目,与忧郁、淡漠、悲观、思想与行动缓慢有关,用来衡量被试者对自己生活的满意度。在这个量表上稍微高一点的分数可能表明孤僻或者对环境不满意。高分的被试者可能正在处于临床抑郁症或有频繁的自杀想法。

3. 癔病(hysteria, Hy)　这个量表有60个条目评估对压力的反应,包括对身体症状和对压力的情绪反应。研究表明,患有慢性疼痛的人在前三项得分可能更高,因为他们对健康的担忧持续加剧。

4. 精神病态(psychopathic deviate, Pd)　这个量表最初是为了揭示是否患有精神疾病。它的50个项目除了衡量对权威的服从或抵制之外,还衡量反社会行为和态度。如果在这个量表上得分很高,可能会被诊断为患有人格障碍。

5. 男性化—女性化(masculinity-femininity, Mf)　这个包含56个问题的测试最初目的是为了引出人们的性取向信息。它起源于一些心理健康专家将同性吸引视为一种障碍的年代。今天,这个量表被用来评估对性别规范的认同程度。

6. 妄想狂(paranoia, Pa)　这个量表有40个问题,评估与精神病相关的症状,特别是对别人极度怀疑,不可动摇的妄想、猜疑,被社会迫害的感觉。这个量表上得分高可能表明是精神病或偏执型人格障碍。

7. 精神衰弱(psychasthenia, Pt)　这个量表共有48个条目,衡量标准为焦虑,抑郁症,强迫行为,强迫症(obsessive-compulsive disorder, OCD)症状。目前"精神衰弱"一词已不再被用作诊断,但心理健康专业人士仍然用这个量表来评估不健康的强迫性行为及其造成的破坏性情绪。

8. 精神分裂(schizophrenia, Sc)　这个由78个条目组成的量表旨在显示是否患有或可能会发展为精神分裂症。它会考虑被试者是否正在经历幻觉、妄想,或者是思维混乱、情感淡漠、行为怪异。它还决定了在多大程度上感到与社会的其他部分疏离。

9. 轻度躁狂(hypomania, Ma)　这个有46项问题的量表旨在评估轻躁相关的症状,包括联想过多过快、观念飘忽、夸大而情绪激昂、情感多变、幻觉、冲动、夸大妄想。如果得分很高,可能有躁郁症相关的问题。

10. 社交内向(social introversion, Si)　MMPI后来增加的一项,有69个条目的量表用来测量外向或内向。分析被试者寻求或退出社会互动的程度。这个量表除了考虑其他因素外,还考虑竞争力、合规、胆怯、可靠性。高分者内向、胆小、退缩、不善交际、屈服、紧张、固执及自罪;低分者外向、爱交际、善于表现、好攻击、冲动、任性、做作、在社会关系中不真诚。

此外,还有4个效度量表,旨在帮助评估管理员了解被试者的答案有多真实的情况。例如,当测试结果可能影响一个人的生活的情况下,比如就业或孩子的监护权,人们可能会有动机多报、少报或者不诚实。这些量表有助于揭示不准确的答案。

1. 说谎量表(lie, L)　那些在"L"量表上得分高的人,可能是在试图通过拒绝承认那些他们担心会让自己看起来糟糕的特质或反应来展现自己的积极一面，追求尽善尽美的回答。

2. *诈病量表*(validity, F)　除非是随机选择答案，否则那些在这方面得分高的人可能会试图让自己看起来比实际情况更差。这些测试项目旨在揭示答案模式的不一致。值得注意的是，F 值越高，也可能意味着严重的精神问题或精神疾病。

3. *校正量表*(correction, K)　这 30 个测试项目着重于自我控制和人际关系。它们的目的是判断被试者对测验的态度是否隐瞒或防卫。和“L”量表一样，“K”量表上的条目被设计用来突出一个人想要被积极看待的需求。

4. *不回答模式*(cannot say, CNS)　旨在衡量一个人对整个测试的项目不予以作答的频率。超过 30 个未回答问题的测试可能视作无效测试。可能的原因是缺乏合作和自我防御、执念、阅读困难、混乱。

5. *固定反应*(fixed responding, TRIN)*和随机反应*(random responing, VRIN)　检测的答案模式表明参加测试的人没有真正考虑问题就选择了答案。在 TRIN 模式中，有人使用固定的答案模式，比如 5 个“正确”和 5 个“错误”的答案。在 VRIN 模式中，一个人的反应是随机的“真”和“假”。

6. *过度报告量表*(over-reporting scale)　为了提升量表的效度，MMPI-2 还设置了多个关于过度报告的监测，包括在前 370 个条目中设置了 60 个不经常认可的条目；为了检测测试上半部分和下半部分的反应上的改变，将 40 个不经常认可的条目放在测试的下半部分；为了检测被试者是否有精神病理上蓄意的过度报告反应，设计了 27 个很少被包括精神病住院患者在内认可的条目。

总的来说，MMPI-2 被广泛使用，为了确保测试结果被准确地理解和解释，职业康复治疗师最好接受临床心理学家或精神病学家的专门训练，用以理解报告的结果及清晰知道患者的精神心理状态，以帮助更好地进行评估、训练及进行工作安置。

（二）16 种人格因素问卷

16 种人格因素问卷(the sixteen personality factor questionnaire, 16PF)由美国伊利诺州立大学人格及能力测验研究所卡特尔教授编制，是用于人格检测的一种问卷(表 4-5-3)。该问卷最先在 1949 年发布，目前已更新至第五版，于 1993 年发布。该问卷被发现在需要对整个人进行深入评估的各种环境中是有效的。由于具备科学的理论基础，16PF 调查具有长期的实证研究历史，并嵌入了完善的个体差异理论。该问卷广泛的研究可以追溯到半个多世纪前，为其在临床、咨询、工业组织、教育和研究环境中的效用提供了证据。它适合正常范围人格的综合测量，包含 185 个条目，每个条目都备有三个可能的答案，可任选其一。该问卷适合于 16 岁以上人群，需要具备 5 年级以上的文化阅读水平。得分可以产生 16 种两极化主要的人格特质和 5 个总体特质。这些经过测试得出的特质结论可以用作职业评估和职业计划制订的依据。

表 4-5-3　16 种人格因素问卷

低　分	特　质	高　分
缄默、孤独、内向	乐群性 Warmth (A)	外向、热情、乐群
迟钝、学识浅薄	聪慧性 Reasoning (B)	聪明、富有才识
情绪激动不稳定	稳定性 Emotional Stability (C)	情绪稳定而成熟
谦虚顺从	恃强性 Dominance (E)	好强固执、支配攻击
严肃审慎、沉默寡言	兴奋性 Liveliness (F)	轻松兴奋、逍遥放纵
权宜敷衍、原则性差	有恒性 Rule-Consciousness (G)	有恒负责、重良心
害羞、畏缩、退却	敢为性 Social Boldness (H)	冒险敢为，少有顾忌，主动性强
粗心、理智、注重实际	敏感性 Sensitivity (I)	细心、敏感、好感情用事
真诚、合作、宽容、信赖随和	怀疑性 Vigilance (L)	怀疑、刚愎、固执己见
现实、脚踏实地、合乎常规	幻想性 Abstractedness (M)	富有想像、狂放不羁
坦诚、直率、天真	世故性 Privateness (N)	精明、圆滑、世故、人情练达、善于处世
安详沉着、有自信心	忧虑性 Apprehension (O)	忧虑抑郁、沮丧悲观、自责、缺乏自信
保守、循规蹈矩、尊重传统	实验性 Openness to Change (Q1)	自由开放、批评激进
依赖、随群附众	独立性 Self-Reliance (Q2)	自主、当机立断
不能自制、不守纪律、自我矛盾、松懈、随心所欲	自律性 Perfectionism (Q3)	知己知彼、自律严谨
心平气和、镇静自若、知足常乐	紧张性 Tension (Q4)	紧张、有挫折感、常缺乏耐心、心神不定，时常感到疲乏

四、职业兴趣测试

对于伤残人士进行职业兴趣测试，可以帮助确定哪些工作他们是喜欢的，这有助于他们提升更高的工作满意度。伤残人士的职业能力倾向与工作要求的技能之间的匹配，对于预测他们未来可能从事工作的满意度是非常重要的。以下我们介绍两种关于职业兴趣的测试方法。

（一）自我导向职业搜索

自我导向职业搜索（the self-directed search, SDS）是基于 John Holland 的 RIASEC（realistic, investigative, artistic, social, enterprising, conventional）理论而开发的兴趣清单，是一种标准化的职业评估工具。该理论认为，基于人、工作和环境的情况可以分为六种基本职业类型：实用型、研究型、艺术型、社会型、企业型和常规型。SDS 的开发是基于以下的假设：即那些工作和工作环境与他们的个性和兴趣非常匹配的个人通常认为他们对自己所做的职业选择感到满意和成功。SDS 目前是世界上使用最广泛的职业兴趣探索量表，已被翻译成 25 种不同的语言。SDS 帮助个人确定最符合他们自我报告的兴趣和能力的职业和研究领域。SDS 是一个独立的职业规划模拟，模拟兴趣清单和心理测试。

SDS-R 评估手册的活动部分为六种 RIASEC 类型中的每一种提供了 11 个条目。这些项目涵盖了为了娱乐或休闲而进行的活动和爱好，用户可以将它们标记为喜欢或不喜欢。这些条目被包括在 SDS 中，因为它们有效地衡量了与 RIASEC 理论相关的利益。

在能力部分，被试者描述他们的技能，他们在过去学过的东西，并指出他们在未来可能想要发展的技能。这类信息实际上很重要，因为我们有理由认为，完成职业评估的人会考虑他们之前的技能和成就，以及他们希望发展的未来技能。SDS-R 的能力部分包括 11 项对六个 RIASEC 领域标记为是或否的项目。

SDS-R 的第二部分是职业。它比前两部分涵盖更多内容，包括 14 个职业标题，为每个 RIASEC 区域限定了是或否。Holland 包括这个部分，因为他想了解一个人喜不喜欢各种各样的职业头衔。

SDS-R 评估手册的第三部分是自我评估。它包括六种 RIASEC 量表，根据能力和技能分为两种等级（1～7）。用户被要求对自己进行评价，“与同龄人相比，你认为自己是什么样的人。”

SDS 的独特性体现在以下三个方面：①自我管理、自我评分、自我诠释；②以 Holland 的理论为基础；③它得到了超过 500 项广泛研究的支持。SDS 是一份记录良好的心理测量特征清单，其中包含了一个人的职业梦想或表达兴趣，与评估结果相比较，可以用来提高对这个人未来职业选择的预测效度。因为它是自我评分，并且容易被大多数用户理解，它鼓励一个人积极参与解决职业上的问题。完成 SDS 后，个体更加了解自己，更加了解职业，也更加了解如何结合自身特点来看待职业，从而为当下的职业决策和未来的职业探索提供一个框架。

以下为 SDS-R 的中文量表，简化及统一了每个测试部分，只有 10 个条目。

霍兰德（Holland）职业兴趣测试量表及答案对照表

霍兰德职业兴趣测试量表由美国著名职业指导专家霍兰德（Holland）编制，主要用于确定被试者的职业兴趣倾向，进而用于指导被试者选择适合自身职业兴趣的专业发展方向和职业发展方向。霍兰德提出的 6 种基本职业类型为：实用型 R、研究型 I、艺术型 A、社会型 S、企业型 E、常规型 C。

第一部分　您心目中的理想职业（专业）

对于未来的职业（或升学进修的专业），您得早有考虑，它可能很抽象、很朦胧，也可能很具体、很清晰。不论是哪种情况，现在都请您把自己最想干的 3 种工作或最想读的 3 种专业，按顺序写下来。

1 ____________　2 ____________　3 ____________

兴趣测评量表

请根据对每一题目的第一印象作答，不必仔细推敲，答案没有好坏、对错之分。具体填写方法是，根据自己的情况每一题回答“是”或“否”。

第二部分　您所感兴趣的活动

下面列举了若干种活动，请就这些活动判断你的好恶，在适当的“□”中打“√”选出。请按顺序回答全部问题。

R：实用型活动

活动	是	否
1. 装配修理电器或玩具	是□	否□
2. 修理自行车	是□	否□
3. 用木头做东西	是□	否□
4. 开汽车或骑摩托车	是□	否□
5. 用机器做东西	是□	否□
6. 参加木工技术学习班	是□	否□
7. 参加制图、描图学习班	是□	否□
8. 驾驶卡车或拖拉机	是□	否□

9. 参加机械和电气学习班 是□ 否□
10. 装配修理机器 是□ 否□

统计"是"一栏得分计______

A:艺术型活动

1. 素描/制图或绘画 是□ 否□
2. 参加话剧/戏剧 是□ 否□
3. 设计家具/布置室内 是□ 否□
4. 练习乐器/参加乐队 是□ 否□
5. 欣赏音乐或戏剧 是□ 否□
6. 看小说/读剧本 是□ 否□
7. 从事摄影创作 是□ 否□
8. 写诗或吟诗 是□ 否□
9. 进行艺术(美术/音乐)培训 是□ 否□
10. 练习书法 是□ 否□

统计"是"一栏得分计______

I:研究型活动

1. 读科技图书和杂志 是□ 否□
2. 在实验室工作 是□ 否□
3. 改良水果品种,培育新的水果 是□ 否□
4. 调查了解土和金属等物质的成分 是□ 否□
5. 研究自己选择的特殊问题 是□ 否□
6. 解算术或玩数学游戏 是□ 否□
7. 物理课 是□ 否□
8. 化学课 是□ 否□
9. 几何课 是□ 否□
10. 生物课 是□ 否□

统计"是"一栏得分计______

S:社会型活动

1. 学校或单位组织的正式活动 是□ 否□
2. 参加某个社会团体或俱乐部活动 是□ 否□
3. 帮助别人解决困难 是□ 否□
4. 照顾儿童 是□ 否□
5. 出席晚会、联欢会、茶话会 是□ 否□
6. 和大家一起出去郊游 是□ 否□
7. 想获得关于心理方面的知识 是□ 否□
8. 参加讲座会或辩论会 是□ 否□
9. 观看或参加体育比赛和运动会 是□ 否□
10. 结交新朋友 是□ 否□

统计"是"一栏得分计______

E:企业型活动

1. 说服、鼓动他人 是□ 否□
2. 卖东西 是□ 否□
3. 谈论政治 是□ 否□
4. 制订计划、参加会议 是□ 否□
5. 以自己的意识影响别人的行为 是□ 否□
6. 在社会团体中担任职务 是□ 否□
7. 检查与评价别人的工作 是□ 否□
8. 结交名流 是□ 否□
9. 指导有某种目标的团体 是□ 否□
10. 参与政治活动 是□ 否□

统计"是"一栏得分计______

C:常规型活动

1. 整理好桌面和房间 是□ 否□
2. 抄写文件和信件 是□ 否□
3. 为领导写报告或公务信函 是□ 否□
4. 检查个人收支情况 是□ 否□
5. 打字培训班 是□ 否□
6. 参加算盘、文秘等实务培训 是□ 否□
7. 参加商业会计培训班 是□ 否□
8. 参加情报处理培训班 是□ 否□
9. 整理信件、报告、记录等 是□ 否□
10. 写商业贸易信 是□ 否□

统计"是"一栏得分计______

第三部分　您所擅长获胜的活动

下面列举了若干种活动,其中你能做或大概能做的事,在适当的"□"中打"√"选出。请回答全部问题。

R:实用型能力

1. 能使用电锯、电钻和锉刀等木工工具 是□ 否□
2. 知道万用表的使用方法 是□ 否□
3. 能够修理自行车或其他机械 是□ 否□
4. 能够使用电钻床、磨床或缝纫机 是□ 否□
5. 能给家具和木制品刷漆 是□ 否□
6. 能看建筑设计图 是□ 否□
7. 能够修理简单的电器用品 是□ 否□
8. 能修理家具 是□ 否□
9. 能修理收音机 是□ 否□
10. 能简单地修理水管 是□ 否□

统计"是"一栏得分计______

A:艺术型能力

1. 能演奏乐器 是□ 否□
2. 能参加两部或四部合唱 是□ 否□
3. 独唱或独奏 是□ 否□
4. 扮演剧中角色 是□ 否□
5. 能创作简单的乐曲 是□ 否□
6. 会跳舞 是□ 否□
7. 能绘画、素描或书法 是□ 否□
8. 能雕刻、剪纸或泥塑 是□ 否□
9. 能设计板报、服装或家具 是□ 否□
10. 写得一手好文章 是□ 否□

统计"是"一栏得分计______

I:研究型能力

1. 懂得真空管或晶体管的作用 是□ 否□
2. 能够列举三种蛋白质含量高的食品 是□ 否□
3. 理解铀的裂变 是□ 否□
4. 能用计算尺、计算器、对数表 是□ 否□
5. 会使用显微镜 是□ 否□
6. 能找到三个星座 是□ 否□
7. 能独立进行调查研究 是□ 否□
8. 能解释简单的化学 是□ 否□
9. 理解人造卫星为什么不落地 是□ 否□
10. 经常参加学术会议 是□ 否□

统计"是"一栏得分计______

S:社会型能力

1. 有向各种人解释说明的能力 是□ 否□
2. 常参加社会福利活动 是□ 否□
3. 能和大家一起友好相处地工作 是□ 否□
4. 善于与年长者相处 是□ 否□
5. 会邀请人、招待人 是□ 否□
6. 能简单易懂地教育儿童 是□ 否□
7. 能安排会议等活动顺序 是□ 否□

8. 善于体察人心和帮助他人 是□ 否□
9. 帮助护理患者和伤员 是□ 否□
10. 安排社团组织的各种事务 是□ 否□

统计"是"一栏得分计______

E:企业型能力

1. 担任过学生干部并且干得不错 是□ 否□
2. 工作上能指导和监督他人 是□ 否□
3. 做事充满活力和热情 是□ 否□
4. 有效利用自身的做法调动他人 是□ 否□
5. 销售能力强 是□ 否□
6. 曾作为俱乐部或社团的负责人 是□ 否□
7. 向领导提出建议或反映意见 是□ 否□
8. 有开创事业的能力 是□ 否□
9. 知道怎样做能成为一个优秀的领导者 是□ 否□
10. 健谈善辩 是□ 否□

统计"是"一栏得分计______

C:常规型能力

1. 会熟练地打印中文 是□ 否□
2. 会用外文打字机或复印机 是□ 否□
3. 能快速记笔记和抄写文章 是□ 否□
4. 善于整理保管文件和资料 是□ 否□
5. 善于从事事务性的工作 是□ 否□
6. 会用算盘 是□ 否□
7. 能在短时间内分类和处理大量文件 是□ 否□
8. 能使用计算机 是□ 否□
9. 能搜集数据 是□ 否□
10. 善于为自己或集体做财务预算表 是□ 否□

统计"是"一栏得分计______

第四部分　你所喜欢的职业

下面列举了多种职业,请逐一认真地看,如果是你有兴趣的工作,或如果你不太喜欢、不关心的工作,在适当的"□"中打"√"选出。请回答全部问题。

R:实用型职业

1. 飞机机械师 是□ 否□
2. 野生动物专家 是□ 否□
3. 汽车维修工 是□ 否□
4. 木匠 是□ 否□
5. 测量工程师 是□ 否□
6. 无线电报务员 是□ 否□
7. 园艺师 是□ 否□
8. 长途公共汽车司机 是□ 否□
10. 电工 是□ 否□

统计"是"一栏得分计______

S:社会型职业

1. 街道、工会或妇联干部 是□ 否□
2. 小学、中学教师 是□ 否□
3. 精神病医生 是□ 否□
4. 婚姻介绍所工作人员 是□ 否□
5. 体育教练 是□ 否□
6. 福利机构负责人 是□ 否□
7. 心理咨询员 是□ 否□
8. 共青团干部 是□ 否□
9. 导游 是□ 否□
10. 国家机关工作人员 是□ 否□

统计"是"一栏得分计______

I:研究型职业

1. 气象学或天文学者 是□ 否□
2. 生物学者 是□ 否□
3. 医学实验室的技术人员 是□ 否□
4. 人类学者 是□ 否□
5. 动物学者 是□ 否□
6. 化学者 是□ 否□
7. 数学学者 是□ 否□
8. 科学杂志的编辑或作家 是□ 否□
9. 地质学者 是□ 否□
10. 物理学者 是□ 否□

统计"是"一栏得分计______

E:企业型职业

1. 厂长 是□ 否□
2. 电视片编制人 是□ 否□
3. 公司经理 是□ 否□
4. 销售员 是□ 否□
5. 不动产推销员 是□ 否□
6. 广告部长 是□ 否□
7. 体育活动主办者 是□ 否□
8. 销售部长 是□ 否□
9. 个体工商业者 是□ 否□
10. 企业管理咨询人员 是□ 否□

统计"是"一栏得分计______

A:艺术型职业

1. 乐队指挥 是□ 否□
2. 演奏家 是□ 否□
3. 作家 是□ 否□
4. 摄影家 是□ 否□
5. 记者 是□ 否□
6. 画家、书法家 是□ 否□
7. 歌唱家 是□ 否□
8. 作曲家 是□ 否□
9. 电影、电视演员 是□ 否□
10. 电视节目主持人 是□ 否□

统计"是"一栏得分计______

C:常规型职业

1. 会计师 是□ 否□
2. 银行出纳员 是□ 否□
3. 税收管理员 是□ 否□
4. 计算机操作员 是□ 否□
5. 簿记人员 是□ 否□
6. 成本核算员 是□ 否□
7. 文书档案管理员 是□ 否□
8. 打字员 是□ 否□
9. 法庭书记员 是□ 否□
10. 人口普查登记员 是□ 否□

统计"是"一栏得分计______

第五部分　您的能力类型简评

下面两张表是您在6个职业能力方面的自我评定表。您可以先与同龄者比较出自己在每一方面的能力,然后经斟酌后对自己的能力作评估。请在表中适当的数字上画圈。数字越大,表示你的能力越强。注意:请勿全部画同样的数字,因为人的每项能力不可能完全一样。

表 A

R型	I型	A型	S型	E型	C型
机械操作能力	科学研究能力	艺术创作能力	解释表达能力	商业洽谈能力	事务执行能力
7	7	7	7	7	7
6	6	6	6	6	6
5	5	5	5	5	5
4	4	4	4	4	4
3	3	3	3	3	3
2	2	2	2	2	2
1	1	1	1	1	1

表 B

R型	I型	A型	S型	E型	C型
体育技能	数学技能	音乐技能	交际技能	领导技能	办公技能
7	7	7	7	7	7
6	6	6	6	6	6
5	5	5	5	5	5
4	4	4	4	4	4
3	3	3	3	3	
2	2	2	2	2	
1	1	1	1	1	

第六部分　统计和确定您的职业倾向

请将第二部分至第五部分的全部测验分数按前面已统计好的 6 种职业倾向(R 型、I 型、A 型、S 型、E 型和 C 型)得分填入下表,并做纵向累加。

测试	R型	I型	A型	S型	E型	C型
第二部分						
第三部分						
第四部分						
第五部分 A						
第五部分 B						
总分						

请将上表中的 6 种职业倾向总分按大小顺序依次从左到右排列:

____型　____型　____型　____型　____型　____型

第七部分　您所看重的东西——职业价值观

这部分测验列出了人们在选择工作时通常会考虑的 9 种因素(见所附工作价值标准)。现在请您在其中选出最重要和最不重要的两项因素,并将序号填入下边相应空格中。

最重要 __________　　次重要 __________

最不重要__________　　次不重要__________

附:工作价值标准

1. 工资高、福利好
2. 工作环境(物质方面)舒适
3. 人际关系良好
4. 工作稳定有保障
5. 能提供较好的受教育机会
6. 有较高的社会地位
7. 工作不太紧张、外部压力少
8. 能充分发挥自己的能力特长
9. 社会需要与社会贡献大

职业兴趣类型的职业对应分类体系

将你把自己得分最高的类型代号找出来,对照下面的职业索引,就可以找到职业兴趣在哪些职业上面(即适合从事哪些职业)。

(一) 人格类型与职业环境的适配

R(实用型):木匠、农民、操作 X 线的技师、工程师、飞机机械师、鱼类和野生动物专家、自动化技师、机械工(车工、钳工等)、电工、无线电报员、火车司机、长途公共汽车司机、机械制图员、修理机器和电器师。

I(研究型):气象学家、生物学者、天文学家、药剂师、动物学者、化学家、科学报刊编辑、地质学者、植物学者、物理学者、数学家、实验员、科研人员、科技工作者。

A(艺术型):室内装饰专家、图书管理专家、摄影师、音乐教师、作家、演员、记者、诗人、作曲家、编剧、雕刻家、漫画师。

S(社会型):社会学者、导游、福利机构工作者、咨询人员、社会工作者、社会科学教师、学校领导、精神病工作者、公共保健护士。

E(企业型):推销员、进货员、商品批发员、旅馆经理、饭店经理、广告宣传员、调度员、律师、政治家、零售商。

C(常规型):记账员、会计、银行出纳、法庭速记员、成本估算员、税务员、核算员、打字员、办公室职业、统计员、计算机操作员、秘书。

(二) 测试结果与职业匹配对照表

在上面的基础上,我们还可以进一步实施相近职业兴趣判断。请将你的测试得分排序前三位的代号找出来,对照下面的职业索引找到你的职业兴趣所在(即适合的工作)。

例如你的职业兴趣排前三位的是 RIA,那么牙科技术人员、陶工等是适合你兴趣的职业。

RIA:牙科技术人员、陶工、建筑设计员、模型工、细木工、制作链条人员。

RIS:厨师、林务员、跳水员、潜水员、染色员、电器修理工、眼镜制作工、电工、纺织机器装配工、服务员、装玻璃工人、发电厂工人、焊接工。

RIE:建筑和桥梁工程、环境工程、航空工程、公路工程、电力工程、信号工程、电话工程、一般机械工程、自动工程、矿业工程、海洋工程、交通工程技术人员,制科员,家政经济人员,计量员,农民,农场工人,农业机器操作,清洁工,无线电修理,汽车修理工,手表修理,管子工,线路装配工,工具仓库管理员。

RIC:船上工作人员、接待员、杂志保管员、牙医助手、制帽工、磨坊工、石匠、机器制造、机车(火车头)制造、农业机器装配、汽车装配工、缝纫机装配工、钟表装配和检验、电动器具装配、鞋匠、货物检验员、电梯机修工、托儿所所长、钢琴调音员、装配工、印刷工、建筑钢铁工人、卡车司机。

RAI:手工雕刻、玻璃雕刻、制作模型人员、家具木工、制作皮革品、手工绣花、手工钩针编织、排字工人、印刷工人、图画雕刻、装订工。

RSE:消防员、交通巡警、警察、门卫、理发师、房间清洁工、屠夫、锻工、开凿工人、管道安装工、出租汽车驾驶员、货物搬运工、送报员、勘探员、娱乐场所的服务员、装卸机操作工、灭害虫者、电梯操作工、厨房助手。

RSI:纺织工、编织工、农业学校教师、某些职业课程教师(诸如艺术、商业、技术、工艺课程)、雨衣上胶工。

REC:抄水表员、保姆、实验室动手饲养员、动物管理员。

REI:轮船船长、航海领航员、大副、试管实验员。

RES:旅馆服务员、家畜饲养员、渔民、渔网修补工、水手工、收割机操作工、搬运行李工人、公园服务员、救生员、登山导游、火车工程技术员、建筑工人、铺轨工人。

RCI:测量员、勘测员、仪表操作者、农业工程技师、化学工程技师、民用工程技师、石油工程技师、资料室管理员、探矿工、煅烧工、烧窑工、矿工、保养工、磨床工、取样工、样品检验员、纺纱工、炮手、漂洗工、电焊工、锯木工、刨床工、制帽工、手工缝纫工、油漆工、染色工、按摩工、木匠、农民建筑工人、电影放映员、勘测员助手。

RCS:公共汽车驾驶员、一等水手、游泳池服务员、裁缝、建筑工人、石匠、烟囱修建工、混凝土工、电话修理工、爆炸手、邮递员、矿工、裱糊工人、纺纱工。

RCE:打井工、吊车驾驶员、农场工人、邮件分类员、铲车司机、拖拉机司机。

IAS:普通经济学家、农场经济学家、财政经济学家、国际贸易经济学家、实验心理学家、工程心理学家、心理学家、哲学家、内科医生、数学家。

IAR:人类学家、天文学家、化学家、物理学家、医学病理学家、动物标本制作者、化石修复者、艺术品管理员。

ISE:营养学家、饮食顾问、火灾检查员、邮政服务检查员。

ISC:侦察员、电视播音室修理员、电视修理服务员、验尸室人员、编目录者、医学实验室技师、调查研究者。

ISR:水生生物学者、昆虫学者、微生物学家、发展心理学家、配镜师、矫正视力者、细菌学家、牙科医生、骨科医生。

ISA:实验心理学家、普通心理学家、发展心理学家、教育心理学家、社会心理学家、临床心理学家、目录学家、皮肤病学家、精神病学家、妇产科医生、眼科医生、五官科医生、医学实验室技术专家、民航医务人员、护士。

IES:细菌学家、生理学家、化学专家、地质专家、地理物理学专家、纺织技术专家、医院药剂师、工业药剂师、药房营业员。

IEC:档案保管员、保险统计员。

ICR:质量检验技术员、地质学技师、工程师、法官、图书馆技术辅导员、计算机操作员、医院听诊员、家禽检查员。

IRA:地理学家、地质学家、水文学家、矿物学家、古生物学家、农业科学家、动物学家、食品科学家、园艺学家、植物学家、细菌学家、解剖学家、动物病理学家、植物病理学家、药物学家、生物化学家、生物物理学家、细胞生物学家、临床化学家、遗传学家、分子生物学家、质量控制工程师、地理学家、兽医、放射治疗技师。

IRS:流体物理学家、物理海洋学家、等离子体物理学家、农业科学家、动物学家、食品科学家、园艺学家、植物学家、细菌学家、解剖学家、动物病理学家、作物病理学家、药物学家、生物化学家、生物物理学家、细胞生物学家、临床化学家、遗传学家、分子生物学家、质量控制工程师、地理学家、兽医、放射性治疗技师。

IRE:化验员、化学工程师、纺织工程师、食品技师、渔业技术专家、材料和测试工程师、电气工程师、土木工程师、航空工程师、行政官员、冶金专家、原子核工程师、陶瓷工程师、地质工程师、电力工程量、口腔科医生、牙科医生。

IRC:飞机领航员、飞行员、物理实验室技师、文献检查员、农业技术专家、动植物技术专家、生物技师、油管检查员、工商业规划者、矿藏安全检查员、纺织品检验员、照相机修理者、工程技术员、编计算机程序者、工具设计者、仪器维修工。

CRI:簿记员、会计、记时员、铸造机操作工、打字员、按键操作工、复印机操作工。

CRS:仓库保管员、档案管理员、缝纫工、讲述员、收银员。

CRE:标价员、实验室工作者、广告管理员、自动打字机操作员、电动机装配工、缝纫机操作工。

CIS:记账员、顾客服务员、报刊发行员、土地测量员、保险公司工作人员。

CIR:校对员、工程职员、海底电报员、检修计划员、发报员。

CSE:接待员、通讯员、电话接线员、售票员、旅馆服务员、私人职员、商学教师、旅游办事员。

CSR:运货代理商、铁路职员、交通检查员、办公室通信员。

CSI:簿记员、出纳员、银行财务职员。

CSA:秘书、图书管理员、办公室办事员。

CER:邮递员、数据员、航空邮件检查员。

CEI:推销员、经济分析家。

CES:银行会计、记账员、秘书、速记员、法院报告人。

ECI:银行行长、审计员、信用管理员、地产管理员、商业管理员。

ECS:信用办事员、保险人员、各类进货员、海关服务经理、售货员、采购员、会计。

ERI:建筑物管理员、工业工程师、农场管理员、护士长、农业经营管理人员。

ERS:仓库管理员、房屋管理员、货栈监督管理员。

ERC:邮政局长、渔船船长、机械操作领班、木工领班、瓦工领班、驾驶员领班。

EIR:科学、技术和有关周期出版物的管理员。

EIC:专利代理人、鉴定人、运输服务检查员、安全检查员、废品收购人员。

EIS:警官、侦察员、交通检验员、安全咨询员、合同管理者。

EAS:法官、律师、公证人。

EAR:展览室管理员、舞台管理员、播音员、训兽员。

ESC:理发师、裁判员、政府行政管理员、财政管理员、工程管理员、职业病防治、售货员、商业经理、办公室主任、人事负责人、调度员。

ESR:家具售货员、书店售货员、公共汽车的驾驶员、日用品售货员、护士长、自然科学和工程的行政领导。

ESI:博物馆管理员、图书馆管理员、古迹管理员、餐饮业经理、地区安全服务管理员、技术服务咨询者、超市管理员、零售商品店店员、批发商、出租汽车服务站调度员。

ESA:博物馆馆长、报刊管理员、音乐器材售货员、广告商、售画营业员、导游、(轮船或班机上的)事务长、空姐、船员、法官、律师。

ASE:戏剧导演、舞蹈教师、广告撰稿人、报刊专栏作者、记者、演员、英语翻译。

ASI:音乐教师、乐器教师、美术教师、管弦乐指挥、合唱队指挥、歌星、演奏家、哲学家、作家、广告经理、时装模特。

AER:新闻摄影师、电视摄像师、艺术指导、录音指导、丑角演员、魔术师、木偶戏演员、骑士、跳水员。

AEI:音乐指导、舞台指导、电影导演。

AES:流行歌手、舞蹈演员、电影导演、广播节目主持人、舞蹈教师、口技表演者、喜剧演员、模特。

AIS:画家、剧作家、编辑、评论家、时装艺术大师、新闻摄影师、演员、文学作者。

AIR:建筑师、画家、摄影师、绘图员、环境美化工、雕刻家、包装设计师、陶瓷设计师、绣花工、漫画师。

SEC:社会活动家、退伍军人、服务员、工商会事务代表、教育咨询者、宿舍管理员、旅馆经理、餐饮服务管理员。

SER:体育教练、游泳指导。

SEI:大学校长、学院院长、医院行政管理员、历史学家、家政经济学家、职业学校教师、资料员。

SEA:娱乐活动管理员、国外服务办事员、社会服务助理、一般咨询者、宗教教育工作者。

SCE:部长助理、福利机构职员、生产协调人员、环境卫生管理人员、戏院经理、餐馆经理、售票员。

SRI:外科医师助手、医院行政人员。

SRE:体育教师、职业病治疗者、体育教练、专业运动员、房管员、儿童家庭教师、警察、引座员、传达员、保姆。

SRC:护理员、护理助理、医院勤杂工、理发师、学校儿童服务人员。

SIA:社会学家、心理咨询师、学校心理学家、政治科学家、大学或学院的系主任、大学或学院的教育学教师、大学农业教师、大学工程和建筑课程的教师、大学法律教师、大学数学(医学、物理、社会科学和生命科学)的教师、研究生助教、成人教育教师。

SIE:营养学家、美食家、海关检查员、安全检查员、税务稽查员、校长。

SIC:绘图员、兽医助手、诊所助理、体检检查员、监督缓刑犯的工作者、娱乐指导者、咨询人员、社会科学教师。

SIR:理疗员、救护队工作人员、手足病医生、职业病治疗助手。

SAC:理发师、指甲修剪师、包装艺术家、美容师、整容专家、发式设计师。

SAE:听觉病治疗者、演讲矫正者。

SAE:图书馆管理员、小学教师、幼儿园教师、学前儿童教师、中学教师、师范学院教师、盲人教师、智力障碍者的教师、聋哑人的教师、学校护士、牙科助理、飞行指导员。

六种类型内容解读

实用型(R)共同特点:愿意使用工具从事操作性工作,动手能力强,做事手脚灵活,动作协调。偏好于具体任务,不善言辞,做事保守,较为谦虚。缺乏社交能力,通常喜欢独立做事。

实用型(R)典型职业:喜欢使用工具、机器,需要基本操作技能的工作。对要求具备机械方面才能、体力或从事与物件、机器、工具、运动器材、植物、动物相关的职业有兴趣,并具备相应能力。如技术性职业(计算机硬件人员、摄影师、制图员、机械装配工),技能性职业(木匠、厨师、技工、修理工、农民、一般劳动)。

研究型(I)共同特点:思想家而非实干家,抽象思维能力强,求知欲强,肯动脑,善思考,不愿动手。喜欢独立的和富有创造性的工作。知识渊博,有学识才能,不善于领导他人。考虑问题理性,做事喜欢精确,喜欢逻辑分析和推理,不断探讨未知的领域。

研究型(I)典型职业:喜欢智力的、抽象的、分析的、独立的定向任务,要求具备智力或分析才能,并将其用于观察、估测、衡量、形成理论、最终解决问题的工作,并具备相应的能力。如科学研究人员、教师、工程师、电脑编程人员、医生、系统分析员。

艺术型(A)共同特点:有创造力,乐于创造新颖、与众不同的成果,渴望表现自己的个性,实现自身的价值。做事理想化,追求完美,不重实际。具有一定的艺术才能和个性。善于表达、怀旧、心态较为复杂。

艺术型(A)典型职业:喜欢的工作要求具备艺术修养、创造力、表达能力和直觉,并将其用于语言、行为、声音、颜色和形式的审美、思索和感受,具备相应的能力。不善于事务性工作。如艺术方面(演员、导演、艺术设计师、雕刻家、建筑师、摄影家、广告制作人),音乐方面(歌唱家、作曲家、乐队指挥),文学方面(小说家、诗人、剧作家)。

社会型(S)共同特点:喜欢与人交往、不断结交新的朋友、善言谈、愿意教导别人。关心社会问题、渴望发挥自己的社会作用。寻求广泛的人际关系,比较看重社会义务和社会道德。

社会型(A)典型职业:喜欢要求与人打交道的工作,能够不断结交新的朋友,从事提供信息、启迪、帮助、培训、开发或治疗等事务,并具备相应能力。如教育工作者(教师、教育行政人员),社会工作者(咨询人员、公关人员)。

企业型(E)共同特点:追求权力、权威和物质财富,具有领导才能。喜欢竞争、敢冒风险、有野心、抱负。为人务实,习惯以利益得失、权利、地位、金钱等来衡量做事的价值,做事有较强的目的性。

企业型(E)典型职业:喜欢要求具备经营、管理、劝服、监督和领导才能,以实现机构、政治、社会及经济目标的工作,并具备相应的能力。如项目经理、销售人员,营销管理人员、政府官员、企业领导、法官、律师。

常规型(C)共同特点:尊重权威和规章制度,喜欢按计划办事,细心、有条理,习惯接受他人的指挥和领导,自己不谋求领导职务。喜欢关注实际和细节情况,通常较为谨慎和保守,缺乏创造性,不喜欢冒险和竞争,富有自我牺牲精神。

常规型(C)典型职业:注意细节、精确度、有系统、有条理,具有记录、归档、据特定要求或程序组织数据和文字信息的职业,并具备相应能力。如秘书、办公室人员、记事员、会计、行政助理、图书馆管理员、出纳员、打字员、投资分析员。

(二)非阅读式职业兴趣测验

非阅读式职业兴趣测验工具(the reading-free vocational interest inventory, R-FVII)由Becker于1981年开发,并于1987年进行修订。R-FVII有别于其他文字阅读式职业兴趣测验量表,它是通过看图进行职业兴趣探索的一个工具,主要用于13岁及以上特殊人群的职业兴趣,尤其是高中水平的可教育智力障碍者。该工具有助于确定个人感兴趣的职业领域,从而在职业规划、培训或个人工作安置方面提供帮助。

修订后的R-FVII是一种个性化的、规范参照的职业兴趣测量方法,以一种无须阅读的形式呈现。被试者观看55组各种各样与工作相关的活动的三合图(共165张职业图片),然后按照要求从三幅图片中选出他们最感兴趣的活动的图片,不能遗漏。选出最感兴趣的图片后,在11个专业领域逐一打分。这些领域包括汽车、建筑行业、文书、动物护理、食品服务、患者护理、园艺、家政、个人服务、洗衣服务、材料处理。Becker(1981)提到,这些领域被划分为两组,每个领域的专业之间具有高度的内部一致性。第一组包括5个范畴("汽车""动物护理""园艺""建筑行业""家政"),第二组包括6个范畴("文书""食品服务""患者护理""个人服务"

“洗衣服务”“材料搬运”)。通过计算选取的职业活动照片,总分最高的前三个职业领域就是被试者所倾向的职业兴趣。测试过程中没有时间限制,但是一般需要 45 分钟左右。

(徐艳文)

参考文献

[1] 中华人民共和国卫生部疾病预防控制局. 中国成人身体活动指南(节录). 营养学报,2012,34(2):105-110.

[2] 马姗姗. 一般能力倾向套测试(GATB):大学生与中学生的比较研究. 苏州大学, 2011.

[3] 郑书娴. 一般能力倾向成套测验(GATB)在大学生中的应用研究. 苏州大学, 2010.

[4] SOER R, van der SCHANS C P, GROOTHOFF J W, et al. Towards consensus in operational definitions in functional capacity evaluation: A Delphi survey. Journal of Occupational Rehabilitation, 2008, 18: 389-400.

[5] KONG J, XU Y, ZHANG H. Holland's SDS Applied to Chinese College Students: A Revisit to Cross-Culture Adaptation. Journal of Educational Issues, 2016, 2(1): 215-230.

[6] YMCA of the USA. YMCA fitness testing and assessment manual(4th ed.). Champaign, Ill.: Published for the YMCA of the USA by Human Kinetics, 2000.

[7] CHATTERJEE S, CHATTERJEE P, BANDYOPADHYAY A, et al. Validity of Queen's College Step Test for estimation of maximum oxygen uptake in female students. Indian J Med Res, 2005, 121(1): 32-35.

[8] RUBIN R, ROESSLER R. Foundations of the vocational rehabilitation process (6th ed.). Austin, Tex.: PRO-ED,2008.

[9] BANDYOPADHYAY A. Queen's College step test as an alternative of Harvard step test in young Indian women. International Journal of Sport and Health Science, 2008, 6: 15-20.

[10] PLOWMAN S A, SMITH D L. Exercise Physiology: for Health, Fitness, and Performance, 2nd Edition. Glenview, 2003.

[11] HEYWARD V H. Advanced Fitness Assessment and Exercise Prescription, Fifth Edition. Champaign, IL: Human Kinetics, 2006.

[12] ISERNHAGEN S. The comprehensive guide to work injury management. Gaithersburg, Md.: Aspen, 1995.

[13] American College of Sports Medicine (ACSM). ACSM's guidelines for exercise testing and preion, 7th ed. Philadelphia: Lippincott Williams & Wilkins,2006.

[14] HEYWARD V. Advanced Fitness Assessment and Exercise Prescription (4th ed.). Champaign, IL: Human Kinetics, 2002.

[15] SWAIN D, LEUTHOLTZ B. Exercise Prescription: A Case Study Approach to the ACSM Guidelines(1st ed.). Champaign, IL: Human Kinetics, 2002.

[16] BECKER R L. Reading-free Vocational Interest Inventory-(R-FVII Revised) (Revised ed.). Columbus, OH: Elbern Publications, 1981.

[17] KAPLAN R M, SACCUZZO D P. Psychological Testing: Principles, Applications, & Issues (8th ed.). Belmont, CA: Wadsworth, Cengage learning, 2010.

[18] AXELROD B N. Validity of the Wechsler abbreviated scale of intelligence and other very short forms of estimating intellectual functioning. Assessment, 2002, 9(1): 17-23.

[19] KIEU N T V, JUNG S J, SHIN S W, et al. The Validity of the YMCA 3-Minute Step Test for Estimating Maximal Oxygen Uptake in Healthy Korean and Vietnamese Adults. Journal of Lifestyle Medicine, 2020, 10(1): 21-29.

[20] HOLLAND J L. Making vocational choices: A theory of vocational personalities and work environments(3rd ed.). Odessa, FL: Psychological Assessment Resources, 1997.

[21] HOLLAND J L, POWELL A, FRITZSCHE B. The Self-Directed Search: Professional user's guide. Odessa, FL: Psychological Assessment Resources, 1994.

[22] LUMSDEN J A. SAMPSON J P, REARDON R C, et al. A comparison study of the paper and pencil, personal computer, and Internet versions of Holland's Self-Directed Search. Measurement and Evaluation in Counseling and Development, 2004, 37: 85-94.

[23] OSBORN D S, ZUNKER V G. Using assessment results for career development(7th ed.). Belmont, CA: Brooks/Cole, 2006.

[24] REARDON R C, LENZ J G. The Self-Directed Search and related Holland career materials: A practitioner's guide. Odessa, FL: Psychological Assessment Resources, 1998.

[25] BECKER R L. The Reading-Free Vocational Interest Inventory: A typology of vocational clusters. Mental Retardation, 1987, 25(3): 171-179.

[26] BROWN L, SHERBENOU R J, JOHNSEN S K. TONI-4. Test of Non-Verbal Intelligence 4. Austin(TX): PRO-ED, 2010.

[27] REMER R. Review of the Occupational Aptitude Survey and Interest Schedule(OASIS). Journal of Counseling & Development, 1986, 64(7): 467-468.

[28] PARKER R M. OASIS(Occupational aptitude survey and interest schedule). Austin, TX: PRO: ED, 1983.

[29] HATHAWAY S R. A coding system for MMPI profiles. Journal of Consulting Psychology. 1947, 11: 334-337.

[30] HATHAWAY S R. Where have we gone wrong? The mystery of the missing progress. In BUTCHER J N(Ed.), Objective personality assessment: changing perspectives(pp. 21-43). Oxford, England: Academic Press, 1972.

[31] BUTCHER J N. MMPI-2: A beginner's guide(3rd ed.). Washington, DC: American Psychological Association, 2011.

[32] BUTCHER J N, DAHLSTROM W G, GRAHAM J R, et al. Manual for the restandardized Minnesota Personality Inventory: MMPI-2. Mineapolis: University of Minnesota Press, 1989.

[33] BEN-PORATH Y S. Interpreting the MMPI-2-RF. Minneapolis: University of Minnesota Press, 2012.

[34] CATTELL R B, CATTELL A K, CATTELL H E P. 16PF Fifth Edition Questionnaire. Champaign, IL: IPAT, 1993.

[35] RUSSELL M T, KAROL D. The 16PF Fifth Edition Administrator's Manual. Champaign, IL: IPAT, 2002.

[36] HOLLAND J L, FRITZSCHE B, POWELL A. The self-directed search: Technical manual. Odessa, FL: Psychological Assessment Resources, 1994.

[37] HOLLAND J L. Making vocational choices: A theory of vocational personalities and work environments(3rd ed.). Odessa, FL: Psychological Assessment Resources, 1997.

[38] YANG W, STOKES G S, HUI C H. Cross-cultural validation of Holland's interest structure in Chinese population. Journal of Vocational Behavior, 2005, 67(3): 379-396.

[39] LONG L R, PENG P G. 运用自我职业选择测验(SDS)研制大学专业搜寻表的初步研究. 心理学报,2000,4: 453-457.

第五章 职业康复的治疗技术

职业康复的最终目的是帮助受伤工人重新返回工作岗位，在科学评估的基础上实现这一目标所采取的方法和技术，就称为职业康复的治疗技术，又称职业康复的训练技术。其中的核心组成是工作强化(work hardening)。美国康复机构认证委员会(Commission on Accreditation of Rehabilitation Facilities, CARF)将工作强化定义为“一个高度结构化、目标导向、个性化的治疗项目，旨在最大限度地提高重返工作的能力，解决生产力、安全性、身体耐受性和工作行为等问题”。Gobelet 和 Franchignoni 对工作强化的解释是“工作强化试图弥合受伤工人剩余功能能力和工作要求之间的差距，注重生理功能(生物力学、神经肌肉、心血管/代谢等)、功能性能力、行为和职业需求等层面的改变；工作强化由一个相互协调的跨学科团队(包括康复医生、物理治疗师、职业治疗师，以及心理学家、职业咨询师或其他康复专业人员)提供，主要组成内容为身体功能训练、工作模拟活动、教育和心理社会干预”。围绕重返工作岗位而进行的跨学科介入是工作强化的主要特征之一。

工作强化包括两层含义：一是工作强化计划(work hardening program)，二是工作强化训练(work hardening training)。前者更强调总体层面，范畴更广，可以将整个职业康复服务过程视为工作强化计划，后者则一般指针对工作能力的具体训练。

参考国内外已有经验，并结合国内职业康复开展情况，可将工作强化分为工作能力重整(work conditioning)、工作强化训练(work hardening training)、工作模拟训练(work simulation)三类，这三类具有一定的层次性，但需要指出的是，三类治疗技术之间并无确切的界限，根据训练时机、对象、方法、目标、设备和场所有所差异，但有时也会综合交叉应用。例如工作模拟训练中也有涉及基本身体功能的工作能力重整，现场工作强化(on-site work hardening)必然包括工作能力重整和工作强化训练。此外，根据实施场所的不同，工作强化训练可以在企业或工厂内实施，也可以在医院或工作强化训练中心进行。

第一节 工作能力重整

美国物理治疗协会(American Physical Therapy Association, APTA)将工作能力重整定义为“一种与工作相关、目标导向的治疗方案”，指出工作能力重整由单一学科提供，每天最多 4 小时，仅限于工作相关的身体功能干预，不包括行为和心理成分。

工作能力重整与一般康复治疗的不同之处在于工作能力重整侧重于与就业或工作相关的身体功能，而非针对日常生活或休闲活动所要求的功能。而与工作强化训练或者工作模拟训练的区别在于工作能力重整主要在伤病的早期阶段，针对的是与工作有关的身体功能，但并不直接针对工作本身进行训练，尚未考虑心理和行为因素。

工人在受伤后会出现身体功能及精神状态的退化，其原因一是受伤的直接结果，二是长期没有参加工作及社会活动而出现下降。避痛模式的活动也会导致身体功能退化，应该通过训练来强化，目的是增加肌肉力量和耐力、柔韧性、运动协调性和心血管耐力。工作能力重整的目的是通过重建个案的身体功能，让个案参与运动，重新建立工作的习惯、能力、动力和信心，而达到重返工作岗位的目的。

工作能力重整可以作为早期职业康复介入的主要手段，始于伤后3～6周，即损伤基本愈合、病情基本稳定后，每周3～5次，每次1～2小时，通常进行4～8周。

一、职业康复治疗前的热身训练

严格来说，热身训练不属于工作能力重整的范畴，但它是任何运动的重要组成部分，其重要性在于可以避免运动损伤的发生，降低损伤的风险系数。为确保个案在职业康复治疗过程中的安全，防止意外出现，在进行各种职业康复治疗之前需要进行必要的热身训练。此外，训练之前，人体的功能和工作效率不可能在一开始就达到最高水平，因而需要通过热身调整运动状态，故在此对其进行描述。

职业康复治疗前的热身训练（warm-up exercise）又称准备运动，前者因生理反应而得名，后者则属一般性概念。热身训练是某些全身活动的组合，在主要身体活动之前，以较轻的活动量先行活动肢体，为随后更为强烈的身体活动做准备，目的在于提高随后激烈运动的效率，保证激烈运动的安全性，同时满足人体在活动过程中生理和心理上的需要。

（一）热身训练的生理效果

从生理学的角度看，热身训练的效果如下：①增加肌肉收缩时的速度和力量；②改善肌肉协调能力；③预防或减少运动对肌肉、肌腱和韧带的伤害；④在耐力性运动项目中，热身训练可以加速“再生气（second wind）”（努力过程中力量减弱时突然恢复精力重新振作的现象）的出现；⑤改善肌肉的黏滞性；⑥促进血红蛋白结合和释放氧气的能力；⑦改善代谢过程；⑧减少血管壁阻力；⑨神经感觉接受器的敏感度和神经传导速度可因体温适当地升高而获得改善；⑩体温上升刺激血管扩张，使活动部位的局部血流增加，进而增加能源的运输和代谢物的排出。

（二）热身训练在职业康复治疗中的作用

在职业康复治疗中，进行热身训练主要起到如下作用：①升高体温，改善肌肉的黏滞性和柔韧性，保证治疗安全；②增加血流量并使血液中氧气的扩散加快，增加肌肉供氧；③加强物质代谢和能量释放过程；④提高神经系统的兴奋性，提升职业康复的效果；⑤调节心理状态，快速投入训练。

（三）热身训练的时间

一般来说，热身训练的时间应占运动总时间的10%～20%，例如进行1小时的有氧运动，热身训练时间应该在6～12分钟。同时依据年龄、竞技或非竞技、运动项目、个人体质差异、季节及气温不同，热身训练所需的时间也会不同。一般来说，使身体微微出汗便可以结束热身训练。也可用心率作为热身训练结束的标准，热身训练时的心率达到最大心率（maximum heart rate，MHR，最大心率＝220－年龄）的60%～70%即可。例如，一名24岁的女性，她的最大心率为220－24＝196次/分，那么，热身训练时的心率为196×60%＝117.6次/分，196×70%＝137.2次/分，即她热身训练时的心率应在118～137次/分比较合适。

（四）热身训练的分类

1. *一般热身*　指一般轻松的身体活动，包括一定的运动强度与时间，根据身体的健康水平和训练的状态来确定，一般人群应该是5～10分钟的时间，身体微微出汗。目的是简单地促进心率的提高，刺激呼吸的频率，增加血流量和帮助运送养料和营养物质给肌肉，同时帮助提高肌肉的温度。

常用的方法是静止的肌肉拉伸和关节主动活动。①肌肉拉伸：静止的肌肉拉伸是将肌肉放置于紧张的状态，并持续一段时间。这是一种安全有效的肌肉拉伸活动，能有效地降低损伤风险，提高肌肉的柔韧性。主要针对运动时需要的大肌肉群进行拉伸，如大腿后部、大腿内侧、小腿、背部的肌肉。②关节主动活动：通过主动进行关节活动，放松关节周围的肌肉，缓慢地调动肌群的紧张度，让肌肉与韧带长度被拉长，使得关节活动范围增加，这对肌肉与韧带损伤的预防是很重要的。

2. *器械热身*　使用器械进行的热身训练，如脚踏车、跑步机、推拉箱等。

（五）热身训练的具体内容

1. 肌肉牵拉

（1）牵拉大腿后部肌肉：坐在地上，右腿在体前伸直，左腿屈膝外侧贴近地面，与右腿形成三角形，背部挺直。屈髋使双手伸直抓住右脚脚尖，保持这个姿势10～30秒，手触脚尖时不允许有弹动式动作（触不到脚尖也没关系）。换左侧，每侧下肢牵拉3～5次（图5-1-1）。

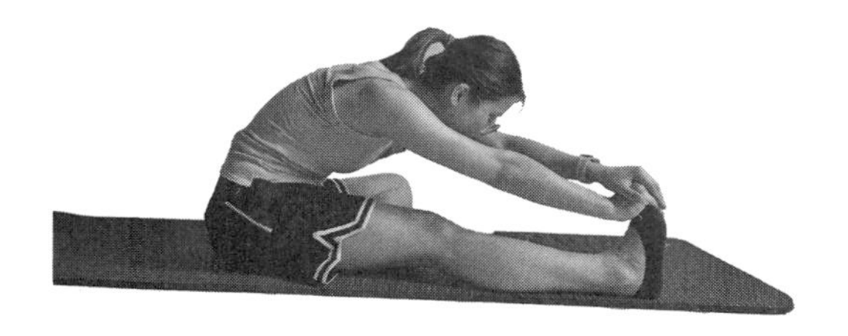

图5-1-1　牵拉大腿后部肌肉

（2）牵拉大腿内侧肌肉（方法一）：坐姿，双侧脚掌在身前相互贴紧，膝关节向外并尽量靠近地面，双手抓住双足踝，保持这个姿势约10秒，放松，然后重复3～5次（图5-1-2）。

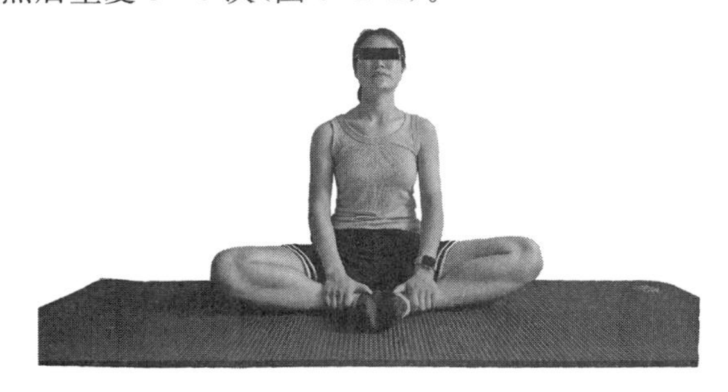

图5-1-2　牵拉大腿内侧肌肉（方法一）

（3）牵拉大腿内侧肌肉（方法二）：坐姿，保持背部挺直和膝关节伸直，双下肢在体前尽量外展髋关节，屈髋使双手抓住双足踝，保持这个姿势10～30秒，感觉大腿内侧被拉紧，放松，然后重复3～5次（图5-1-3）。

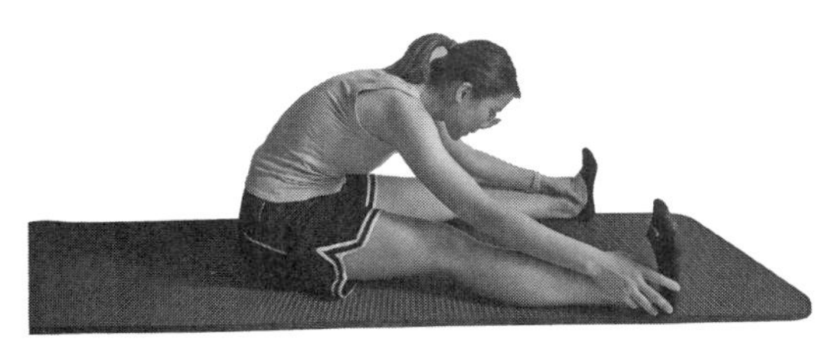

图5-1-3　牵拉大腿内侧肌肉（方法二）

（4）牵拉小腿肌肉：弓步下蹲，右腿屈曲在前，左腿伸直在后，左足全脚掌着地，左足跟向后、向下用力，感觉到小腿后部肌肉被拉紧，保持紧张状态约10秒，放松，重复3～5次，然后换另一侧重复（图5-1-4）。

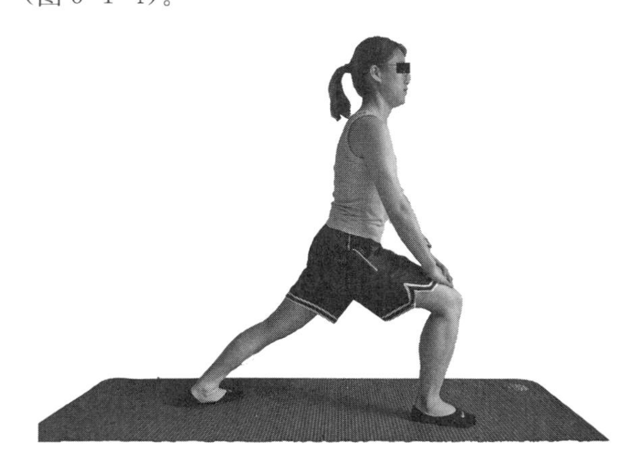

图5-1-4　牵拉小腿肌肉

（5）牵拉背部肌肉：坐姿，双腿并拢伸直，上身前倾用手指去触碰脚尖，尽量让胸腹部靠近腿部，保持10～30秒，放松，重复3～5次（图5-1-5）。

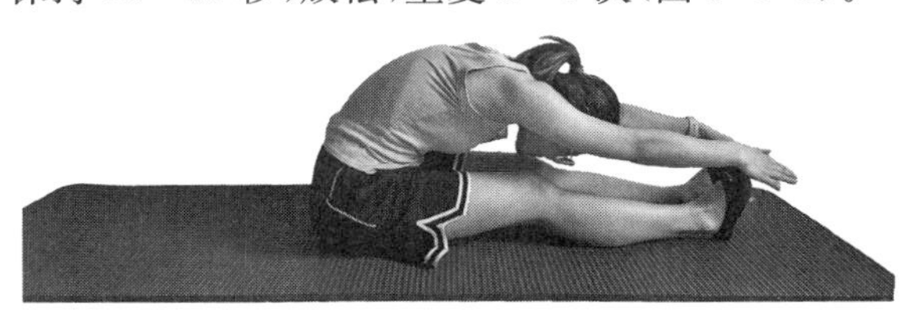

图5-1-5　牵拉背部肌肉

2. 关节主动活动

（1）肩关节活动：直立，双腿分开与肩同宽，手臂自然下垂，腹部绷紧，双肩利用肩背肌群力量做环转运动。单肩左右交替向后环绕、向前环绕各10次（图5-1-6，图5-1-7）。

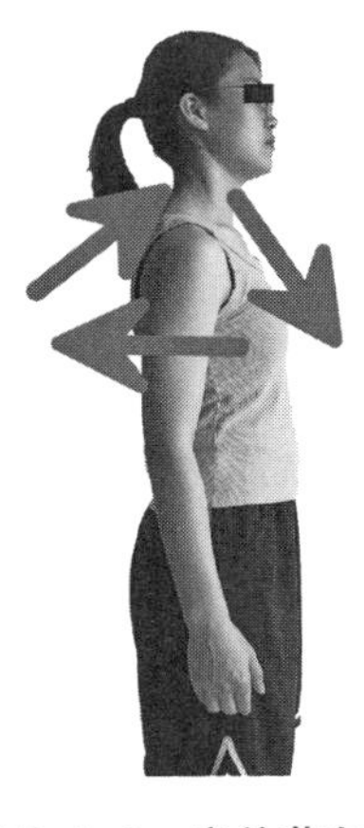

图5-1-6　肩关节向前环绕运动

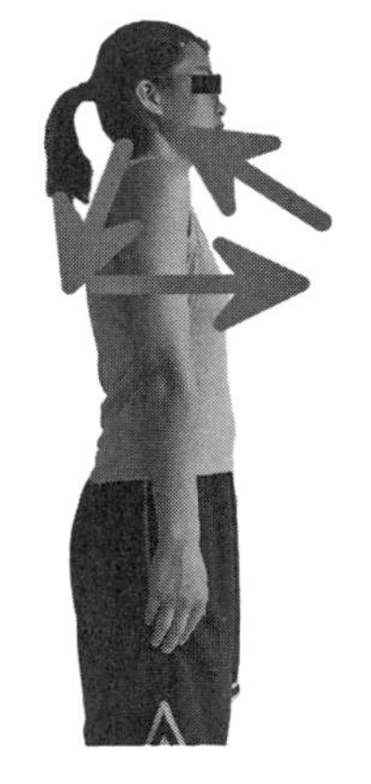

图5-1-7　肩关节向后环绕运动

（2）髋关节活动：直立，双腿分开略比肩宽，双腿微屈，手放在髂嵴位置。上身挺直，利用腰部力量使髋关节左右摆动各 10 次，注意腹部绷紧，然后顺时针、逆时针环绕各 10 圈(图 5-1-8，图 5-1-9)。

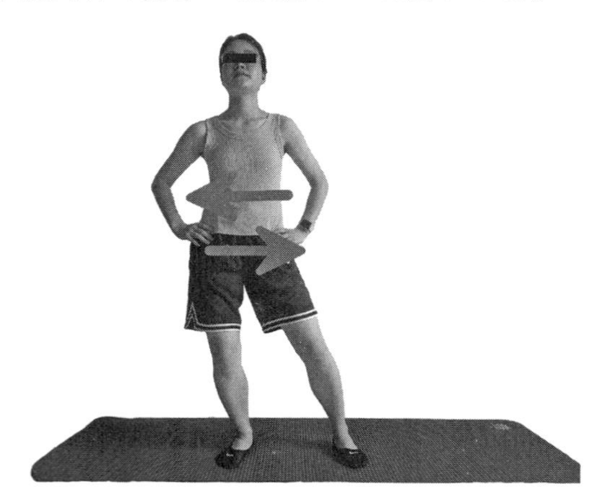

图 5-1-8 髋关节左右摆动运动

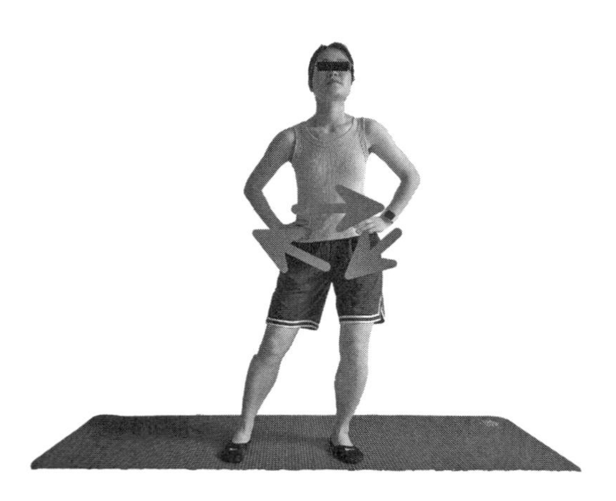

图 5-1-9 髋关节环绕运动

（3）膝关节活动：双腿并拢，屈膝半蹲，双手扶膝，轻轻转动使膝关节做“环转”运动，可以先从左至右转动，再从右至左转动，各自转动或交替转动 10～15 次(图 5-1-10)。

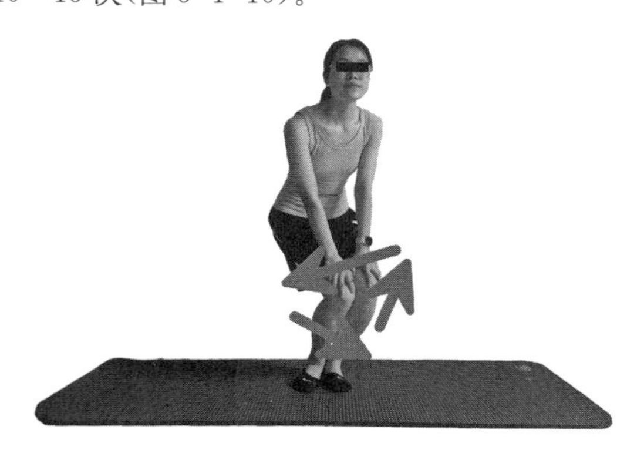

图 5-1-10 膝关节活动

（4）踝关节活动：直立，抬起右足跟离地，以脚尖为支点使足跟划圈，顺时针、逆时针各 10 圈，而后换左足(图 5-1-11，图 5-1-12)。

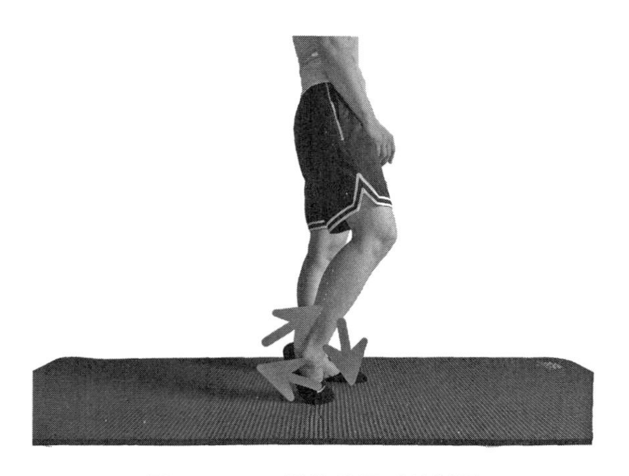

图 5-1-11 踝关节顺时针划圈

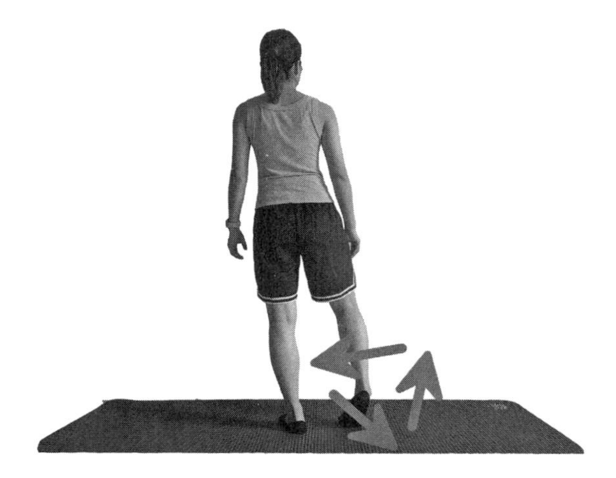

图 5-1-12 踝关节逆时针划圈

二、工作能力重整

工作能力重整专门针对工作有关的身体功能进行系统的训练，重建个案的神经、肌肉、骨骼功能(例如肌力、耐力、协调性、柔韧性、运动控制等)，以及心血管耐力等功能。

（一）力量训练

1. 最佳力量训练处方参数

（1）模式和强度：肌力训练的主要原则是抗阻，阻力的来源可以是身体或身体任何部分的重量，也可以来自自由重量、橡皮筋或橡皮管、力量训练器械。训练模式包括：①等张肌力训练：肢体对抗阻力交替做向心和离心运动；②等速肌力训练：

使用专业设备，以恒定的角速度进行关节活动；③等长肌力训练：包括多点抗阻等长运动（每个点抗阻周期为 5～10 秒）和无关节活动的等长运动；④超等长肌力训练：先对需要训练的肌肉进行离心激活，随后进行短暂的休息，之后做“爆发性”的向心收缩，是有效的爆发力训练手段。

进行等张肌力训练时，“最大重复重量（repetition maximum，RM）”的概念用来规定训练的负荷量：nRM 代表重复 n 次运动的最大重量。例如 1 RM 代表只能完成 1 次运动的负荷重量。为了提高肌肉力量和耐力，美国运动医学学院建议做 8～12 次重复（即 8～12 RM，相当于 1 RM 的 60%～70%），骨骼肌肉疾病个案或老年人为了避免组织产生应变，采取 15～20 次重复（相当于 1 RM 的 50%～60%），明显缺乏组织拉伸耐受的情况下，起始剂量通常设置为 20 RM（相当于 1 RM 的 40%～50%）。

当工作中涉及更多的重复性活动时，应进行局部肌肉耐力的训练（建议 20 RM）。此外，使用轻到中等负荷完成 6～10 次快速重复运动的方式可能有助于优化功能性能力。在一些具体的工作活动中，FCE 测试所得到的负荷量和重复次数可以直接运用到训练中，例如，在 FCE 提举测试中得出的 5 次重复力量直接适用于提举训练。

（2）重复次数：研究显示，每次 8～10 组的训练可以很好地锻炼肌肉力量，这个重复次数对于健康的被试者来说有足够力量完成训练，但是对于尚需要较长时间适应或者伴随疼痛的个案，或者工作中仅偶尔需要力量或者耐力的个案，每次 2～3 组的训练可能更适合。

（3）频率：每周 2～5 次，5 次多用于需要长时间适应和/或因症状放大而导致自我限制的情况。

上述的所有三个参数（模式和强度、重复次数、频率）都对训练效果有贡献。此外，力量训练的重要原则是超量恢复，这要求在训练中掌握训练时间和休息时间的关系，保证训练在超量恢复阶段进行，以达到更好的力量增强效果，并能得到持续增强。训练方案应强调多关节练习和闭链运动。

另外，器械训练（如哑铃或健身球）也很重要，因为器械训练能产生模仿的效果，可以模仿特定任务的动作所要求的肌肉内部和肌肉间的协调模式，在进行工作模拟训练时，协调也得到了改善。当训练中包含离心动作成分时，对动态肌肉力量改善效果更明显。

力量训练后的效果反应包括功能性和结构性两个方面。功能性改变包括更多的运动单位募集、更多的运动单位协同参与以及更少的拮抗肌激活。结构性改变包括肌肉代谢酶活动增加、肌纤维增大、线粒体大小和活动增加、纤维分裂（不是真正的增生）。在力量训练计划的前 2～3 周，力量的增加更多来自功能性的改变，结构性改变需要更长的时间。

力量训练会对以下因素产生特定的变化：①肌肉本身；②关节活动范围；③肌肉激活方式；④肌肉收缩速度；⑤肌纤维类型；⑥代谢能量系统。基于这些因素的改变，当训练涉及特定任务或活动时，运动的活动性能和协调性会得到更好地提高。

特殊的运动有时也可以降低肌肉疼痛，特别是进行更强烈的肌肉训练（如 10 RM）时。可能的机制是高强度的募集需求分别对紧张和疼痛的肌肉纤维区域有更大的影响（它们不再对低水平的神经肌肉募集做出正常反应），结果这些区域得到了更好的激活，局部的血液循环和新陈代谢将得到改善，它们增加收缩随后会得到更好的放松。

2. 在伴随疼痛的情况下进行力量训练

许多有持续性或慢性疼痛的个案在做抗阻训练时会感到疼痛甚至疼痛加重，力量训练应该在这些条件下进行吗？当运动表现出受到疼痛的限制时，是否有可能获得力量和耐力？一般来说，持续或慢性疼痛并不是避免进行抗阻训练的理由，也不是训练量的绝对限制（训练量应根据安全和疲劳的标准进行监测），但应适当考虑疼痛行为。

当个案是可信的并且自愿主动参与训练时，减少“强迫”是必要和有效的，必须评估是否过度训练。相反地，存在自我限制症状的个案应该使训练达到其所能承受的最大限度，方法是协商一个折中方案，既满足训练的进展，也能得到个案的配合，这是至关重要的。在这种情况下，最初的“力量训练”将更类似于疼痛耐受训练，直到个案能够承受真正产生力量训练效果的训练量。具体做法是设定一个综合考虑疼痛和负荷的训练水平，这个水平总是能起到让个案“更加勇敢”且没有加重疼痛或酸痛的风险；对于已知或可能预期会出现持续疼痛的个案，设定最初训练水平时需要特别谨慎。

在某些情况下，可以添加电刺激或其他物理因子治疗，特别是当疼痛明显抑制肌肉活动时。需要注意的是，严重疼痛的肌肉不适合进行力量训练，患有炎症性肌肉骨骼疾病和纤维肌痛综合征的个案不适合在疼痛的情况下进行训练。

3. 在关节活动全范围进行力量训练

力量、协调和稳定性都需要特定的关节活动范围（range of joint motion，ROM）。如果部分 ROM 长时间没有获得或训练，局部稳定性会出现缺陷并持续存在。例如明显的腰椎屈曲个案，进行负重时很容易造成损伤（在日常活动或工作中经常发生）。因此，在整个 ROM 中进行力量训练是很重要的。如果存在部分较痛范围对抗阻训练的耐受力大大降低，可以暂时将运动分成两个部分，以较低的阻力来训练较痛的部分。类似的选择也适用于中等疼痛的情况，训练应该集中在两部分 ROM 上，而不是疼痛区域，目标是使两个训练区域的训练强度逐渐接近，等速肌力训练对于这种情况有很好的训练效果。

对于某些疾病（如骨关节炎、椎间盘突出、椎管狭窄或脊椎滑脱），重复的运动可能会导致严重的疼痛加重，但不运动又会继续加重 ROM 受限或者持续疼痛，出于“两害相权取其轻”原则的考虑，应该在 ROM 的某一部分进行最小运动量的力量训练或者稳定性训练。例如，对于脊柱疾患的个案，一个好的选择是“中立脊柱”的训练概念。首先，个案学习如何找到并保持最佳的“中立脊柱”位置（当疼痛最小时），在进一步的训练过程中，个案练习始终保持这个位置，同时增加四肢的运动和锻炼。在器械上进行相应的训练，可以做到在“脊柱中立”的位置上，即只举起重量，脊柱很少移动。这样的训练方法也适用于其他部位的训练。

（二）增强心血管耐力

许多患有长期肌肉、骨骼疾病的个案心血管耐力会下降。因此，在工作强化计划中，耐力训练是一个重要的组成部分。

1. 最佳耐力训练处方参数

（1）模式和强度：运动模式应该训练大部分肌群（至少占全部肌群的 1/6）、连续并涉及有氧的、有节奏的活动，例如散步或徒步、跑步或慢跑、骑自行车、越野滑雪、有氧舞蹈或集体运动、跳绳、划船、爬楼梯或台阶训练、游泳、滑冰等。最有效的运动处方是从个案喜欢的有氧运动开始。按照规定的时间表，在强度、持续时间和频率上逐步增加，逐渐使身体达到最佳水平。

运动强度一般采取心率监测的方法进行设定，通过将训练时的心率控制为最大心率（MHR＝220－年龄）的 65％～85％或储备心率（heart rate reserve，HRR，HRR ＝ MHR － 静息心率）的 50％～80％，其他广泛使用的训练心率计算公式还有 190 － 年龄或 170 － 年龄/2。低强度运动（55％～64％ MHR 或 40％～49％ HRR）更适合亚健康的人。虽然基于 MHR 的公式很容易教给个案，但将其应用于年龄较大的个案可能会有问题，因为它计算的训练值可能太接近静息心率，因此迫使人们只能在最轻微的强度下训练。在这种情况下，强度应基于 HRR 或自我感知强度评分（rating of self-perceived exertion），例如 BORG 自觉疲劳量表评分。

（2）持续时间：持续时间取决于运动强度，一次训练可以连续完成，也可以间歇休息。低强度的运动应该至少进行 30～60 分钟，而高强度的运动应该持续至少 20 分钟。低强度运动比高强度运动更安全，通常与更好的坚持有关。身体亚健康的人可以采取间歇训练的方法，逐步增加每天的运动次数，但每次至少持续 10～15 分钟。

（3）频率：每周 3～5 次。

耐力训练的好处是：①维护和改善心血管功能；②减少与许多常见慢性疾病（冠心病、糖尿病、高血压病、肥胖症等）相关的风险因素；③改善骨骼健康水平，减少患骨质疏松症（特别是在绝经后妇女）的概率；④改善姿势稳定性，降低内脏风险；⑤改善总体健康状况，特别是情绪、个人控制、自我效能感等。当然，这些好处有些也来自力量训练。Matheson 证明，背部肌肉的力量和心血管耐力对提升性能有各自独立的贡献。

2. 循环负重训练

循环负重训练(circuit weight training)是一个非常有用的综合训练方式,可以使力量、肌肉耐力和心血管耐力在一个训练环节得到相当有效地提升。要求从一台器械到另一台,其间没有任何休息。设备的顺序安排应使训练的身体部位随器械的改变而变化,这样可以防止肌肉疲劳而成为产生心血管效应的限制因素。训练的选择包括 8～12 台器械,涵盖各种各样的功能。典型的器械包括躯干伸展和躯干弯曲、下拉、肩部训练和腿部训练等。对于背部训练,包括躯干旋转、侧屈和髋关节外展,这对于额状面和旋转时的稳定训练也很重要,对于不对称的疼痛模式(单侧疼痛,辐射到臀部或腿部和/或单侧负荷)很重要。循环负重训练是一种标准化的基础训练形式,可以与个案快速开发成为一个基本训练模块。根据障碍程度的不同,其中一些练习也可以解决特定的问题。

此外,循环负重训练的原理可以广泛运用到职业康复治疗中,例如设计闭环的训练流程,有助于改良工序,增加趣味性。

(三)柔韧性训练

良好的柔韧性可改善关节功能,增强肌肉性能,防止肌肉损伤(特别是离心运动时)和其他软组织损伤,并减少运动后的酸痛,柔韧性训练应纳入提高和保持关节活动范围(ROM)的整体训练方案内。此外,在前面提到的爆发力训练即超等长收缩训练中,更柔韧的肌肉可以储存更大的弹性应变势能,产生更大的力量。

柔韧性训练的主要方式为牵拉主要肌群,前面已经做过介绍,牵拉的相关参数包括牵拉力度、持续时间和频率。最广泛使用的方案包括 10～30 秒的静态拉伸,在一定范围内可引起轻微不适,大部分的拉伸形变发生在最初的 12～18 秒,较慢的拉伸速度允许更大的应力松弛、产生更低的组织抵抗力。根据 McKenzie 的研究,重复的自我活动训练对于提高腰椎柔韧性很有价值。多次重复牵拉(如每小时 10 次)和运动结束时的有效拉伸对于改善缩短的韧带或挛缩的关节囊等结构起决定性作用。

对于柔韧性训练,力量训练器械也同样适用,方法是选择低强度、在关节活动的全范围进行向心和离心运动。

(四)平衡和协调能力训练

平衡是指身体所处的一种姿势状态或在运动时或受到外力作用时人体自动调整并维持姿势稳定性的一种能力,这种能力极易受到各种因素,包括疾病的影响,因此重建或恢复平衡一直是职业康复所期望达到的目标。

协调是指人体产生平滑、准确、有控制的运动的能力,运动的质量应包括按照一定的方向和节奏,采用适当的力量和速度,达到准确的目标等几个方面。协调与平衡密切相关。

在人体综合性的运动素质中,其中最重要的一项就是人体的协调能力,人体协调能力的强弱决定着一个人运动素质的高低,通过训练人体的协调素质来提高身体的协调性,可以提高人体体能、人体技能及人的心理能力,以便达到更好的训练目的和效果。

平衡包括静态平衡和动态平衡。静态平衡是指人体处于某种姿势,例如坐或站时保持的稳定状态。动态平衡又包括自动态平衡和他动态平衡。自动态平衡是人体在进行各种自主运动,例如由坐到站或由站到坐等各种姿势间的转换运动时,能重新获得稳定状态的能力;他动态平衡是人体对外界干扰,例如推、拉等产生反应、恢复稳定状态的能力。

人体平衡的维持远较自然界的平衡复杂。为方便理解,可以简化为感觉输入、中枢整合和运动控制三个环节。此外,前庭系统、视觉调节系统、身体本体感觉系统、大脑平衡反射调节系统、小脑共济协调系统以及肌肉力量也参与了人体平衡功能的维持。

职业康复治疗更侧重于本体感觉、肌肉力量和运动控制方面的训练,尤其对于下肢损伤、颅脑损伤,或者工作任务中涉及攀爬动作的受伤个案来说,平衡和协调是必须训练的项目。以下是平衡训练和协调训练的原则和方法,当这些训练均能完成之后,结合个案的工作任务需求,采取模拟的方式进行训练,对帮助个案掌握工作所要求的能力更有帮助。

1. 平衡训练原则

(1) 支撑面积由大到小:训练时从最稳定的体

位到最不稳定的体位，从使用辅助器具到不使用辅助器具。例如，一开始进行坐位训练，逐步过渡至站位，站位训练时双足之间距离逐渐减小至并足，然后由单足站立过渡至足尖站立，逐渐增加平衡训练的难度。

（2）稳定极限由大变小：支撑面越大、越硬、越平整，则稳定极限越大，越容易保持平衡。因此训练时应由硬而平整的支撑面逐步过渡到软而不平整的支撑面。

（3）从静态平衡到动态平衡：先恢复个案静态平衡的能力，即能独自坐或独自站。静态平衡需要肌肉的等长收缩来维持，因此，可以通过训练维持坐或站立的躯干肌肉保持一定的肌张力来达到静态平衡。当个案具有良好的静态平衡能力之后，再进行动态平衡训练。

动态平衡需要肌肉的等张收缩来维持。在动态平衡的训练过程中，先训练他动态平衡，即治疗师在确保安全的情况下，分别从前、后、侧面或从对角线方向推或拉个案，使其失去静态平衡，以诱发其平衡反应，然后让个案回到平衡的位置上。当个案对他动态平衡有了较好的反应后，再训练自动态平衡，即患者在坐位或站立位上完成各种主动或功能性活动，活动范围由小到大。

（4）睁眼到闭眼：视觉对平衡功能有补偿作用，因而一开始训练时可在睁眼状态下进行，当平衡功能改善后，可增加训练难度，在闭眼状态下进行。

2. 平衡训练方法

（1）训练顺序：一般先从最稳定的卧位（如前臂支撑下的俯卧位）开始，逐渐过渡到最不稳定的站立位。

（2）坐位训练：包括长坐位平衡训练和端坐位平衡训练。如截瘫个案多采用长坐位进行平衡功能训练，偏瘫个案多采用端坐位平衡训练。只有很好地保持坐位平衡，才能进行站位的平衡训练，为步行做好准备。

（3）站立位训练：坐位平衡改善后，即可进行站立位平衡训练。

① 静态平衡训练：个案不能独自站立时，先进行辅助站立训练。如由治疗师扶个案，或个案扶肋木（或助行架、手杖、腋杖）。静态平衡稍微改善后，可以减小辅助程度，如由开始的两位治疗师辅助减至一位治疗师辅助，或由扶助行架→四脚拐→三脚拐→单脚拐逐步过渡。当平衡功能进一步改善，不需要辅助站立后，则开始独立站立平衡训练。

② 他动态平衡训练：个案保持站立位，面对镜子，治疗师站于个案旁边，从侧方、前方或后方等不同的方向推动个案，逐渐增加推动的力度和幅度，增大训练的难度。一开始训练时，个案可以双足分开较大距离，增大支撑面，利于保持平衡；随着平衡功能的改善，可以逐渐缩小支撑面至并足站立，直至单足站立。

③ 自动态平衡训练：个案面对镜子站立，治疗师站于个案旁边，个案足保持不动，重心分别向侧方、前方或后方移动并保持平衡；向左右转动并保持平衡；左右下肢交替负重支撑体重。也可以采用太极拳的云手式进行平衡训练。云手式是身体重心连续地前后左右转移的过程，同时伴随上肢运动，是一种简单易行的训练方法。此外，可以进行伸手触碰物体、伸手拿物、抛球或接球训练。

（4）采用仪器进行训练：个案双足置于平衡仪的平台上，通过有意识地将体重转移到一侧下肢来提高自动态平衡能力；也可以通过视觉跟踪屏幕上移动的光标来带动重心向不同方向的移动，提高对重心的控制能力。

3. 协调性训练的原理

在临床康复中，协调性训练适用于共济失调或缺乏运动控制能力的个案，一般常用于上运动神经元障碍个案，例如脑性瘫痪、颅脑损伤及脑卒中等，但其原则也可以应用于某些下运动神经元和软组织病变。

通过增强力量与耐力的训练可以间接改善协调性，而直接进行增加控制能力和协调能力的训练也是重要的训练方式。控制和协调能力二者密不可分，但并非完全相同。控制和协调能力训练的目的是形成感觉印象和运动程序，二者存储于大脑中，进而产生动作。当中枢神经系统受损时，可通过未受损神经元的侧支生长，或者其他神经元或神经通路的替代，在受损区域外的其他地方重新形成感觉印象和运动程序。当中枢神经系统未受损，而下运动神经元或软组织疾病导致运动障碍时，通过训练可重新启动用正常情况下被抑制的神经通路。

控制和协调能力训练最主要的原则是重复，如果一种动作重复得足够多，这种过程将被学会并存储，并且在不断重复练习的过程中，完成这种运作所花费的精力会越来越少。

科学家曾做过这样的一个试验，将支配猴一侧前肢的背根切除后，在一般情况下不再运用这个失传入支配的肢体。然后将正常侧前肢绑住不让活动，则猴在饥饿情况下能学会以失传入支配的前肢伸出笼外拿取食物。刚进行手术后不久，肢体执行任何动作都极度依赖于视觉的监控，经过 2 周到 3 个月，肢体动作的协调性恢复，能不借助于视觉而进行活动。

4. 协调性训练的要点

（1）一定要完成具体的练习任务：换句话说，如果行走是主要目标，那么个案无论采用什么方法或使用什么辅助器具，行走是必须练习的。不必担心最初做出的动作是否正确或协调，如果行走目标难以完成，则应降低标准，确保能够完成（例如由行走变为站、坐或平衡练习），直到这一练习充分掌握时，再完成更高水平的目标。

（2）单个动作练习：将任务分成多个部分，在连贯完成之前先进行单个动作的练习。例如，在行走之前，个案先练习行走的各个分解动作，诸如脚的位置、腿的摆动、脚触地、平衡及重心转移练习。直到每个动作完成的满意时再进行行走训练。训练任务越复杂，就应划分的越细，当每个动作练习满意时再完成整体连贯动作。

（3）相关动作练习：在完成用以提高控制和协调能力的具体任务之前，先进行一些与之“关系不大”的动作练习。例如，行走之前，个案先进行脚、踝、髋运动协调性的练习，多个肌群拮抗或促进模式的练习，直到满意时再进行行走训练；又如，提高手的控制能力，采取将钉子插入小洞，再将不同型号的钉子从一处插到另一处的锻炼方式；再如，通过勾画椭圆和不同的形状来练习书写能力，而不是直接练习书写文字。但是，整体与部分的总和不完全相同，技能的掌握也不可能完全依赖部分的简单累加。

5. 协调性训练的方法

协调性训练是让个案在主动意识下，训练其在神经系统中形成预编程序，使自动的多块肌肉协调运动形成记忆印迹，从而使个案能够随意再现多块肌肉协调、主动运动形式的能力，而比单块肌肉随意控制所产生的运作更迅速、更精确、更有力。

协调性训练已广泛用于深感觉障碍，小脑性、前庭迷路性和大脑性运动失调，以及一系列因不随意运动所致的协调运动障碍。协调性训练的基础是利用残存部分的感觉系统，以及利用视觉、听觉和触觉来管理随意运动，其本质在于集中注意力，进行反复正确的练习。主要方法是在不同体位下分别进行肢体、躯干、手、足协调性的活动训练，反复强化练习。

（1）协调性训练的原则

1）单块肌肉训练法：对个案做单肌控制训练时要按一定的原则和要求进行。

① 由于单块肌肉控制训练是一个需要精力高度集中及密切合作的再学习过程，训练应在安静的环境中进行，要求个案情绪稳定、注意力完全集中、密切合作。当个案感到疲劳或不能集中注意力进行训练时，应暂时停止。

② 训练时，个案保持一个松弛、舒服、安全的体位，若个案全身无力或有平衡障碍，应充分支持其处于斜卧位。

③ 个案应具有完好的本体感受器或距离感受器，以便对整个训练过程中肌肉的活动进行监控，训练的重点是本体感觉。如果有本体感觉受损，训练的每个动作均要让个案感到，以便利用视觉反馈进行监控。

④ 个案应在关节活动范围内无疼痛区活动，若有疼痛者，应待疼痛减轻或至少关节在开始的 30°内活动无疼痛时方能开始训练。

⑤ 为帮助个案尽快地达到目标，可采用肌电生物反馈法来加强原动肌的动作或抑制不需要的其他肌肉的动作。当个案意识不能启动原动肌或难以收缩单块肌肉时，应用简单的或专门的促进方法，一旦原动肌能主动收缩，在协调训练之前就应停止这种方法。

⑥ 训练中负荷应小，要求个案不要过度用力。

只有在小负荷的情况下，才能使活动局限于单块肌肉，使用最小的力使原动肌收缩的同时，应给予最大的助力而不是阻力。过度用力易引起兴奋向其他神经元扩散，从而引起其他肌肉收缩，使运动不协调。

⑦ 在整个训练过程中，应避免出现替代性动作。必须完成单块肌肉控制能力训练后，方可进行更复杂的协调运动训练。

⑧ 应在专业的治疗师的正确指导和监督下进行。训练指示或口令应准确、清晰，也应便于个案理解、执行。随时调整、纠正不正确的训练方法。

2）多块肌肉协调动作的训练：协调训练是一种复杂的、综合的系统训练过程，因此，要求按照一定的训练原则进行。

① 应从最初的卧位训练逐渐过渡到坐位及站位训练；前一训练动作熟练后，再进行下一动作训练。

② 从简单、单一的动作逐渐过渡到有多块肌肉协调运动的复杂动作训练；从一侧的单一训练到两侧的复杂动作训练，最后进行难度最大的两侧同时运动的协调动作训练。

③ 从最初广泛的快速动作开始，随着训练熟练程度的提高，再转移到范围小的慢速的动作训练。

④ 最初睁眼做动作，以利用视觉反馈进行调整，等动作熟练后再交替睁眼和闭眼，最后闭眼做动作。

⑤ 对复杂的动作应逐项分解，单独逐项训练，在能准确、熟练地执行一个复杂动作的各分解动作后，方可将各分解动作合并在一起训练，直到能准确完成整个复杂的动作。训练中对所做的动作要求应准确，重复训练才可获得运动协调能力。

（2）协调性训练的训练方法

1）双上肢的交替运动

① 双上肢交替上举活动，右臂—左臂交替上举，要求高过头，并尽量伸直，速度可逐渐加快。

② 双侧交替屈肘，双臂向前平举（肩屈曲90°），前臂旋后，左右交替屈肘拍肩、伸肘，速度可逐渐加快。

③ 交替摸肩上举，左侧屈肘，鹰嘴尖朝下，手摸同侧肩，然后上举，左右交替进行。

④ 两臂前平举，左右前臂交替旋前旋后，快速进行。

⑤ 掌心掌背拍手，双手在胸前掌心互击，然后双手手背相击，交替进行。

⑥ 两臂伸直外展，前臂旋后，交替拍同侧肩膀。

⑦ 太极拳中的云手动作。

⑧ 双手在胸前，左手五个手指指腹相继与右手相应的手指相触，快速轮替进行。

⑨ 双手同时用五个手指轮替的敲击桌面，让其发出有节奏的声音。

⑩ 用左手握拳敲击右手手掌，然后用右手握拳敲击左手手掌。

⑪ 双手握拳，轮替用小指、环指、中指、示指指甲部弹击桌面，让其发出类似奔马的声音。

2）双下肢的交替运动

① 双脚交替拍打地面，坐位左右伸膝、屈膝，坐位抬腿踏步。

② 高椅坐位，双腿外展，然后内收，左脚在内收位时放在右脚前，再外展内收，内收位时右脚在左脚前，交替进行。

③ 坐位双腿伸直、外展，内收时左腿于右腿上，交替进行。

3）定位、方向性活动

包括利用手臂稳定度测量仪进行手臂稳定训练、上肢协调性训练、走迷宫、木钉板训练、触摸治疗师伸出的手指（不断变换位置）、抛接球训练、纸上画圆圈等。

4）全身协调性运动

包括原地摆臂踏步运动、弓箭步转身、跳跃击掌（双脚与肩同宽站立位，双手平举，跳跃后并足落地，双手上举致头顶，双掌心相击，交替进行）、跳绳、功率自行车练习、划船、打球、障碍步行、太极拳等活动，都可训练个案全身运动协调性。

（五）关节活动范围训练

关节活动范围常常伴随力量、柔韧性训练及疼痛减轻而得到改善，一般不需要特殊的训练。但对于一部分对关节活动范围有特殊要求的个案来说，进行关节活动度的改善训练尤为必要，例如一个踝关节受伤的焊工，其通常的工作姿势需要下蹲，但由于踝关节活动受限，下蹲会受到明显限制，这就需要针对性地改善个案踝关节活动范围，帮助个案完成下蹲，以消除返回工作岗位的限制。

关节活动范围训练是利用各种方法，维持和恢复因组织粘连和肌肉痉挛等因素引发的关节功能障碍，训练方法有徒手训练和器械训练。

1. 被动关节活动训练

(1) 徒手训练：个案自身或在治疗师帮助下完成关节运动，以维持和增大关节活动范围的训练方法。适用于因力学因素所致的软组织挛缩与粘连、疼痛及肌痉挛，神经性疾患所致的关节活动范围减小和受限；不能主动活动者如昏迷、完全卧床的病患等。按病情确定运动顺序，由近端到远端（如肩到肘，髋到膝）的顺序有利于瘫痪肌的恢复，由远端到近端（如手到肘，足到膝）的顺序有利于促进肢体血液和淋巴回流。用于增大关节活动范围的被动运动可出现酸痛或轻微的疼痛，但可耐受，不应引起肌肉明显的反射性痉挛或训练后持续疼痛。

(2) 器械训练：利用专用器械使关节进行持续较长时间、缓慢、被动运动的训练方法。对不同关节进行持续被动运动训练，可选用各关节专用的持续被动运动训练器械，包括针对下肢、上肢甚至手指等外周关节的专门训练设备。主要适用于术后早期的个案。

2. 主动—助力关节活动训练

在外力辅助下，个案主动收缩肌肉完成的运动或动作。助力可由治疗师、个案健肢、器械、引力或水的浮力提供。这种运动常是由被动运动向主动运动过渡的形式，其目的是逐步增强肌力，建立协调动作模式。可使用肩梯、体操棒、滑板、滑轮装置等。主要适用于肌力低于Ⅲ级，能主动运动的个案，或者各种原因所致的关节粘连或肌张力增高造成关节活动受限，能进行主动运动的个案。

3. 主动关节活动训练

个案主动用力收缩肌肉完成的关节运动或动作，以维持关节活动范围的训练。主要适用于肌力Ⅲ级以上，能主动运动的个案。可徒手或使用各种关节活动器具和设备。

第二节 工作强化训练

如前所述，工作强化包含工作强化计划和工作强化训练两重含义，本节重点讨论工作强化训练。工作能力重整侧重于生理功能的训练，不涉及心理和社会因素，意即不直接针对工作进行训练。工作强化训练则着重工作本身及工作所需的各种能力。美国作业治疗学会（American Occupational Therapy Association，AOTA）将工作强化训练定义为“一项为个别康复对象特别设计的康复服务，通过循序渐进的、具有模拟性或者真实性的工作活动来逐渐提高康复对象在生理、心理及情感上的忍受程度，继而提升其工作耐力、生产力和就业能力”。

工作强化训练的基本原理是训练技术须以个体的体能需求为基础，针对功能障碍及工作要求加以训练。发生病损后，受伤个案因身体功能障碍影响或因长时间没有参与工作活动，体能耐力会出现不同程度的下降，又或者工作行为不能符合工作岗位的要求。基本工作能力训练可以通过针对性的治疗活动来增强个案躯体功能相关的力量、柔软度及心肺功能等能力，从而提升受伤个案的整体工作耐力，协助个案适应完成日常工作所需的半日或全日工作要求。

工作强化训练的目的主要包括：①增进个案对工作角色的认同感；②提高个案的工作生产能力；③增进个案对症状的控制及对伤病的认识；④增进个案的功能性能力（functional capacity）、工作耐力、保持正确姿势及安全工作习惯的能力；⑤运用人体工效学（ergonomics）原理对工具或职务调整及再设计，并利用工作简化（work simplification）方式来增强个案的生产力及职业安全；⑥通过模拟性或真实性的工作活动增强个案的工作能力；⑦个案能够安全地从事一份符合其能力的工作。

工作强化训练结合个案的身体功能情况和工作能力的需求情况，对基本工作能力进行系统整合，利用真实或模拟的工作活动，以分级的方式，经过一定时间的治疗和训练逐步重建病（伤）残者与实际工作相适应的工作能力。工作强化训练的持续时间一般为 8～12 周，每周 3～4 次，每次 1～2 小时。也可以根据每个人的具体情况制订针对性的训练和治疗时间。

工作强化训练的内容包括：①工作能力强化训练：使用计算机或自动化的设备，例如工作模拟训练与评估系统（baltimore therapeutic equipment，BTE，如图 5-2-1），对工作能力进行针对性的强化；②工具模拟使用训练：针对工作中经常会使用的工具，进行强化训练；③工作行为训练：指导个案运用合适的方法（例如正确的姿势、人体动力学原理、工作方法调整等）来控制工作过程中可能受到的来自症状的限制和困扰。

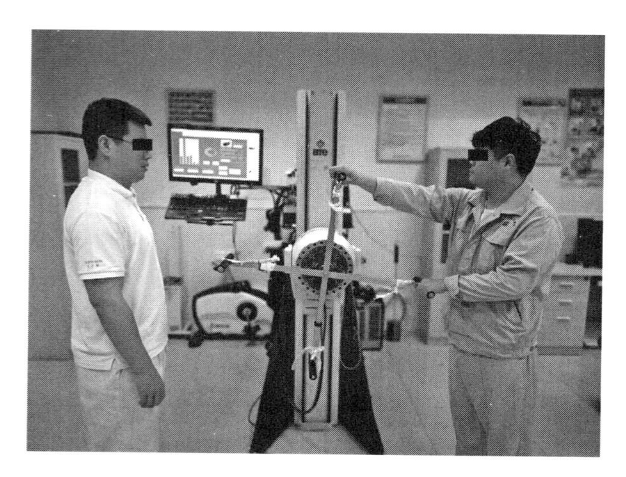

图 5-2-1　工作模拟训练与评估系统

一、工作能力强化训练

工作能力强化训练强调的工作能力，主要包括劳动和生产能力（如速度、准确性、效率）、安全性（遵守安全法则和使用安全性设备的能力）、身体耐力（耐力、重复性工作的能力）、组织和决策能力等。根据个案的实际情况，整合其工作能力，并进行强化训练，目的是集中提高工作能力，以便个案能够安全、有效地重返工作岗位，如果训练成绩不理想，可根据情况发掘其他潜能及能力，转化成新的技能。

如第四章所述，工作能力主要包括体力负荷与工作姿势、攀爬、平衡、躯干活动、上肢活动、言语能力、感官功能等动作，每一个动作依其能力高低及需执行的时间频率又分成三个等级（高、中、低）。发生病损后，个案的身体功能受到不同程度的伤害，同时也影响到个案完成某些工作活动的身体能力。在职业康复的临床实践工作中，可以将常见的损伤对身体能力影响归纳为如下六种情况：①一般骨科创伤：提举、携带、推、拉；②上肢创伤：爬行、伸手、握持、抓取、操作、手指功能、触觉；③下肢创伤：站、走动、攀爬、平衡、跪、蹲；④腰背创伤：坐、站、走动、攀爬、平衡、弯腰、跪、蹲；⑤烧伤：走动、提举、携带、攀爬、蹲、伸手、握持、抓取、手指功能；⑥颅脑损伤：各种基本身体能力。

BTE 是一套专门用于评估和训练个案工作能力的系统，可以用各种辅助配件模拟较多工作任务，计算机精确控制训练强度，并记录训练进展。BTE 的主要优势在于可以较为准确地控制训练强度，较传统模拟训练在改善身体功能方面有更好的效果。它的另一个重要优势是通过计算机设置，可以设计包含上述所有的工作能力训练模式。

此外，针对常见的工作能力需求，几种训练方法如下。

（一）步行能力训练

沿 6 m 或 12 m 线来回步行 1 min、5 min、10 min，记录步行时间和距离。适用于下肢骨折、颅脑损伤、单腿截肢（配假肢）、下肢疼痛个案。

（二）上下楼梯能力训练

完成上下 3～7 层的楼梯，每组完成 1～5 次来回训练任务，记录可以完成的台阶数和时间。要求可以扶手，中间可以休息 3～5 分钟。适用于下肢骨折康复期、颅脑损伤、腰背损伤、下肢疼痛、心肺功能不全个案。

（三）提举能力训练一（地面至腰间）

从地面提起不同重量的塑料箱放至腰水平高度的铁架或台面上，然后再放回地面，如此重复动作。每组 10 次提举，每 10 次提举增加 1.5～3 kg 重量，每 2～3 组间休息 3 分钟。下蹲时保持腰部伸直，用力姿势符合人体工效学原理。

（四）提举能力训练二（腰至眼睛高度）

在台面上，将不同重量的塑料箱从腰水平高度搬抬至眼睛水平高度，然后再放回腰水平高度，如此重复动作。重量逐次增加 1.5～3 kg。每组 10 次提举，每 10 次提举增加 1.5～3 kg 重量，每 2～3 组间休息 3 分钟。下蹲时保持腰部伸直，用力姿势符合人体工效学原理。

（五）提举能力训练三（腰部水平左右来回）

在腰部水平高度的台面上，将不同重量的塑料箱从身体左侧搬至右侧，移动距离为 1 m，如此重复动作。每组 10 次搬移，每 10 次搬移增加 1.5～3 kg 重量，每 2～3 组间休息 3 分钟。站立身体转动时注意转动幅度和速度，避免扭伤腰，用力姿势符合人体工效学原理。

（六）运送重物训练（左手/右手/双手）

左手/右手/双手提起不同重量水箱，沿 6 m、12 m 或 25 m 的直线来回行走，每 5 分钟增加一次负重量。每组 20 分钟，1～3 组/天，每组间休息 3～5 分钟，提举用力姿势符合人体工效学原理。

（七）维持蹲姿训练

双下肢屈曲下蹲，并维持蹲姿一段时间（可以双手同时进行操作），记录保持的时间。3～5 次/天，中间休息 5 分钟，训练停止后要求指导个案促进下肢血液循环的方法，例如来回走动、拍打双下肢肌肉，或者拉伸下肢后侧肌群。

（八）维持跪姿训练

在软垫上双膝关节着地，身体保持伸直，保持跪姿一段时间（可以双手同时进行操作），记录保持动作的时间，3～5 次/天，中间休息 5 分钟，训练停止后要求指导个案放松方法。

（九）上肢的工作能力训练

可选择坐姿或站姿，伸手（左/右/双手）向左顶、左底、左侧、左前、右顶、右底、右侧、右前等 8 个方向进行拆装多功能组装架上螺丝的动作，记录每次持续工作的时间、中间休息时间及存在问题（如疼痛、乏力、活动范围受限等）。每个体位连续训练不超过 20 分钟，每天进行训练不超过 5 个方向，防止过度疲劳。

二、工具模拟使用训练

主要针对有特殊工具使用需求的个案，通过使用实际工具或者模拟工作器具的使用训练，可以提高工具运用的灵活性及速度。例如使用手动工具，包括螺丝刀、扳手、手锤、木刨、钳子等。通过工具模拟使用，协助个案重新寻找原工作中工具使用的感觉，有利于个案重新建立“工作者”角色。

三、工作行为训练

研究已经证明，即使强调训练的过程及个案能力上的提高，但复工的结果也不一定会很好，所以，工作强化需要更多强调心理及社会对重返工作的影响。心理和社会因素对重返工作如何产生影响？应该如何应对呢？

（一）识别症状放大和自我限制

识别症状放大和自我限制是至关重要的，这两者有不同，也有一定的相似性。症状放大不仅影响判断 FCE 结果的有效性，而且影响对个案工作强化训练强度的判断。因此，康复团队应该能够评估影响个案重返工作岗位的原因是身体功能限制，还是心理因素的限制。

自我限制的主要原因是由于害怕活动（组织损伤或疼痛加重的威胁），然而，缺乏对训练计划的理解、不愿重返工作岗位（例如由于工作场所的问题）和/或出于经济赔偿的考虑等因素也可能是原因之一。

对于症状放大和自我限制的识别，以下基于访谈或问卷调查和物理检查发现的问题可以做出初步判断。①症状和局限性的描述：具体的或模糊的，还是全面性的灾难？②症状的社会角色：个案是否对症状有一定的控制，是否仍然参与各种社会活动，还是症状主导了生活的各个方面（个案作为痛苦的囚徒）？③个案是否认为自己的功能能力非常低，例如脊柱功能指数评分很低？④与 FCE 结果相比，个案是否明显低估了自己的功能水平？⑤个案是否愿意进行物理检查，并在疼痛加重或不适的情况下继续检查，直至达到功能极限，还是在治疗师发现任何功能问题之前就早早停止检查？⑥临床检查，如 Waddell 体征（非器质体征）、访谈或问卷中的答案与 FCE 测试之间是否存在明显差异，或具有相似身体要求的不同身体测试之间是否存在明显差异？⑦个案是否愿意在合理的水平上完成最低限度的训练任务，并在项目开始的第一周内逐步提高水平（但不包括任何严重和严重限制的临床情况）？

此外，关注疼痛的个案应该学会接受“想快速解决疼痛问题是不现实的”，工作强化训练的首要目标是恢复功能。为了将注意力从疼痛转移到功能上，每周进行评估（FCE 测试或训练表现水平）并对结果给予正式的反馈（最好是量化的结果）是至关重要的。个案应该学会真正欣赏他们的功能改善，尽管事实上一些疼痛是持续的。

症状放大也可以通过系统的评估得出结论（参见评估技术），但重点不是得出个案是否存在症状放大，而是认识到个案存在自我限制，并采取措施干预及改变这种状况，使个案实现自我效能提升。

Matheson 在其重要著作《掌握动机：康复中的自我效能感》中阐述了自我效能感、激励过程和动机的基本原理，也提到了 Bandura 和 White 的作品。自我效能感是基于对个人能力和技能的感知，它影响人们的行为、动机、思维方式及对挑战性环境的情绪反应。Bandura 认为，自我效能信念是动机的重要组成部分，它鼓励一个人进行新的活动。White 假设了一种对能力的渴望（即对影响和控制周围环境的能力的渴望）和自信，他将这种渴望与对饥饿、性和安全的渴望放在同一层次。职业康复领域的特定目标可以理解为这种渴望的表现。一般情况下，暂时残疾的人每天都有动力去发现他们还能做什么或再去做什么，以便尽可能快和彻底地恢复他们的功能。然而，在一些人身上，这种追求能力的渴望似乎被阻止了，他们发展出回避行为，可能的原因是他们在做动作时感到了伤害或疼痛的威胁，这导致缺乏对症状的控制、增加残疾、绝望和缺乏动力。有时，或多或少的有意识疾病加重也起作用。其结果不仅是持续的残疾和缺乏对社会生活的参与，而且尤其会产生一种作为一个残疾人的感觉，即整体缺乏自我效能感。怎样才能阻止和逆转这个破坏性的过程呢？有两种方式：进行性目标和症状协商训练。

（二）自我限制的干预

1．关于干预的相关策略

（1）心理导向干预与强化训练的关系

许多患有慢性肌肉骨骼疾病的个案不仅表现出严重的残疾，而且还表现出重要的心理和行为问题，包括对行动的恐惧、症状放大、日常生活杂乱无章、压抑、抑郁、失去希望和生活前景、与财务不确定性相关的问题等。心理或行为导向的干预措施可以为强化训练铺平道路，帮助个案更好地接受工作强化计划，并愿意在伴随疼痛下进行训练（尽管经常伴随疼痛和不适，尤其是训练前期）。这些以心理为导向的干预可能需要相当长的时间（从每天 2 小时到每天持续时间的一半），干预措施包括进行性目标设定、疼痛管理和教育、症状适应训练。

（2）个案的角色：个人责任和自我治疗

个案对治疗的期望，尤其是相信被动的治疗方式，如手法治疗、按摩或延伸的医学调查可以治愈他们的疼痛，这常常导致个案对医生和治疗师的依赖（有时这两种专业人士也会导致这种依赖）。Matheson 将类似这种以减轻疼痛为主要目标的“治疗”慢性疼痛的方法称为“感觉良好陷阱”。个案和治疗师可能对这种方法的暂时效果感到满意，但从长远来看，这种方法是适得其反的。相反，参与工作强化训练的个案必须在治疗师和整个康复团队的支持下，对自己的治疗负责，个案应该学习自己进行训练并与症状“协商”。

（3）康复小组的角色：统一的治疗计划和个案管理

康复小组（至少由医生和治疗师组成）负责评估、制订治疗计划（包括全面计划和每周目标）和治疗。团队还必须保证在方法、程序及提供给个案的信息方面的“统一”（统一原则）。

（4）治疗师作为教练的角色

在工作强化训练中，治疗师不是帮助者或治疗者，而是教练。教练必须意识到治疗行为的心理暗示作用，表现得像一个促进者而不是一个操纵者或发号施令者。教练不应该帮助个案决定，而是为个案提供一面镜子，向个案展示他们自己的想法和行为的结果。因此，教练是一种自助的帮助，通过这种方式，相关的思维方式和行动模式应该被激发。教练应该提出正确的问题，让个案自己去寻找正确的答案。教练角色最大的挑战是，在主要训练目标的要求和基于个案当前身心状态的能力之间的交叉点上，协商和确定每周目标。

2．设定进行性目标

设定进行性目标是增强自我效能感的一种手段，个案的能力感和对自己力量的信任是建立在成功的基础上的。据 Harding 说“自我效能感的增强与成功的康复密切相关……为了增强信心，个案需要尝试一些以前害怕的事情，实现它，并承认它是自己的成就。因此，进行性目标的实现将增强自我效能感，并导致一种掌握了问题和任务的感觉……目标必须与个人相关、有趣、可衡量和可实现。目标的设定应该是个案和治疗师之间的协商”。作为一个整体的过程，需要一致的、现实的和可测量的每周目标，这些每周目标的实现和相关的成就感，是认知行为治疗的康复过程。通过这种方式，个案学会了认识和欣赏康复所带来的功能改善，而不是像以前那样紧紧抓住“疼痛晴雨表”不松手。

（1）首要目标

选择首要目标是工作强化训练的第一步。它帮助个案认识他们的关注、偏好和态度，并帮助个案明白自己的责任，也有助于建立一个合理训练计划和监测干预措施。

首要目标与个人和工作相关，且必须与个案协商（同时也要考虑到雇主和为该项目支付费用的保险公司的目标）。目标可以确定在一个活动层面（例如爬楼梯、拿购物袋、把商品放在头顶的架子上、开车等）和一个更广泛的参与层面（例如回到以前的工作或实现某种运动）。目标设定可以参考以下步骤。

1）通过结构化面谈列出职业目标和个人目标：按重要性的升序排列目标（首先讨论最不重要的东西，然后以最重要的东西结束，这个方向对个案来说比较容易）。然后按照优先级降序重写列表。接下来，个案被要求与至少一位密友一起审阅这份清单，并做出有意义的修改。

2）目标文件的正式化和分发：个案必须将最终清单的副本交给一位密友，以告知他自己的目标。

许多个案最初提到摆脱痛苦是他们最重要的目标。经过进一步的讨论，大多数人承认，在长期的痛苦之后，这一目标不太可能在几周内实现。然后，他们通常会接受更现实、更有功能的目标，并给予这些目标比减轻疼痛更优先的地位。因此，关于目标制订过程的讨论也有助于将个案的注意力从疼痛转移到功能和活动上。

马斯特里赫特大学（University of Maastricht）疼痛管理和研究中心开发的 SMART 工具（具体—可测量—可接受—可实现—时间）是一种设置目标的有用工具。个案被要求写下 5 个他们觉得受限制的活动，并认识每个活动对于他们是多么的重要（1～5 的评级），然后评估现有的活动能力（也是1～5 的评级），这样可能对目标的优先级会有重新的认识。

（2）设定及检查每周目标

可衡量的每周目标可以从主要目标中得到。设定每周目标的关键在于“不要把目标定得太高，也不要定得太低”。如果目标过于雄心勃勃，就无法实现，这会使个案失去动力，削弱他们的自我效能。相反，如果目标过于简单，在规定的时间内就无法实现真正的目标，此外，不充分的挑战也无助于培养热情和自信。

可以每周采取会议或者面谈的方式，检查前一周的目标完成情况，并确定下一周的目标。会议要求医生、治疗师和个案共同参与，心理医生或心理学家、职业咨询师或社会工作者也可在必要时到场。此时，治疗师可以在项目中直接评估个案的“工作”，并以他们的“权威”，表扬或鼓励个案，或训诫个案努力不够。这样的会议或面谈的核心是目标实现情况、存在问题、下一个目标建议，以及团队成员任务的调整。如前所述，大多数的每周目标应该是可测量的（例如体重或步行距离，重复的次数或持续时间，每天的系列或圈数），以便检查表现，并给个案客观的反馈。

3. 疼痛管理和教育

向个案提供关于如何应对疼痛及疼痛的行为疗法相关的信息，该信息应与个案在实际训练中的体验紧密联系，包括压力管理、放松或疼痛治疗等。

（1）疼痛教育的内容

许多个案对疼痛的概念与实际疼痛的体验有关，这些个案将疼痛与对组织损伤的威胁和恐惧联系在一起，从而避免产生疼痛的活动，进一步加重残疾。一些医生或治疗师提供的有关“关节炎”或“椎间盘滑脱”的损伤信息也会导致这种情况，此外还有一些建议也会导致这种情况，如“你不应该对背部造成任何压力，不要弯曲，也不要拿起任何沉重的东西”。这种恐惧反过来通过增加肌肉紧张和降低疼痛阈值导致疼痛进一步增加。

解释急性和慢性肌肉骨骼疼痛的区别可以帮助个案减少恐惧和压力，提高他们参与工作强化训练的意愿。解释的内容应以行为为导向，而不是主要由基于解剖学和疼痛生理学的医学知识组成。给疼痛个案的重要信息的核心如下。

1）慢性疼痛并不意味着伤害！当你疼痛的时候，运动对你的身体是没有危险的！事实上，为了摆脱“避免体力活动→丧失健康→痛苦”的恶性循环，运动是必要的。

2）慢性疼痛通常不能在短时间内减轻，然而，尽管存在疼痛，工作强化训练也可以提高表现能力。在很多情况下，疼痛会随着时间推移减轻，长期来看疼痛会减轻。

3）一些疼痛通常在训练开始时出现，因为长时间未充分利用的肌肉和关节正在接受训练，身体必须重新适应更高的活动水平。这是正常的！

4）在工作强化计划中，主要目标不是减少疼痛，而是提高你的表现能力。这将是每周衡量你成功与否的主要标准。工作强化计划是成功重返工作岗位的先决条件。

众所周知，心理因素在慢性疼痛中起着重要作用。为了解释身体和心理因素相互依赖的功能，可以从以下信息开始：“心理和身体不是彼此独立的。身体上的变化会对心理产生影响，反之亦然。例如，经历恐惧或压力会导致肌肉紧张、心跳或出汗。情绪和行为反应可以影响个人对疼痛的体验。这是个好消息，因为这提供了对疼痛获得一定控制的可能性。以心理学为导向的干预的一个重要目标是克服恐惧回避行为。”

恐惧不能被“说走”，克服恐惧是一项认知行为治疗任务。治疗目标是创造具有挑战性的情形，在这种情形下，个案可以从自己的经验中学习，以减少在活动中对组织损伤的过度恐惧，从而使预期接近现实。此外，恐惧和慢性疼痛之间的联系可以用Vlaeyen模型来说明，该模型假设对运动和组织损伤的恐惧有两种相反的反应：对抗和逃避。如果存在疼痛但没有严重的疾病，面对日常挑战和或多或少的日常活动，作为一种适应性反应，可能会导致恐惧减少，促进功能恢复。相反，逃避会导致恐惧的维持或加剧，甚至可能形成类似恐惧症的状态，逃避维持着“感觉疼痛→痛苦的灾难性想法→痛苦的恐惧→逃避痛苦→紧张的耐受力降低→（甚至更多）疼痛”的恶性循环。个案应该意识到，疼痛大多是一种无害的日常问题，而不是一种需要特别小心和护理的严重疾病。这也适用于主要损伤消除后的疼痛。

如果有必要，关于疼痛的行为训练也是有意义的。它可以帮助个案摆脱不停地谈论疼痛和经常表示疼痛的习惯（例如跛行，用手撑着后背或者走路时使用拐杖）。个案应该明白，这些习惯和行为促进了对疼痛的关注，也导致个案的抱怨越来越不被重视。相比之下，在其他话题上的交流有助于让疼痛保持距离。在工作强化计划的框架内，可以就“游戏规则”达成一致，例如：“早上，我们会讨论你的疼痛，因为我们很认真地对待你的疼痛，想知道你的疼痛。然而，在那之后，你不应该再谈论它，如果可能的话，直到第二天，也尽量少显示你的痛苦。相反，试着从痛苦中转移注意力。想想你日常生活中其他重要的事情，或者你经常跟别人谈论的其他事情”。治疗师和医生应该对个案生活的其他方面表现出兴趣（例如爱好、工作中发生的事情或与孩子相处的事情、政治等），并试着把个案拉出疼痛这一主题。

（2）疼痛教育的方法

医生、治疗师和心理学家进行疼痛教育有许多优点：信息和建议可以根据知识水平直接提出解决方案，可以选择最好的语言沟通。然而，与小组讨论相比，个体解释妨碍了个案之间的信息交流和互动。从患者的角度来看，同为患者的医生、心理学家或治疗师的陈述往往比那些看起来健康的医生、心理学家或治疗师的陈述更可信，因为健康者并不知道每天忍受疼痛意味着什么。因此，通常有必要采用以下方法来介绍信息“就在前几天，一个患者告诉我……”“其他患者也发现了这一点……”，这比理论方法更容易被接受。对于来自其他文化背景的人来说，有一个调解人是很有用的。

一本关于如何学会应对疼痛的书面小册子对疼痛教育很有帮助，个案被要求阅读它并为下一次与心理学家、治疗师或医生的咨询准备问题。在这种刺激下，小册子给出的应对急性或亚急性背痛的建议可以被个案接受，且在这样的信息传递过程中，自我学习任务强调了自我责任的原则，并提供了一个评估个案学习应对疼痛意愿的工具。

如果部分个案在语言和文化上相当相似，那么封闭式的教育小组也是有意义的，将个人的信息和疼痛教育经历结合起来，然后参加一个开放教育小组并交流经验，这是一个非常有效果的适应疼痛的方法。

4. 症状协商训练

许多患有慢性疼痛的个案不能有效地“协商”他们的症状或应对他们的疼痛。他们觉得自己的症状或多或少超出了自己的控制。由于他们无法预测疼痛行为，他们感到无法对疼痛、自己和环境施加控制。这反过来又增加了自我效能的缺乏。因此，症状协商训练是工作强化训练中对这类个案的一个重要培训元素。它基于以下原则：当症状出现时可以预测，可以更好地控制。要做到这一点，治疗师必须创造出一种条件，在这种条件下，症状以可预测的方式出现，并且便于个案进行预测和控制。症状协商训练最重要的策略如下。

(1) 活动分级

这种方法基于呈逐渐增加的活动水平的任务。治疗师设置的训练起始点和增量充分考虑并尽量确保活动和症状之间存在某种明确的联系，并可以很容易地让个案感觉到这种联系。例如，在渐进提升训练中，负荷、提升高度、速度或速率都可以增加。然而，这种训练的目的不是评估举重的表现，而是澄清任务的强度水平和症状之间的联系。一些个案一开始必须学会将疼痛程度区分为灰色，而不是黑色或白色(即找到介于严重疼痛和没有疼痛之间的区域，不是只有“没有疼痛”或“灾难性疼痛”两种状态)。

(2) 逐步暴露

使个案接触尽可能实际具体的身体压迫，使他们害怕。例如，如果个案对骑自行车在崎岖不平的道路上产生的脊柱压力产生恐惧，逐步暴露应该模拟特定的活动，而不仅仅是一个静止的自行车。这种方法给个案机会来纠正关于行为和伤害之间关系的不准确的预测。

(3) “踱步”(pacing)原则

患有疼痛相关残疾的个案常常秉持“开/关”原则(“是的，我能”或“不，我不能”)。患者应该体会到，通过调整自己的工作节奏，可以做出一些居中的选择：例如放慢做事速度，短暂的休息，做一些伸展运动，进行放松或做放松运动，交替工作活动等。

(4) 工作程序、工具或工作场所改良

许多与疼痛相关残疾的个案还没有学会聪明工作较之于用力工作的价值，他们继续不经济地工作，就像他们在事故/疾病之前，甚至更糟，改良工作程序、工具和工作场所可以改善这个状态(参考第七章)。

(5) 积极应对加重的疼痛

在康复过程中疼痛的加重对个案的自我管理是一个挑战，应该应用正确的疼痛行为教育。个案应该学会避免恐慌并现实地评估疼痛情况，学习疼痛的应对方法(如冷敷、放松、药物的有效使用)，分析急性疼痛发作的可能原因。

(三) 工作行为训练方法

理解了前面所述的心理和社会因素对重返工作的影响之后，不难理解工作行为训练的重要性和训练方法。工作行为包括工作动力、仪表、出席率、守时、对工序的注意力、自信心、对管理的反应、对建设性批评的接受力、人际关系、生产力、个体对心理压力和挫折的承受能力等方面。

工作行为训练主要是为了集中发展及培养个案在工作中应有的态度及行为，例如提高工作原动力，注意个人仪容，按约出席、守时，提升工作精神集中力、自信心，能够改善人际关系、自我处理压力或者调整失落情绪。在工作行为训练中也会教个案一些有效的工作习惯，例如在工作中应用人体工效学原理，工作模式及程序的简化。

工作行为训练常用的方法包括不同的小组活动，例如治疗小组、行为改造小组及心理教育小组。工作行为训练的内容包括疼痛处理、压力处理；提高工作动力、自信心；强化个案对管理的反应、对建设性批评的接受力；改善人际关系；提高个体对心理压力和挫折的承受能力等。

第三节

工作模拟训练

工作模拟训练是工作强化的重要内容，是职业康复治疗最常用的方法，是指通过一系列的仿真性或真实性的工作活动来强化个案的工作能力，从而协助他们重返工作岗位。工作模拟训练作为一种有效措施被运用于个案从康复治疗阶段到重返工作岗位之间的过渡训练。工作模拟训练的目的在于提高个案对工作要求、工作表现和工作行为的持久性，依据个案之前的工作岗位或计划返回的工作岗位，根据工作分析的结果，对相关工作能力需求在模拟的工作环境下进行训练。

工作模拟训练需要借助特制的设备，常用的设备包括计算机或自动化的工作模拟器（如BTE工作模拟训练和评估系统）、工作样本（work samples）、模拟工作站。BTE工作模拟训练和评估系统在前面已做过介绍，是非常实用的工作模拟训练设备。

VCWS（Valpar Component Work Samples）是最常用的工作样本，VCWS主要用于职业康复训练和评估、工作能力的评估和训练、就业潜能的激发、保险判断伤残等级的标准化评估测试等。VCWS包括20余个工作模拟评估及训练工作盒，每套工作盒既能独立使用又能够组合使用。每套工作盒都有相应的操作手册配合使用，手册详细地解释怎样才能达到这套工具最大的有效性，不仅描述了工具训练盒的设计目的和它的基本原理，还包括行政管理标准的说明和计分程序，并提供工具训练盒在个别有限条件下交替管理的建议。手册同时还提供测试分析结果的建议。VCWS通过模拟真实的工作情形，给予被试者完成情况的即时反馈，增强被试者的兴趣，减少混乱和挫折感，使被试者对测验的结果更有信心。另外，在模拟过程中，评测者可以监测各种不同的工作行为，获得职业相关的重要信息，因为很少依赖语言技巧，因此比纸笔测试的误差小且更精确。通过评估完成指定模拟工作训练和能顺利完成每项工具训练的技巧等级，可以显示被试者实际的工作状况。能够顺利完成作业模拟训练，证明被试者的工作效率和工作能力能适合现时的竞争环境。VCWS建立了实际工作所需的一系列技能训练和相应精确的职业技能评定的标准。

模拟工作站的训练是工作模拟训练最常用的训练方法，也是本节重点介绍的内容。

一、模拟工作站的相关概念

（一）模拟工作站基本概念

模拟工作站是结合行业特点特别设计的仿真性的工作能力训练场所，如建筑工地、木工场及办公室等。利用实际或模拟的环境，来评估及提升个案的工作潜能及能力，使其能够应对工作的要求。利用模拟工作站进行训练，有利于帮助个案了解自己的能力与局限，做出实际的再就业计划，也可以帮助个案由患者角色向工人角色转移，在心理上作更快的适应。

模拟工作站训练具备如下特点：①模拟真实的工作环境，包括场地、家具、器材、工具、材料；②模拟真实的工作活动；③标准的工作方法与程序；④所选用的工作难度及强度可调节，包括复杂程度、重量、时间等；⑤个案可以自行记录工作及训练进度，提升自我效能。

（二）模拟工作站分类

根据模拟工作站的功能，可以分为基本工作站和专业工作站，基本工作站即一般性工作站，是指一般行业或者多个行业都可能涉及的共性训练项目，例如提举工作站、运送工作站、组装工作站、推车工作站等。专业工作站是指某一行业特有的模拟工作站，例如电工工作站、建筑工作站等。

（三）模拟工作站设计原则

调查统计显示，较多发生工伤的工作岗位包括维修电工、设备维修工、公交车司机、焊工、冲压工、车工、模具工、汽车维修工、机器装配工、环卫工、清洁工、文员、木工、仓管员、建筑装修工等。其中手外伤发生率较高的岗位主要是设备维修工、冲压工、车工、模具工、机器装配工、木工等。根据这一特点，主要针对以上行业或者岗位设计模拟工作站。

每一个模拟工作站可以设计多个训练项目，几个模拟工作站可以组成工作模拟训练区域。模拟训练项目及训练强度是根据个案工作岗位的要求选择及调节，具体调节内容包括重量、时间、复杂性、特殊体位和工作环境等。

模拟工作站的设计及训练主要考虑以下因素：①根据职业能力评估结果制订训练方案，设计依据包括受伤前或者即将从事的工作岗位的工作性质(任务、工作强度、使用工具、身体要求等)、个案目前身体状况、工作行为情况等;②训练方案包含模拟或真实工作环境、工作活动、固定工作方法与程序等元素;③所选用的工作任务训练项目可调节难度,包括复杂程度、重量、时间;④训练需要有针对性,重点强调关键性工作任务的模拟;⑤初次训练选择安全的低强度,因病情及职业而异,根据个案能力安排训练时间,训练强度与频率循序渐进地增加;⑥强调训练的安全性,严格遵守相关风险预防管理指引。

(四)模拟工作站使用原则

工作模拟训练是一种人力密集的训练项目,所采用的模拟工作有一定的危险性,要由受过专门训练的职业康复治疗师执行,一位职业康复治疗师同时最多只可监督 3 名个案进行训练,每个治疗师的工作量为每天 10～12 人。

通常工作模拟训练计划应为个案提供每周 5 天左右的职业治疗,训练周期为 2～12 周。每天的训练时间应该根据目标工作的工作量来确定,一般来说为 1～7 小时。以全职或半日工作耐力为目标的模拟训练,每天训练的时间要求可以达到 2.5 小时以上。

训练过程中应该根据情况适时进行职业能力评估,以判断个案的职业能力提升情况,对于经过较长时间仍不能重返工作的个案,治疗师应提出工作岗位调整建议,或者考虑参加职业技能培训,以进一步提高他们的工作技能。

二、常见模拟工作站介绍

(一)提举及转移工作站(图 5-3-1)

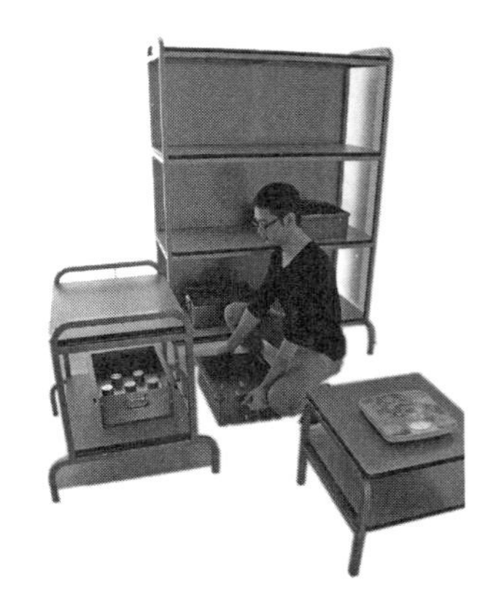

图 5-3-1 提举及转移工作站

1. 环境及设施

(1) 工作环境:多层货架、提举升降台,搬运区域(约 2 m×2 m)。

(2) 工作物料/器具/工具:不同大小及重量的木箱、塑料箱、塑料分格盘,计时器、记录表、加重衣、铁饼、圆柱形铜砝码、沙袋(1 kg、3 kg、5 kg、10 kg 各 10 个)、平脚凳(高 5 cm、10 cm、15 cm、20 cm)、斜脚凳(15°、30°、45°)等。

2. 训练内容及要求

(1) 地面至腰间的提举训练:治疗师将升降台调至个案腰部水平,提举箱放于地面。根据个案情况在提举箱里摆放相应重量的沙袋,然后指导个案进行提举操作,注意腰部保持直立,双手握紧提举箱将提举箱摆放在升降台上面。

(2) 腰间至肩水平提举训练:治疗师将升降台调至个案双肩水平高度,升降台面下放置一训练凳(高 60～100 cm),提举箱置于训练凳上,根据个案情况在提举箱里摆放相应重量的沙袋。指导个案双腿并立,站立位或半蹲位,腰部保持直立,双手抓握紧提举箱后将提举箱摆放在升降台上面。

(3) 地面至肩水平提举训练:治疗师将升降台调至个案双肩水平高度,提举箱放于地面。根据个案情况在提举箱里摆放相应重量的沙袋,然后指导个案进行提举操作,腰部保持直立,双手抓握紧提举箱后将提举箱摆放在升降台上面。

(4) 腰部水平左右转移训练:在腰部水平高度的台面上,根据个案情况在提举箱里摆放相应重量的沙袋,将不同重量的提举箱从身体左侧搬至右侧,移动距离 1 m,如此重复动作。

(5) 双人合作提举训练:训练双人协同合作完成提举。

3. 训练强度选择及调节

(1) 提举力量训练,提举重量根据个案测试结果,每组训练为:10 RM 的 1/2 完成 10 次,休息,然后 10 RM 的 2/3 完成 10 次,休息,最后 10 RM 完成 10 次。

(2) 提举耐力训练,根据个案测试结果,提举重量选择 10 RM 的 1/2,训练 20～25 分钟。

(3) 强度调节:调整提举的重量、大小、稳定状态、训练时间、重复次数。

4. 适用范围

(1) 工作中涉及提举动作的个案。

(2) 上肢损伤或下肢损伤而导致搬运能力部分受限的个案。

(3) 腰背损伤的个案。

(4) 有体能耐力、心肺功能强化需要的个案。

(5) 需进行体力处理人体工效学知识宣教的个案。

(二) 运送工作站(图 5-3-2)

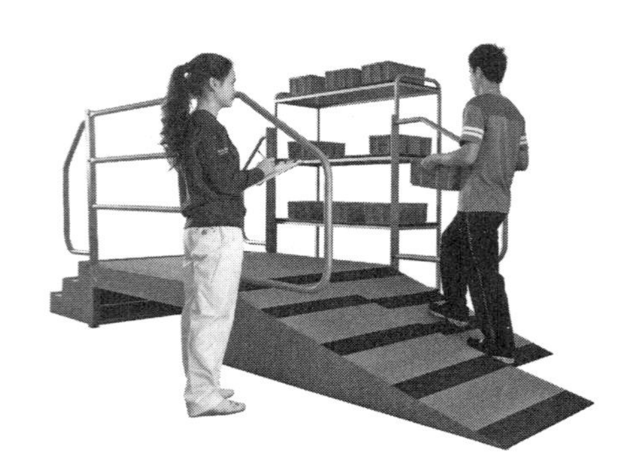

图 5-3-2 运送工作站

1. 环境及设施

(1) 工作环境:货站(多层货架)、运送通道、工作站(2 m 或者 3 m,连扶手)、楼梯(3 级)及斜坡(斜度 1:8)、不同崎岖程度的路面、货站区域(约 1.5 m×1.5 m),步行距离为 12～48 m。

(2) 工作物料/器具/工具:系列铁饼、提举箱、沙袋、负重衣、水桶(4 L、6 L、8 L、10 L 各 4 个)等。

2. 训练内容及要求

模拟日常工作中的运送任务,包括手提携带、双手提举运送、双手怀抱运送、肩扛运送、负重运送及双人合作运送等,可训练通过不同条件的工作路面,例如平滑路面步行、崎岖路面步行、上下台阶/楼梯、上下斜坡等,达到除平地运送以外的其他工作环境运送的训练目的。

3. 训练强度选择及调节

(1) 力量训练:重量可根据个案测试结果,或取上次训练最大提举运送能力的 1/2 重量进行训练,每组步行 100 m 运送距离,并依次增加 2.5～5 kg 的训练量,每次最大负重量建议不超过上次最大负重量的 120%。

(2) 耐力训练:取测试最大提举运送能力的 1/3 重量进行训练,并逐渐增加至 1/2 重量,每组训练时间 20～25 分钟。

(3) 强度调节:由单手提箱增至双手各提一箱;调整提举箱的重量、大小、训练时间;改变路面环境如从平路变为上下楼梯、斜坡及不同崎岖程度的路面。

4. 适用范围

(1) 骨折已经基本愈合需提高体能耐力的个案。

(2) 工作要求体力性携带/运送的个案。

(3) 工作要求在不同路面上行走的个案。

(4) 有体能耐力、心肺功能强化需要的个案。

(三) 推车工作站(图 5-3-3)

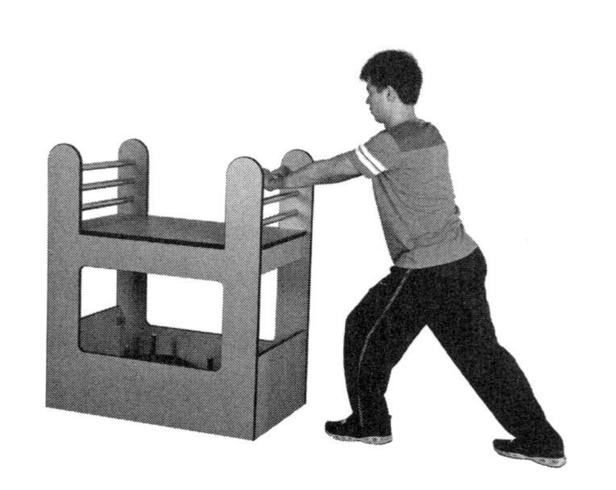

图 5-3-3 推车工作站

1. 环境及设施

(1) 工作环境:运送通道、货站、运送区域(平路面、斜坡、不平坦路面等)。

(2) 工作物料/器具/工具:推车(各式推车,包括手推车、手动叉车、两轮车、平板车或者没有滚轮的木箱等)、可调节重量的货物(沙袋、铁饼、水箱等)。

2. 训练内容及要求

模拟日常工作中的推车运送任务,训练要求通过不同条件的工作路面,例如平滑路面步行、崎岖路面、上下斜坡等,运送工具为各式推车,负重重量可以根据个人能力进行调整,遵循循序渐进的原则。

3. 训练强度选择及调节

(1) 强度选择:重量可根据个案测试结果,或取上次训练最大提举运送能力的 1/2 重量进行训练，每组步行 100 m 运送距离，并依次增加 2.5～5 kg 的训练量，每组 20 分钟，中间休息 5 分钟；每天 3～6 组。

(2) 强度调节：调整运送的重量和形态（如不稳定的物料）、改变作业环境（如粗糙面、坡度等）及训练时间。

4. 适用范围

(1) 在原工作中需要用工具运送重物的个案。

(2) 损伤导致推拉力不足需要推力强化训练的个案，例如腰背受伤的个案。

（四）平衡及移动能力工作站（图 5-3-4）

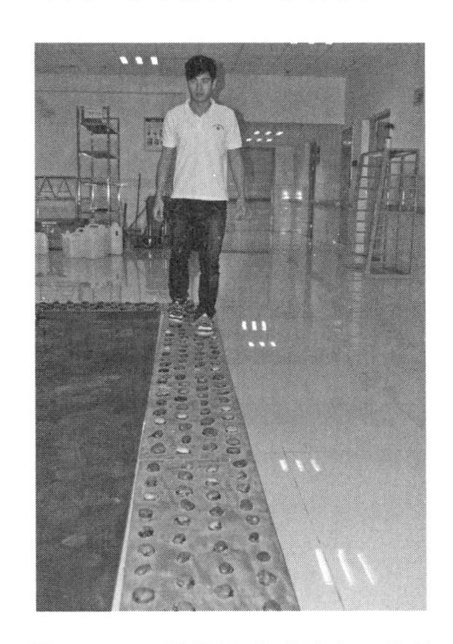

图 5-3-4 平衡及移动能力工作站

1. 环境及设施

(1) 工作环境：狭窄通道、障碍路面、水泥地面、配置扶手的台阶、15°斜坡（或高度与长度比值为 1∶8）、石子路（10 m）。

(2) 工作物料/器具/工具：无特殊，可以是其他工作站相关的工具。

2. 训练内容及要求

(1) 平地步行训练：于水泥平地来回行走（根据个体能力使用负重衣、沙袋，携带水箱），记录移动距离、步态、时间。

(2) 上下台阶、斜坡训练：上下台阶/斜坡（根据个体能力使用负重衣、沙袋，携带水箱），记录移动量、时间及辅助情况图。

(3) 崎岖路面训练：在适合自身功能的石子路上行走（根据个体能力使用负重衣、沙袋，携带水箱），提升平衡、疼痛适应能力，巩固步行稳定性，监测个体训练反应，记录移动距离、时间。

(4) 模拟在狭窄、光滑、不稳或移动的地面上行走、站立、蹲伏或跑步，保持身体平衡以防止跌倒；可同时进行提举、运送、携带等负重训练。

3. 训练强度选择及调节

(1) 强度选择：每次训练 20～25 分钟，间隔休息 5～10 分钟，每天 3 组。

(2) 强度调节：调节训练时间、路面及环境、障碍间距和高度、负重量等。

4. 适用范围

(1) 下肢损伤的个案，脑外伤导致平衡障碍的个案。

(2) 平衡能力受限的个案。

(3) 步行能力及耐力受限的个案。

(4) 从事户外或野外作业的个案。

（五）攀爬工作站（图 5-3-5）

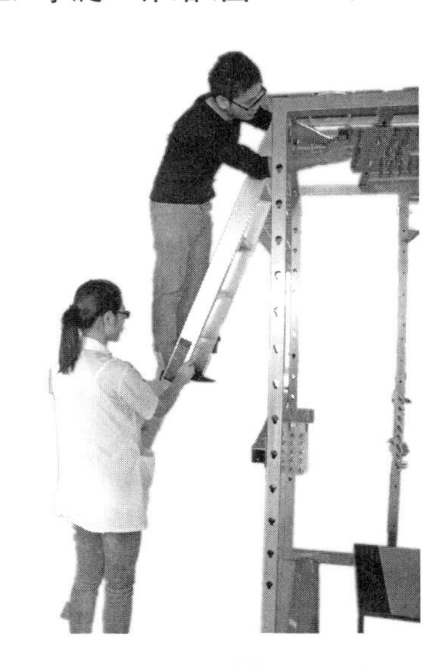

图 5-3-5 攀爬工作站

1. 环境及设施

(1) 工作环境：阶梯、楼梯、斜坡、高架、铝梯、垂直扶梯、脚手架、不同高度障碍物。

(2) 工作物料/器具/工具：不同大小及重量的水箱、负重衣等。

2. 训练内容及要求

运用双脚、双腿或者双手和双臂上下阶梯、楼梯、斜坡，或攀登爬高架、竿柱等物，强调身体敏捷度。

3. 训练强度选择及调节

(1) 强度选择：每组10分钟，中间休息3分钟；每天3～5组训练量。

(2) 强度调节：调整障碍间距、高度及训练时间，改变攀爬物。

4. 适用范围

(1) 工作涉及攀爬作业的个案。

(2) 有体能耐力、心肺功能强化需要的个案。

（六）组装工作站（图5-3-6）

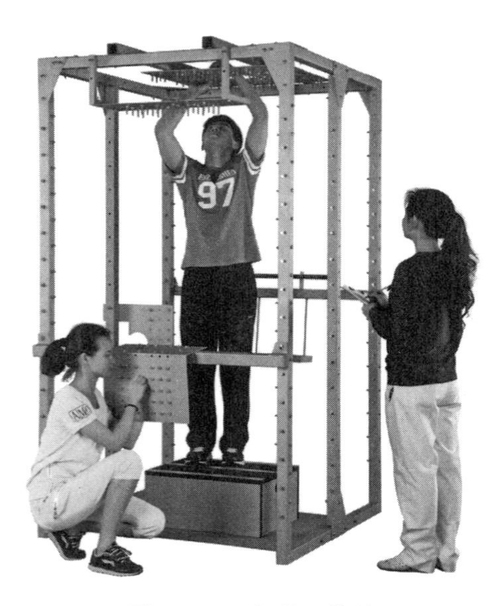

图5-3-6　组装工作站

1. 环境及设施

(1) 工作环境：工作站、立体组装站、多功能组装架。

(2) 工作物料/器具/工具：各式组装箱（手装配螺丝母）、组装架（用五金工具组装螺丝及金属配件）、立体组装站（用五金工具在不同高度组装塑料配件）、扶梯。

2. 训练内容及要求

(1) 训练各种姿势变化：坐姿→站立→步行、坐姿→站姿弯腰、坐姿→坐姿伸手向前取物、坐姿→坐姿扭腰、站姿→蹲姿、站姿→步行、站姿→蹲姿→蹲伏、站姿→蹲姿→爬行、站姿→蹲姿→仰躺、步行途中调整移动方向、蹲姿→跪姿（单膝跪、双膝跪）等。

(2) 模拟在不同的姿势体位（坐、站、蹲、跪、躺、伏）工作、高度进行的手部作业，包括伸手（左/右/双手）向左顶、向左底、向左侧、向左前、向右顶、向右底、向右侧、向右前等八个方向进行的手工操作，以及在蹲姿、坐姿或者站姿进行手工的组装操作。

(3) 可分为几种组装工作站：徒手组装、手工具组装、全身组装活动、爬梯组装等。

此工作站训练包括作业姿势、手部灵活性及协调性的训练，训练时可以使用工具，如扳手螺丝刀，以增强对工具的操作能力。

3. 训练强度选择及调节

(1) 组装能力训练：按训练图纸，每组训练完成1套的手工作业，其中组装箱包括有5个内侧面和4个外侧面。

(2) 组装耐力训练：伸手于不同高度的组装作业，要求每个姿势的操作时间10～20分钟。

(3) 强度调节：调节组装难度、作业姿势及训练时间。

4. 适用范围

(1) 上肢骨折已经基本愈合但需提高手部工作耐力的个案。

(2) 需要提高手部工作的灵活性及协调性的个案。

(3) 腰背损伤需要进行坐位/站位耐力训练的个案。

(4) 需要提高工具使用能力的个案。

(5) 受伤后导致各种姿势变化受限的个案。

（七）流水手工作站

1. 环境及设施

(1) 工作环境：流水手工作站。

(2) 工作物料/器具/工具：螺丝插板、垫片、螺母、托盘等配件，物料摆放台。

2. 训练内容及要求

模拟流水手工作业，坐姿双手“排序螺丝插板→套垫片→拧螺母固定→拆卸螺母、垫片→拆卸插板并按序摆放”五个流水作业任务，每个工序链接完成上一工序任务，然后转至下一工序。转盘匀速转动（速度可根据作业需要调整）。

该项模拟训练要求以一定的生产速率工作，涉及持续双上肢操作物体的动作（即使物体的重量可忽略），可提高及强化个案的手协调性、灵活性及速度，并可以锻炼团队协作精神。

3. 训练强度选择及调节

(1) 强度选择：每组为10～15个螺丝插板，5人分别完成其中一个步骤；每组20分钟，休息5分钟，每天3～6组。每隔1组转换一次操作工序。

(2) 强度调节：调节组装难度、流水作业速度及训练时间。

4. 适用范围

(1) 从事流水生产作业的个案。

(2) 在工业环境中需要维持一定的生产速度的个案。

(3) 手部骨折或神经肌腱损伤、手部截指但保留部分操作能力的个案。

(4) 腰背痛的个案。

(八) 手眼脚协调工作站(图5-3-7)

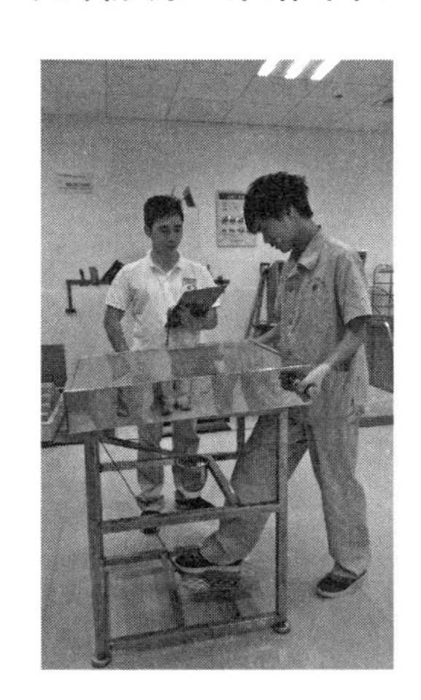

图5-3-7　手眼脚协调工作站

1. 环境及设施

(1) 工作环境：占1.5～2 m^2 的训练空间，摆放手眼脚协调器。

(2) 工作物料/器具/工具：手眼脚协调器、计时器、登记表格等。

2. 训练内容及要求

站姿或坐姿操作，通过患侧或健侧脚踩训练器(患肢踩的目的是强化患肢的功能，患侧负重健侧踩的目的是强化患肢的单脚负重能力)，双手抓握并操作把柄，并结合个体的认知思维来完成任务。

训练平台设置弯曲通道及孔洞(波球如掉下去需重新开始，这增加了训练的难度，个体需要思考行走、如何克服困难。通过娱乐性的操作治疗活动，提升个体的认知能力、解决问题的能力、肢体协调的能力。

3. 训练强度选择及调节

(1) 强度选择：根据个体能力每次持续时间有差异，设置目标时间(研究统计显示，正常个体能够完成任务的时间介于3～5分钟)，每天5～10次。

(2) 强度调节：调整路线难度、目标时间、持续训练时间等。

4. 适用范围

(1) 下肢骨折、腰背痛导致站立耐力受限的个案。

(2) 手或上肢骨折导致协调性受限的个案。

(3) 脑损伤导致认知功能部分受限的个案。

(4) 从事司机或者其他对手眼脚协调性要求较高工作的个案。

(九) 电工工作站(图5-3-8)

1. 环境及设施

(1) 工作环境：电房或者特制的电工工作站。

(2) 工作物料/器具/工具：头盔、安全带及高空作业套件，铝梯、矮凳，各种维修工具(例如电笔、螺丝刀、电工工具袋)等。

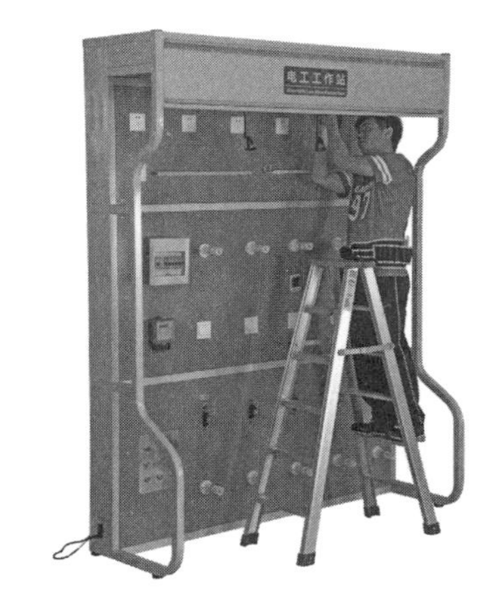

图5-3-8　电工工作站

2. 训练内容及要求

模拟真实的电工作业，例如在长时间站立、站立弯腰或蹲姿中进行布线接线，通过攀爬铝梯、矮凳等辅助工具进行的高处安装电灯泡作业。工作站训练中可以使用各种维修工具，例如电笔、螺丝刀、电工工具袋等。

3. 训练强度选择及调节

(1) 强度选择：每组 20 分钟，中间休息 5 分钟；每天 3～6 组。

(2) 强度调节：改变工作姿势如蹲伏、攀爬、仰躺等，调整工具重量及训练时间。

4. 适用范围

(1) 受伤的电工，在其病情稳定后给予工作模拟训练，有利于增强个案重新参与工作的信心。

(2) 用于电工技术的培训，使个案掌握新的技能。

(3) 伤病导致上肢操作能力受限、下肢站立、下蹲及姿势变化能力受限的个案。

(十) 维修工作站(图 5-3-9)

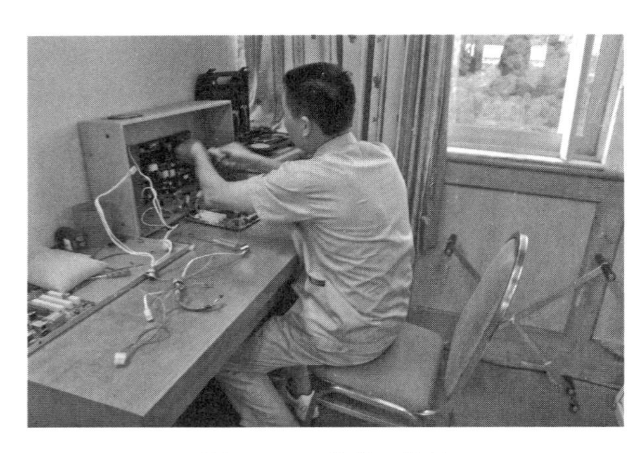

图 5-3-9 维修工作站

1. 环境及设施

(1) 工作环境：电器维修室、管道维修升降台、空调维修工作站等。

(2) 工作物料/器具/工具：头盔、安全带及高空作业套件、铝梯、矮凳，各种维修工具(例如电笔、螺丝刀、电工工具袋)等。

2. 训练内容及要求

在不同工作姿势下(坐、站或蹲)用手及手工具进行维修作业，训练项目包括电器维修、管道维修、空调维修，以及电器设备拆装等。

3. 训练强度选择及调节

(1) 强度选择：每组 20 分钟，中间休息 5 分钟；每天要求 3～6 组。

(2) 强度调节：改变工作姿势，例如蹲伏、攀爬、仰躺等，增加工具重量及训练时间。

4. 适用范围

(1) 从事各种维修作业的技术人员、电工等。

(2) 伤病导致上肢操作能力受限、下肢站立、下蹲及姿势变化能力受限的个案。

(十一) 建筑工作站(图 5-3-10)

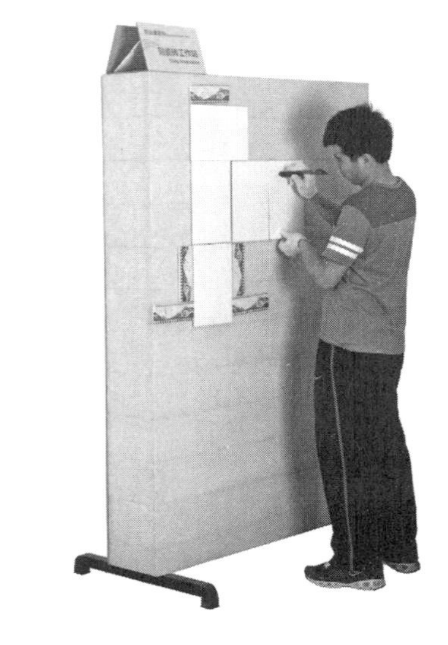

a

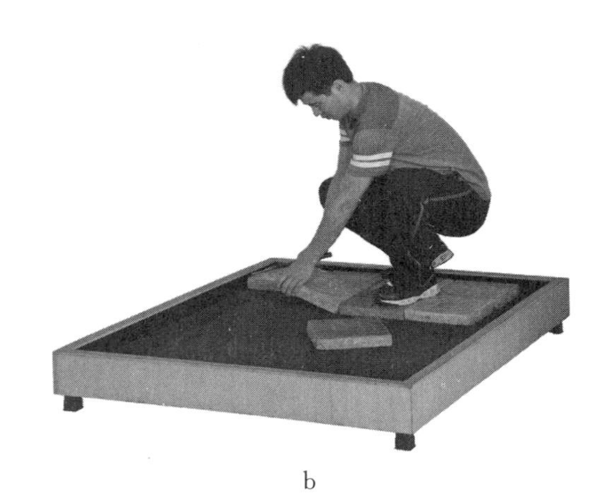

b

图 5-3-10 建筑工作站

1. 环境及设施

(1) 工作环境

1) 入口位：2.5 m×4 m 的工具房(内设更衣、换鞋区)、洗手池、冲水管。

2) 运送沙石区域：用于铲沙及斗车运送沙石训练。约 3.5 m×4 m 的面积，包括沙池(1.5 m×2 m)、平地运输道路(与斜坡平行)、斜坡(3.5 m×1.5 m×1 m，约 15°坡度)、平台(1.5 m×1.5 m)。

3) 建筑训练区域(1 层的建筑板房)：采用工地现有的板房材料，大小 4 m×4 m。

4) 砌砖区域：分砖块摆放区、搅拌浆料区、砌砖施工区。

5) 粉墙区：用于粉刷墙面、修补墙面等工作模拟。

6) 铺地砖区域：用于模拟铺地砖工作。区域约 2.5 m×4 m 大小，没有训练时可收起。

7) 路面设计：为模拟工地环境的复杂性，可考虑在训练域间穿插设计崎岖路面、简单跨越障碍物等。

(2) 工作物料/器具/工具：墙砖、地砖、瓷砖；钢架、钢管、钢绳、各种规格板材、配套工具零件；竖立木板、施工用脚手架、批刀等。

2. 训练内容及要求

模拟各种建筑环境的工作活动，训练项目包括铲沙、推独轮泥头车、铺地板、叠砖、粉刷等。

3. 训练强度选择及调节

(1) 强度选择：每组 20 分钟，中间休息 5 分钟；每天 3～6 组。

(2) 强度调节：调节任务复杂程度、训练时间。

4. 适用范围

(1) 从事建筑行业的个案。

(2) 姿势、力量、耐力、关节活动度等功能受限的个案。

(十二) 驾驶工作站(图 5-3-11)

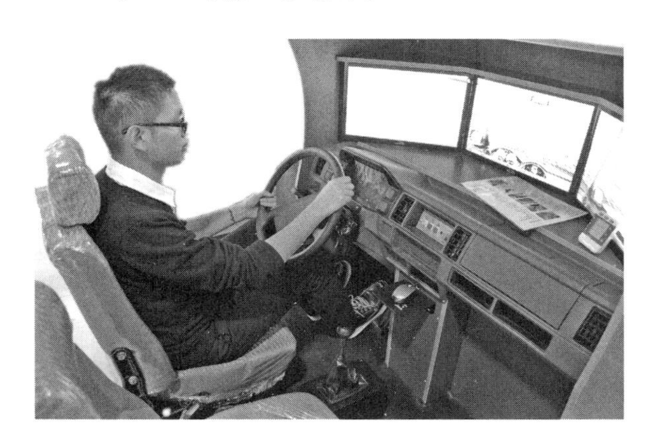

图 5-3-11 驾驶工作站

1. 环境及设施

(1) 工作环境：驾驶舱。

(2) 工作物料/器具/工具：汽车驾驶模拟器。

2. 训练内容及要求

模拟车辆驾驶动作中的方向盘操作、手抓握和推拉操作杆，以及左脚踩离合、右脚踩刹车和油门，通过模拟训练能够恢复或代偿受伤司机的驾驶工作能力。

3. 训练强度选择及调节

(1) 强度选择：每组 50～60 分钟，建议每天治疗量最长不超过 4 小时。

(2) 强度调节：改变驾驶环境(驾驶模拟器可设置)，增加训练时间。

4. 适用范围

(1) 因手部、上肢、下肢或腰部受伤的各类司机。

(2) 学习汽车驾驶技能的个案，可以通过驾驶教学，使学员掌握基本的驾驶技术。

(十三) 厨工工作站(图 5-3-12)

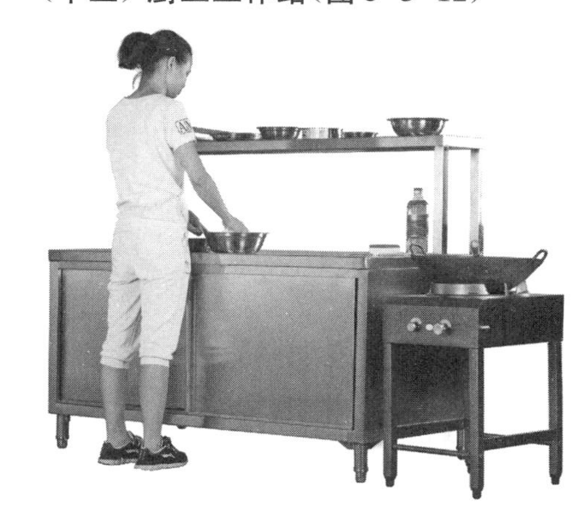

图 5-3-12 厨工工作站

1. 环境及设施

(1) 工作环境：模拟厨房。

(2) 工作物料/器具/工具：铁锅、铲、勺子及锅架等炊事工具，可以选取米粒、小卵石作为替代材料。

2. 训练内容及要求

模拟厨师、厨工等餐饮服务行业的工作任务，如翻炒、掂锅等，主要目的是提高个案的站立工作耐力、手部抓握力量及灵活性。

3. 训练强度选择及调节

(1) 强度选择：每组 20 分钟，中间休息 5 分钟；每天 3～6 组。

(2) 强度调节：增加训练时间、调节食物数量和重量。

4. 适用范围

(1) 适用于从事厨房工作的个案。

(2) 手部、上肢或腰背损伤的个案。

(十四) 文职工作站(图 5-3-13)

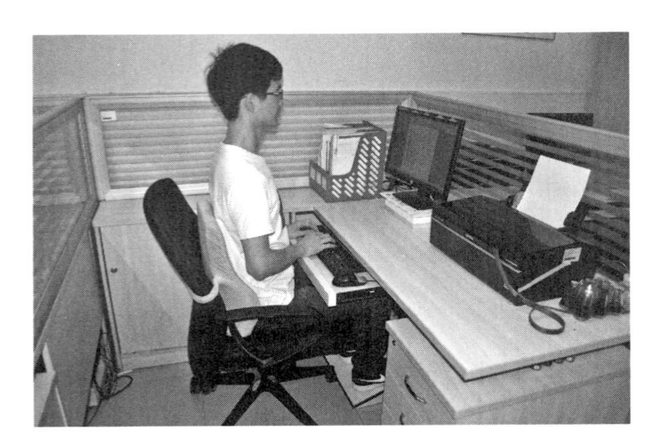

图 5-3-13　文职工作站

1. 环境及设施

(1) 工作环境:模拟办公室。

(2) 工作物料/器具/工具:电脑、纸笔、书本等。

2. 训练内容及要求

(1) 办公室人体工效学改造:训练方案依据办公室的人体工效学风险评估结果而设计,主要用于办公室人员的工作姿势训练及职业卫生宣教,指导个案掌握预防职业损伤的相关知识,让个案学习重新设计自己的职业环境。

(2) 坐位工作耐力训练:可以作为腰背损伤个案提高坐位工作耐力的训练项目,以及手部损伤个案的手功能训练。

3. 训练强度选择及调节

(1) 人体工效学环境改造:分 3 节,每节 50 分钟。

(2) 工作耐力训练:每组 60 分钟,每天 3～8 组。

(3) 强度调节:增加训练时间。

4. 适用范围

(1) 病情稳定的文职工作者。

(2) 需要进行办公室人体工效学改良的个案。

(3) 坐姿耐力受限的个案。

(十五) 清洁工作站(图 5-3-14)

1. 环境及设施

(1) 工作环境:环卫站、室内、室外等各类环境。

(2) 工作物料/器具/工具:扫帚、簸箕、拖把、水桶、抹布、扫地机等各类清洁用具。

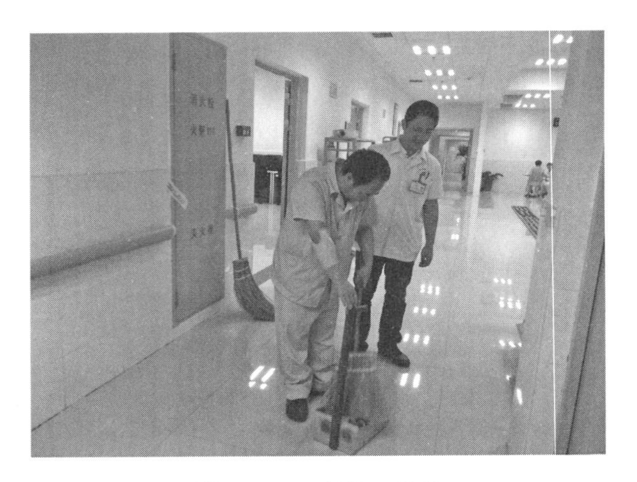

图 5-3-14　清洁工作站

2. 训练内容及要求

模拟清洁工人完成各类清洁卫生工作,如扫地、拖地、擦窗、提水桶等,使个案能够逐渐重新参与工作。

3. 训练强度选择及调节

(1) 强度选择:每组 20 分钟,中间休息 5 分钟;每天至少 3 组。

(2) 强度调节:改变工作环境,增加训练时间。

4. 适用范围

从事清洁、环卫工作的个案。

(十六) 木工工作站(图 5-3-15)

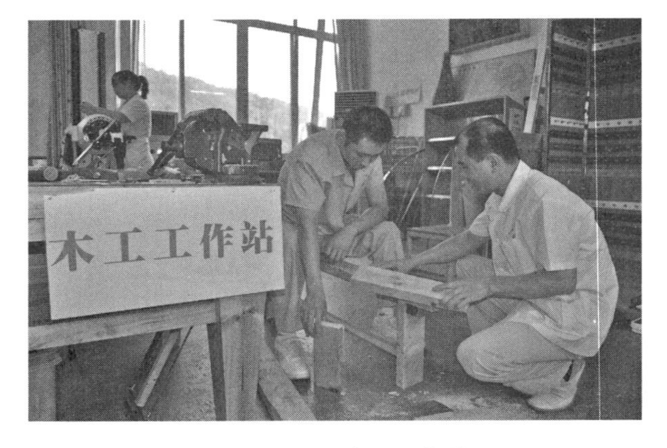

图 5-3-15　木工工作站

1. 环境及设施

(1) 工作环境:木工房,15～20 m^2 空间。

(2) 工作物料/器具/工具:角马操作台、电锯操作台、各规格木锯、木工锉、木工凳、木板等。

2. 训练内容及要求

用于模拟木工作业活动,完成指定木工任务,包括木工制作工序(测量、画图、敲打、锯木、刨木、凿木等),生产产品如凳、桌、手工具等,使用铁锤(敲钉入木)、锯木、装框等。

3. 训练强度选择及调节

(1) 强度选择:每次 30 分钟,中间休息 5 分钟;每天 2~3 组。

(2) 强度调节:调节工序、产品、训练时间等。

4. 适用范围

(1) 从事木工工作的个案。

(2) 手部损伤、腰部受伤的个案。

(十七) 护理(照护)工作站(图 5-3-16)

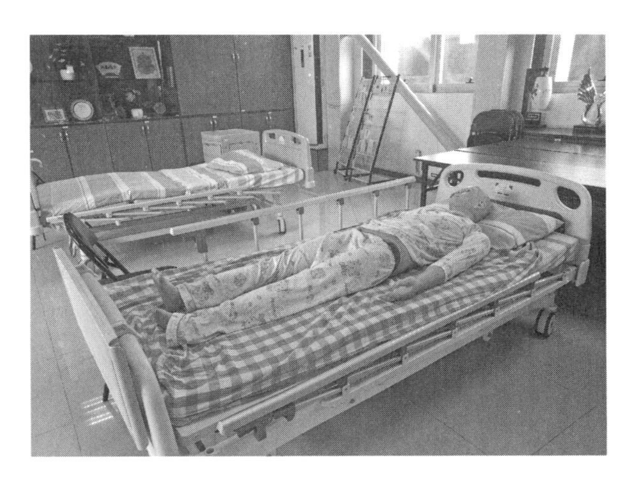

图 5-3-16 护理(照护)工作站

1. 环境及设施

(1) 工作环境:护理站,15~20 m^2 空间。

(2) 工作物料/器具/工具:病床、轮椅、椅子,仿真个案模型等。

2. 训练内容及要求

用于模拟护工/护士转移、照顾个案的工作活动,完成个案的翻身转移、搬抬等体力处理动作训练,学习人体工效学的体力操作方法,保护腰背部,预防再次受伤。训练项目包括床上翻身、协助轮椅转移、协助床上转移、整理床铺等。

3. 训练强度选择及调节

(1) 强度选择:每次 30 分钟,中间休息 5 分钟;每天 2~3 组。

(2) 强度调节:调节工作任务、训练时间等。

4. 适用范围

(1) 从事以人为个案的照顾、搬运工作的受伤护工/护士。

(2) 腰部受伤需要建立正确体力操作习惯的个案。

(十八) 仓管工作站(图 5-3-17)

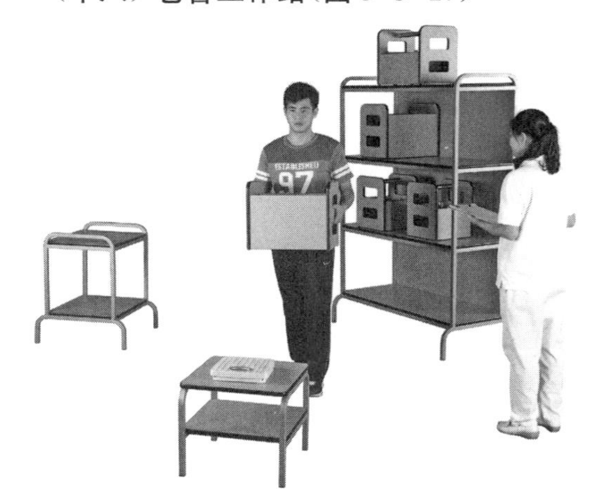

图 5-3-17 仓管工作站

1. 环境及设施

(1) 工作环境:30~50 m^2 作业空间。

(2) 工作物料/器具/工具:不锈钢货架、斜坡、平台、阶梯(四级)、矮凳、手提箱、不同规格的砝码、磅称、手推车/叉车、登记台、铝梯等。

2. 训练内容及要求

用于模拟仓管员的作业活动,完成指定货品的入仓、出仓、登记任务,训练项目包括:货品出仓、运送、称重、登记,货品接收、登记、运送、入仓等。

3. 训练强度选择及调节

(1) 强度选择:每组计 10 次完整的作业活动,中间休息 5~10 分钟;每天 3~6 组。

(2) 强度调节:调节工作流程、货品重量、训练时间。

4. 适用范围

(1) 从事仓管工作的个案。

(2) 手部损伤、腰部受伤的个案。

(3) 需要提升体能耐力、工作行为能力的个案。

(十九) 器械装配工作站(图 5-3-18)

1. 环境及设施

(1) 工作环境:30 m^2 作业空间。

(2) 工作物料/器具/工具:台虎钳零件及装配台、十字平口钳及装配图、齿轮减速器及装配图、简易车床及装配图等。

2. 训练内容及要求

用于模拟重型的手工装配作业活动,提升个体

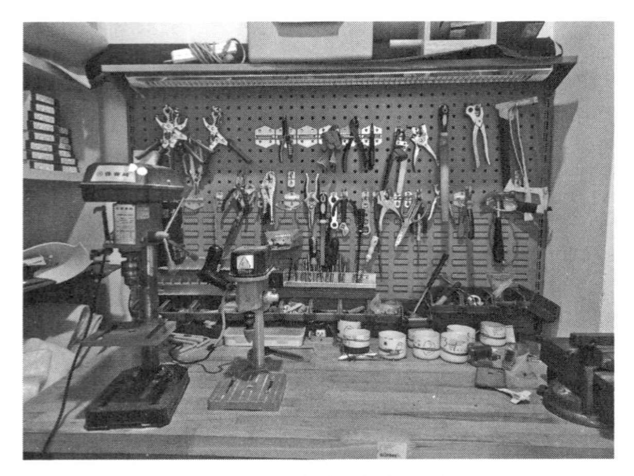

图 5-3-18　器械装配工作站

的组织操作能力、体能耐力强度。个体按照图纸或图片将零部件组装成规定的外形结构，并测试装配好设备的功能，记录完成作业情况，提出个体在作业时出现的错误操作步骤或容易导致受伤的体力处理习惯。训练项目包括装配台虎钳、十字平口钳、齿轮减速器、简易车床、复杂模具等。

3. 训练强度选择及调节

（1）强度选择：按完成每组装配任务为 1 次训练量，每天不超过 2 小时工作量，给予工间休息时间。

（2）强度调节：增加装配难度，增加训练时间。

4. 适用范围

（1）从事装配工作的个案。

（2）手部损伤的个案。

（3）下肢受伤导致蹲姿受限的个案。

（4）腰部受伤的个案。

（二十）焊工工作站（图 5-3-19）

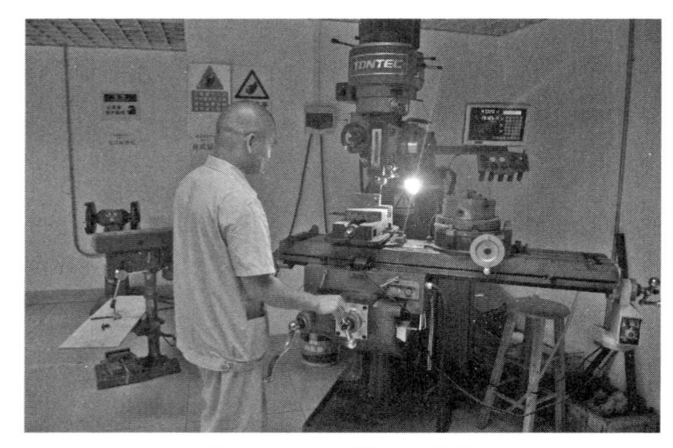

图 5-3-19　焊工工作站

1. 环境及设施

（1）工作环境：30～40 m^2 作业空间。

（2）工作物料/器具/工具：焊机、焊枪、焊帽、焊线、焊工作业服，切割机，钢板、钢管、铁条，焊工作业槽及抽风机，铆工实操成套设备等。

2. 训练内容及要求

用于焊工、铆工的活动，完成指定焊接、切割、拼凑取型任务，训练项目包括：钢条/钢管焊接作业、铆工作业（按钻孔、冲牙，规定图纸拼凑钢管外形）、切割机操作等。

3. 训练强度选择及调节

（1）强度选择：每次作业 20～30 分钟，中间休息 5 分钟；每天总计 1～2 小时训练量。

（2）强度调节：增加产品难度，增加训练时间。

4. 适用范围

（1）从事焊工、铆工工作等的个案。

（2）手部损伤的个案。

（3）下肢受伤导致蹲姿受限的个案。

（4）腰部受伤的个案。

（二十一）工作模拟训练注意事项

（1）训练前需要筛查禁忌证，治疗师必须细心检查以确保个案的身体状况适合接受训练，除了详细查阅个案的病历记录外，还需要做必要的检查和评估。

（2）训练前完成 10～15 分钟的热身训练。

（3）训练前需要向个案讲解清楚标准的操作方式、身体姿势，确保符合人体功效学原理。

（4）对于各种疾病受伤早期的个案，血压高、心肺耐力较差的个案需要慎重安排训练项目。

（5）各类骨折的个案应该确保骨折愈合良好，下肢骨折个案应在完全负重后方可参加涉及负荷的训练。

（6）涉及大型设备的操作，务必保证在治疗师监管下完成，以确保训练安全。

（7）训练过程中注意观察个案的姿势耐力及疼痛反应。

（8）关注个案工作行为表现。

第四节

现场实施的工作强化训练

现场实施的工作强化训练是指在工厂、企业等实际工作场所中开展的，以工作能力强化为目的的职业康复治疗行为，通过真实的工作环境及工作任务训练，重新建立受伤工人的工作习惯，提高工人受伤后重新参与工作的能力，协助受伤工人尽早建立“工作者”角色，使用人单位能够更早、更妥善地接纳受伤工人。由于受伤工人长时间没有参加工作，身体功能下降。因为身体能力及工作习惯未能适应工作岗位的要求，受伤工人返回工作后再次受伤的概率增大。现场实施的工作强化训练为受伤工人提供了一个很好的返工过渡平台。

一、现场工作强化训练的特点

（一）减少整体花费

长期医疗服务可能会加重受伤工人的医疗依赖，有调查研究表明，受伤工人住院时间越长、离开工作岗位时间越长，最终返回原工作的成功率就越低。另外受伤后工人还有许多较不明显的费用支出，例如，受伤工人伤情稳定后可能还会在相当长的一段时间内徘徊在医院门诊、康复中心或在家休养，因为受伤工人的医疗期加长而导致的治疗费用增加。

现场工作强化训练能够尽早让有能力的个案参与工作，可以缩短个案由于参加治疗而离开工作岗位的时间。这种外展性服务也可以促进治疗师与雇主、个案的沟通。通过雇主、医护人员和个案之间的紧密交流可以加快个案早期返回工作岗位的进程。整体上减少受伤医疗及补偿花费的支出。

（二）社会心理学支持

调查研究表明，如果一个工人因为工伤离开了工作岗位，那么他选择离职远比他重返工作岗位更容易，而离开时间越长，这种情况越有可能发生(Kelsy 和 White，1980)。这种情况发生的原因主要是受伤工人的生活方式已经因为他们工作习惯、家庭中经济地位及社会支持系统的变化而发生了戏剧性的改变，这些变化使他们产生了心理社会的障碍而无法重返工作岗位。这些障碍包括害怕、缺乏主动性、期望再度获益等。

在现场实施的强化训练活动中，治疗师处于一种协助个案约束自己的位置。现场治疗服务让治疗师能够深入了解的工作行为，而个案也会倾向于信赖一位参与现场工作的医护人员，因为这些工作人员已经融入他们的文化习俗，熟悉个案及其工作环境，并且了解工作场所的人体工效学因素。研究证明，这种现场介入的工作方式可以减轻个案重返工作的心理社会障碍。

（三）体现职业康复服务的社会效益

在现场工作强化训练的服务模式中，许多服务都是在工作现场实施的，这样可以提供一个连续性更好的治疗服务。通过分析受伤工人的工作，治疗师可以更有效地把身体康复情况不同的受伤工人安置在合适的工作岗位上，最终带来生产力的提高。

在此过程中职业治疗师会特别关注受伤工人再次受伤的可能性。因此治疗师可以确定选择适当和有效预防的活动计划。现场治疗可以使治疗师接近工地，这样就能让他们更好地管理受伤工人重返工作的安全进程，并且能够提供持续的教育和预防服务。

二、现场工作强化训练的内容

（一）现场工作评估

进行现场工作强化训练前首先进行现场工作评估以便制订现场工作强化方案。现场工作评估前需要了解的信息包括：①个案的身体情况及功能康复情况；②就业意愿及期望；③用人单位的态度；④用人单位的性质及相关制度，尤其是单位已经实施的有关职业健康和安全的项目；⑤现场训练中将安排的工作内容/工作岗位。

现场工作评估需要了解和观察的内容包括：①工作的流程及方法；②工作需要使用的工具、机器和设备；③工作环境；④工作过程中人体工效学风险因素；⑤单位可以提供的资源协助。

完成现场工作评估后，治疗师可以根据评估结论及建议来确定在单位内进行的现场训练，并由治疗师制订现场工作强化训练方案，筛选出会产生受伤风险的工作任务。

（二）设备和空间选择

实施现场强化训练时，设备及空间选择对于帮助受伤工人安全返回工作岗位有重要作用，一般来说，重体力强度的工作任务容易发生腰背、肩关节和膝盖等受力较大的身体部位的损伤。而工作强度较轻的生产行业(如生产线上装配零件)则有上肢累积性损伤的风险。这些风险因素会影响到所使用的设备和空间。

进行评估时至少需要为个案单独提供一个隔离的区域。治疗师需要利用机器设备和工作空间来评估工作所涉及的身体能力要求。同样,也可能用到用来评估个案工作的配套工具,如秒表、握力计、推拉力、卷尺、磅秤等。无论在工作现场还是在门诊部,在职业康复中有一个很重要的原则是关注功能,治疗师需把关注点放在提供给个案工具从而使他们具备管理自己健康的能力。

治疗师不要在工作场所过度使用个案不熟悉的工具。现场工作强化训练尽量少用传统的康复器材,但这并不是说治疗师需要远离传统的治疗器材。治疗师可以使用一些轻便的工具,例如超声波和体重计,这样的工具可以带到不同的地方。

为工作行为教育提供独立空间是很重要的,例如利用会议室的空余时间或休息室都是不错的选择。

(三)实施现场工作强化训练

根据工作内容的不同,选择在真实的工作环境中安排进行工作强化训练。通过真实的工作环境及工作任务训练,提高受伤工人实际操作能力,更有利于受伤工人重新适应工作。

进行现场评估后,职业治疗师制订出现场工作强化训练方案与跟进计划,并筛选出避免再次出现受伤风险的工作任务。现场工作强化训练方案由治疗师、个案本人、单位管理人员等各方共同参与制订。

治疗师将选出工作流程中关键性的工作任务,或者个案身体能力上未能完全符合其要求的工序,通过安全筛选后安排个案进行训练。训练内容包括体力操作处理、设备使用、工作姿势及方法、操作耐力和同事协作等,训练强度需要遵循渐进式增加的原则,强调注意个案的训练反馈。现场强化训练要求参与的个案遵守单位的正常作息制度,治疗时间通常建议安排为全职或半日的工作训练。个案的现场治疗期因个体差异而存在不同,每个训练疗程建议至少持续1周以上。单位管理人员主要负责现场监督个案的工作表现,并判断个案的工作是否满足公司的要求。

(四)受伤管理及预防

受伤管理及预防包括如肌肉骨骼系统评估、训练计划制订和工作行为教育。受伤管理是将工作行为教育应用于具体的职业康复服务实践中,防止受伤工人再次受伤,同时还包括在一般工人群体中的工伤预防服务。受伤管理计划可由治疗师现场提供功能性能力评估、现场工作分析评估、工作强化训练及工作适应训练等服务。在一些案例中,治疗师也提供个案管理服务。

现实工作中,预防和治疗经常是重叠的,容易被治疗师所忽略。例如现场工作分析评估个案的能力与工作所要求的能力之间的配对,就可以用于评估潜在的工作风险。同样,工作适应和工作任务调整可用于让受伤工人安全地重返工作。在一个工伤预防项目中,工作调整用于更广泛的工人群体,用来减少影响健康的危险因素。

在一些情况下,治疗师是唯一的现场医护人员。由于一些公司只有有限的资源和空间,这时就需要治疗师在提供服务时能够灵活并且有创造力。

(五)工作安置

现场治疗后,为用人单位及个案提出工作调整建议或转换工作岗位建议是协助个案安全返回工作岗位的一个重要项目。服务的提供可能因不同的单位而不同,但是常常包括传统的评估及治疗服务,另外涉及个案管理、现场工作评估、工伤预防、宣教、工作调整等内容。这部分内容将在另外的章节详细介绍。

第五节 职业康复治疗技术的注意事项

职业康复治疗是帮助受伤个案重返工作岗位的重要内容,工作能力强化计划综合考虑生理、心理和社会等各方面因素的影响,制订针对性的方案。以下因素也是职业康复治疗需要考虑的内容。

一、职业康复治疗的介入时机

关于职业康复治疗的介入时机，与康复医学的基本原则一样，职业康复治疗也应尽早开始。一般说来早期医疗康复始于病损早期，持续到病损稳定或个案经临床治疗后情况基本稳定为止，其目的在于预防或降低因病损而导致的身体功能障碍、有助于病损的临床转归或缩短临床治疗时间、为衔接下一步的康复治疗提供有力的配合、有助于疏导病损带给个案负面的精神及心理问题。医疗康复所采取的手段和方法与个案的病损情况相对应并与临床治疗相配合，可采用的具体方法和技术包括主被动关节活动、软组织牵拉、处理疼痛和肢体肿胀、控制炎症反应、维持或改善肌力的练习，使用夹板、支具或矫形器以预防或矫正畸形等。当个案经过临床治疗和早期医疗康复处理已基本稳定时就可以进入下一阶段的职业康复治疗。

通常职业康复治疗计划应为个案提供每周5天左右的职业治疗。治疗计划应考虑以下因素：①根据个案能力安排治疗时间，治疗强度与频率循序渐进增加；②每天治疗0.5～7小时；③以全职或半日工作耐力为目标的强化训练，尤其针对现场工作强化训练的个案，每天训练的时间要求可以达到2.5～7小时；④治疗周期1～3个月；⑤综合考虑工作量、人员配备、场地、设备情况等因素，治疗的频率最少应保持每周3次以上。

经过为期4～12周的职业康复治疗后，通过再次职业能力评估，对于仍不能重返工作岗位的个案，治疗师应提出工作岗位调整建议，或者考虑转介个案到其他的培训机构，进一步提高他们的工作技能。

二、职业康复治疗的注意事项

（一）关注个案的行为表现

了解个案的就业动机，通过了解个案的家庭背景、工作背景、所涉及的赔偿事宜等，进一步分析个案的就业动机；了解不正常的病态行为，如症状放大征不但会阻碍个案在工作能力强化计划中的进展，甚至会影响治疗师对个案身体状况的掌握。

（二）注重安全须知

在进行工作强化的过程中，治疗师往往需要安排个案进行一些体力性训练，在进行训练前或进行训练中都必须特别注意一些危险的警告信号。例如高血压病或者骨折未完全愈合的个案，他们身体状况或康复进度也许并不适宜接受某些体力性训练。

进行工作强化训练前，治疗师必须仔细检查以确保个案的身体状况适合接受体力训练，除了详细查阅个案的病历记录外，还可以使用简单、可靠及有效的筛选工具，例如由美国运动医疗学学院（American College of Sports Medicine）提倡的进行体力训练前的问卷（physical activities readiness questionnaire，PAR-Q）。

（三）职业康复治疗的适应证

①有就业潜能的个案，没有明显的强化训练禁忌证；②骨折愈合良好，没有明显痛症和其他禁忌证；③医疗康复达到中后期，或医疗康复已经不能进一步提高个案的功能；④保留有部分或大部分工作能力，并需要重新再就业的个案。

（四）职业康复治疗禁忌证

①严重认知障碍；②严重高血压病；③严重心脏病；④骨折早期或未完全愈合；⑤急性损伤；⑥有明显外露伤口或伤口愈合不良；⑦恶病质或明显身体虚弱；⑧严重痛症。

在训练中，治疗师需要不定时地检查个案的血压及心率，尤其是有心脏病及高血压病的个案。如果发现血压持续在150/100 mmHg或以上，或心率超过安全线85%（安全线一般采取最大心率法，最大心率=220－年龄）时，应及时停止训练并让个案休息，如状况持续便应暂停训练。如果在训练中出现持续不断的剧烈疼痛，治疗师应该彻底检查在训练中是否触伤个案的患处。如果在每次训练结束后出现疼痛，而这些疼痛会随休息而消散，这些疼痛可能是因为身体在短时间内未能适应训练的运动量而出现的自然反应，治疗师可以做出适当的解释。

三、职业康复治疗的突发事件处理及预防措施

职业康复治疗强调模拟现实中的工作环境及

工作任务，让个案参与工作活动。由于现实工作中存在较多不确定因素，这些因素可能会导致个案再次受伤。为使个案再次受伤概率降到最低，我们在设计强化训练方案时非常有必要考虑特殊情况的处理。表5-5-1是部分容易出现的突发事件的处理及预防措施。

表5-5-1 常见突发事件的处理及预防措施

可能出现的情况	处理措施	预防措施
1. 导致骨折：发生肢体骨折，致使再次发生骨折或内固定松动、断裂	1. 及时停止治疗 2. 做必要检查，以判断损伤程度 3. 及时联系医生做相关处理。 4. 立刻上报	1. 治疗前审阅受伤个案的X线片、病历等影像学或临床资料，判断是否有骨不连、骨质疏松等情况 2. 详细询问个案身体情况，评估并确保个案的身体状况适宜接受体力训练，严格遵守职业康复训练禁忌证 3. 训练前充分给予解析，提醒注意事项，训练中必须特别注意一些危险的警告信号，如个案表情、疼痛描绘等 4. 初次训练选择低强度，训练强度循序渐进
2. 训练中出现非正常的疼痛：持续不断的剧烈疼痛；出现疼痛加重且休息后疼痛不缓解	1. 停止治疗，让受伤个案描绘疼痛情况，判断疼痛严重程度 2. 坐位或卧位休息，观察疼痛是否缓解 3. 如果在训练中出现持续不断的剧烈疼痛，治疗师应该彻底检查在训练中是否触伤个案的患处 4. 如果疼痛不缓解，立即通知医生处理 5. 立刻上报	1. 治疗前审阅受伤个案的X线片、病历等影像学或临床资料，判断个案适合参与治疗 2. 详细询问受伤个案身体情况，评估并确保个案的身体状况适宜接受体力训练 3. 训练前充分给予解析，训练中必须特别注意一些危险的警告信号，如个案的表情、疼痛描绘等 4. 如果在每次训练结束后出现疼痛，而这些疼痛亦会随休息而消散，这些疼痛便可能是因为身体在短时间内未能适应训练的运动量而出现的自然反应，治疗师可以作出适当解释 5. 初次训练选择低强度，训练强度应循序渐进
3. 有心脏病及高血压病的个案在抗阻训练中出现意外：血压增高、头晕、脸色苍白、心跳加速、晕厥等	1. 停止治疗 2. 减轻个案的紧张情绪 3. 立即监测血压，解除各种刺激因素，如尿潴留、焦虑、躁动、缺氧、疼痛等 4. 如个案意识清醒，引导个案深呼吸，活动上肢，并按摩个案的双下肢 5. 及时联系医生做相关处理 6. 立刻上报	1. 治疗前审阅受伤个案的临床资料，充分了解个案的心脏病或高血压病病史，判断是否属于训练禁忌证 2. 详细询问个案身体情况，如可利用问卷PAR-Q评估，治疗师必须仔细筛选以确保个案的身体状况适宜接受体力训练 3. 训练前充分给予解析，提醒注意事项，训练中必须特别注意一些危险的警告信号，如个案的表情、疼痛描绘等 4. 初次训练选择低强度，训练强度循序渐进，如果发现血压持续在150/100 mmHg或以上，应停止训练并让个案休息，如状况持续便应暂停训练 5. 心率超过安全线时，便应实时停止训练并让个案休息，如状况持续便应暂停训练
4. 提举、运送或攀爬训练时出现腰背损伤或跌倒摔伤	1. 停止治疗，转移个案到安全环境 2. 做必要的身体检查 3. 判断跌伤的部位和局部跌破及肿包情况，该部位是否存在异常活动等 4. 及时联系医生做相关处理 5. 立刻上报	1. 治疗前审阅受伤个案的临床资料，充分评估个案的平衡、步行能力及攀爬能力 2. 详细询问受伤个案身体情况，评估并确保个案的身体状况适宜接受体力训练，严格遵守职业康复训练禁忌证 3. 向个案讲解可能出现的风险 4. 治疗师充分保护，确保个案安全的情况下进行训练 5. 搬运训练（包括上下斜坡、楼梯）前检查步行场地（水泽、障碍物、行人等），要求个案不能穿拖鞋训练 6. 初次训练选择低强度，训练强度循序渐进
5. 因使用器械、工具操作不当造成损伤	1. 停止治疗 2. 止血，防血肿，伤后即刻冷敷、加压包扎、患肢抬高、适当制动 3. 及时联系医生做相关处理 4. 立刻上报	1. 评估受伤个案的工作行为，对工作行为不理想者给予教育，甚至停止其训练 2. 治疗师必须理解所用器械的原理及结构，并熟悉其正确的使用方法，使用之前应先对器械进行检查，以确保器械能够正常使用 3. 训练前给予个案充分解析，示范器械的使用，提醒注意事项 4. 设计科学、有效的训练方法，有训练风险处出示警示牌
6. 因现场操作不当、工厂设备故障或训练强度过大而造成个案损伤	1. 停止治疗 2. 转移个案到安全环境，通知所在公司的负责人 3. 做必要的身体检查，判断个案的损伤情况 4. 联系厂医或将个案送至就近医疗机构 5. 立刻上报	1. 评估个案的工作行为，对工作行为不理想者给予教育，或者停止其训练 2. 治疗师必须先向专业人士了解所用器械的原理及结构，并熟悉正确的使用方法。使用之前应先请专业人士对器械进行检查，以确保器械能够正常使用 3. 评估现场风险因素，设计科学、有效的训练方法

（兰敏灵，王颖晰）

参考文献

[1] HARDING V R, SIMMONDS M J, WATSON P J. Physical Therapy for Chronic Pain. Pain Clinical Updates VI, 1998.

[2] 朱平. 职业康复学. 北京:华夏出版社,2013.

[3] 梁国辉,翟华. 残疾人工作能力强化训练图解. 上海:上海科学技术出版社,2017.

[4] 卢讯文,廖麟荣,徐艳文,等. BTE Primus 工作模拟训练系统对手外伤患者重返工作的影响. 中国康复医学杂志,2015,30(8):811-814.

[5] 陆佳妮,白钟飞,史晓宇,等. 职业能力训练与评估系统对上肢损伤工伤患者的疗效. 中国康复理论与实践,2018,21(1):107-111.

[6] 卞立,陈永桃,邵一,等. Valpar 职业评估系统在工伤职业康复中的应用进展. 中国康复, 2015,30(6):428-431.

[7] 饶伶娟,杨华中,李晓玲,等. 工作强化训练对肌肉骨骼损伤工伤患者疗效观察[J]. 中国职业医学,2019,46(6):737-741.

[8] 燕铁斌,金冬梅. 平衡功能的评定及平衡功能训练. 中华物理医学与康复杂志,2007,29(11):787-789.

[9] 樊晓斌,王慧芳,诸澄,等. 职业康复患者返岗率影响因素分析以及对策. 中国伤残医学,2016,24(6):139-140.

[10] 罗筱媛,许如玲,卢讯文,等. 工伤职工职业康复及重返社会的研究. 中国康复理论与实践,2007,13(8):780-782.

[11] 黄琼,梁玲毓,朱洁. 工伤康复患者的心理健康状况及分析. 中国康复医学杂志,2012,27(8):749-752.

[12] WADDELL G, MCCULLOCK J A, KUMMEL E, et al. Nonorganic Physical Signs in Low-back pain. Spine, 1980, 5:117-125.

[13] VLAEYEN J W, LINTON S J. Fear-avoidance and its consequences in chronic musculoskeletal pain: a state of the art. Pain, 2000, 85: 317-332.

第六章 职业康复的工作准备

职业康复的工作准备是一个系统化的过程，是职业康复专业人员通过医疗的、教育的、社会的综合性手段，在促进个案从“学员”或“患者”向“工作者”角色转变的过程中，帮助个案在身体、心理、社会等各个方面做好与工作有关准备的过程，最终的目的是实现就业和/或维持就业。

第一节 职业咨询

一、职业咨询的概念

（一）职业

职业（career）在希腊语里意指“两轮马车”，后被引申为“道路”，因此职业可以概括为人生的发展道路，或指个人的生命历程，也可以理解为个人一生中所扮演的一系列角色与职位。总而言之，职业是指与个人终生所从事工作或职位等有关活动的过程，是人们从事相对稳定的、有收入的、专门类别的工作及其发展过程，是对人们的生活方式、经济状况、文化水平、行为模式、思想情操的综合性反映。

（二）职业咨询

职业咨询（vocational counseling）是通过专业的咨询来关注个案职业的发展和特定的职业需求，其目标是帮助有各种功能障碍的个案在特定的、综合的环境中实现职业目标。职业康复咨询涉及多个方面，其核心是帮助人们获得就业机会。在职业咨询过程中，职业康复专业人员扮演促进者的角色，运用正式与非正式的测量工具，帮助个案了解自己的优势和劣势，找到符合自己兴趣与能力的工作，协助个案成功地就业并维持工作的稳定性。

从过去到现在，职业咨询工作重点一直都是帮助个体进行职业抉择。其目的在于协助个人进行职业选择、促进职业改变及职业生涯发展。职业康复专业人员需要协助个案学习有用的求职技巧、有效的沟通技巧以及发展技巧和能力。在此过程中专业人员需向个案提供所需的职业及生活规划资源、设备、相关服务信息等。

（三）职业康复咨询师

职业康复咨询师需要经常与个案及其家属、雇主沟通互动，掌握行业相关的各方面知识，具备特定的职责和技能。在部分发达国家，职业康复咨询师有相应的培养和资质要求。

1. *工作责任*　职业康复咨询师的主要工作职责包括：①通过访谈、能力测试及其他方式对个案进行职业评估；②帮助个案创建个人就业计划（individual placement and support，IPS）并根据实际情况随时修订计划；③帮助个案完成工作申请；④为个案安排职业培训和工作安置；⑤建立社会支持系统；⑥为个案及其家人、雇主提供必要的信息与咨询；⑦个案管理；⑧撰写报告等。

2. *工作技能*　职业康复咨询师需要多种技能和知识，包括：①了解各种残疾、疾病，以及在就业过程中应对残疾、疾病的最佳方法；②了解可用的社区资源和安置服务；③了解心理学知识；④掌握相应的咨询技巧；⑤拥有良好的沟通技巧和社交能力；⑥能够进行评估，以及简单的数据搜集与分析；⑦能够较好地完成个案管理或项目管理；⑧能够提供职业培训和指导；⑨拥有良好的解决问题的能力；⑩拥有良好的耐心、同理心；⑪拥有较好的组织能力等。

二、职业咨询的作用

职业咨询的作用是使想要改变生命的人能够达到充权赋能的目的。职业咨询提供有关自我了解、劳工市场、职业选择、工作配对、求职技巧、工作维持技能、人际关系及工作调适等信息。通过协助人们进行自我及所拥有的机会分析，使人得到自我与机会两者最好的配对，通过促进个案发展问题解决的技能，使个案学会为自己设定短期及长期的目标，以便个案能够有好的自我表现，并且采用正面、有建设性的方式与他人沟通互动。

三、职业咨询的方式

职业咨询的方式分为个别咨询和团体咨询两种。咨询的地点可以是就业服务机构、学校、康复机构、职业介绍所、工作场所等。一对一的个别咨询方式可以使个案得到单独的评估和指导。而在团体咨询中个案不仅可以得到个别的关注，也可以获得求职同辈的支持，学习到社交技能等。特别是残疾人的团体职业咨询，组员可以从团队成员及带领者（通常为职业康复专业人员）中获得自我洞察及鼓励。

四、职业咨询的常用理论

并没有证据显示哪一种职业咨询理论是最好的。职业康复专业人员可以根据自己的经验和专业特长，选择适合的一种或多种理论运用在咨询过程中。在职业咨询领域具有影响力的咨询理论有以下几种。

（一）结构理论

1. 特质—因素理论　被称为“职业辅导之父”的 Parsons 是职业咨询史上最具影响力的人之一，他在 20 世纪早期提出了以个人的属性（特质）和工作的要求（因素）进行配对的理论，以指导求职者找到适合的职业。Parsons 的职业咨询模式被后世称为“特质—因素理论（trait and factor theory）”。“特质—因素理论”模式盛行于 20 世纪中期，在现代的职业咨询仍然被广泛使用。Parsons 指出职业发展有 3 个步骤：第一，应清楚地了解个体的态度、能力、智力、局限和其他特性；第二，了解在不同领域获得成功所需要的条件和环境，即各种职业中成功的必然条件、各种职业的利弊、报酬及发展前途。第三，合理解释上述这两部分事实之间的关系，就是将个人的主观条件与个体可能的社会职业岗位相对照，从而选择一种职业。归纳起来，就是特质探求阶段、因素归纳阶段和匹配阶段。这一理论认为，每个人都有稳定的特质，工作也有特定的要求，将个人与工作相配，进行双向选择，如果个人特质与工作要求越接近，成功就业和稳定就业的可能性就越大。

Williamson 等人进一步发展了这一理论，认为每个人都有自己独特的人格特征与能力特点，这些与社会的某种职业相关联，职业指导就是要帮助个人寻找与其特性一致的职业，以达到人与职业之间的合理匹配。

特质因素理论强调个人的独特性，并分析个体的人格特质或结构如何影响其职业生涯的选择。虽然从 20 世纪 50 年代开始，单独使用这个方法的有效性受到质疑，但由这一理论所发展出来的测验并不会影响职业咨询工作的质量，这些测验依然被职业咨询从业者使用。

2. 职业人格与工作环境理论　Holland 于 1959 年提出的“职业人格与工作环境理论”是把人分成 6 种人格与工作环境的类型一一对应，这六种类型分别是：实用型、研究型、艺术型、社会型、企业型和常规型（表 6-1-1）。其理论有 4 个主要假设：第一，大多数人都能分别归属于以上六种类型中的一类；第二，存在着与这些人格类型相对应的 6 种环境类型；第三，人们寻求一种能够发展技能和能力、表达其态度和价值，以及承担适当问题与任务的工作环境；第四，职业行为取决于个人的人格与职业环境特征之间的交互作用。

Holland 认为，最为理想的职业选择就是个案能找到与其人格类型重合的职业环境，如实用型人格的人在实用型职业环境中工作，最容易感到乐趣和内在满足，也最可能充分发挥自己的才能。应用这一理论开展职业咨询与指导，就是帮助个案了解自己属于哪一种类型，然后在对应的职业环境中寻找合适的职业，这样不仅缩小了人们职业选择的搜索范围，使职业选择的方向性更强，而且选中的职业与自己的个性最为匹配，更有利于个案才能的发挥和价值的实现。

表 6-1-1 Holland的人格与工作环境类型说明

类型	典型人格表现	典型职业
实用型(R)	喜欢有规则的具体劳动和需要基本技能的工作，但往往缺乏人际关系方面的能力	熟练的手工工作和技术工作
研究型(I)	喜欢智力的、抽象的、分析的、推理的和独立的定向任务，但往往缺乏领导能力	科学研究和试验工作
艺术型(A)	喜欢通过艺术作品来达到自我表现、感情丰富、善于想象，对艺术创作感兴趣，但往往缺乏办事的能力	艺术创作工作
社会型(S)	对社会交往感兴趣，愿意出席社交场所，关心社会问题，愿意为别人服务，但往往缺乏机械能力	教育、医疗、帮助和服务他人的工作
企业型(E)	性格外向，对冒险活动、领导角色感兴趣，具有支配、劝说和使用语言的技能，但往往缺乏科学研究能力	劝说、指派他人做事的工作
常规型(C)	对系统的、有条理的工作任务感兴趣，讲求实际，具有善于控制、保守的特点，往往缺乏艺术能力	办公室常规事务性的工作

Holland职业人格与环境理论对职业指导工作有重要的理论定向和引导作用，这主要是该理论有大量的实证研究做支撑，同时又非常简单实用。至今，该理论发展出来的测量工具都在职业咨询与指导领域得到广泛应用。

（二）发展理论

Ginzberg、Ginsburg、Axelrad 和 Herma(1951)是最早发表发展学理论的学者，他们主张职业选择是个人成长的过程中衍生出来的，多半是做了决定就不能改变的。这个理论指出，职业选择是幻想、实验和实际三个阶段组合而成的。

20世纪50年代早期，Super扩充了以上观念，发展出职业调适力(career adaptability)理论，1980年，Super把自己的理论简化成职业彩虹的概念——用图代表人一生所扮演的多重角色。他提出生命的发展阶段，包括成长阶段(从出生到 14岁)、探索阶段(15～24岁)、建立阶段(25～44岁)，维持阶段(45～64岁)以及衰退阶段(65岁及以上)。

根据Super的理论，人在成长阶段中发展了兴趣、能力、性向及自我概念需求；在探索阶段，提出计划，职业的选择较为聚焦，但不一定是最后的决定；在建立阶段，尝试不同的工作，最后根据这些经验选择一个可以安定下来的工作；维持阶段是指稳定维持一个工作，且将精力投入于升迁或改善工作；衰退阶段，是指有丰富经验的工作者在职场上指导年轻人，并考虑退休事宜。

除了以上介绍的职业咨询理论，目前被广泛使用的还有Dawis和Lofquisr的工作适应理论、Bandura的自我效能理论、Krumboltz的社会学系理论和Gelatt的职业决策理论等。职业咨询理论仍然处于不断发展阶段，目前没有一种理论可以完全符合所有的职业康复服务对象，也没有一种理论完全没有实用价值。职业康复专业人员要根据服务对象的实际和自身的优势，选择最适合的一种或多种理论，指导其职业康复进程。

五、职业咨询的方法

（一）分析

通过主客观的方法，分析个案的态度、兴趣、家庭情况、教育水平、学识、能力等。

（二）综合

根据个案的特性和职业特长进行整理、综合、分析，获得对其职业能力发展的总体印象。

（三）诊断

诊断和描述个案的特征，比较个人能力与职业要求的差别，找出职业方面存在的问题。

（四）预测

预测对所存在问题的调整和适应的可能性，提供适当的职业计划调整方案。

（五）讨论

与个案讨论如何才能达到所期望达到的目标。

（六）重复

出现新的问题时，重复以上内容，进一步制订可行的计划。

六、职业咨询的技巧

（一）提升自我察觉

自我察觉是指个人对自己的兴趣、能力、价值观及相关不利因素的全盘掌握与了解。兴趣指个人能从中得到乐趣或喜欢做的事。能力是指个人可展现的技能、才华或是个人拥有的特殊能力。价值观是指一个人对周围的客观事物(包括人、事、物)的意义、重要性的总评价和总看法，它会随着不同的人或不同的文化而有所差异。价值观是人们世界观的核心，是驱使人们行为的内部动力。

具有高度自我觉察力的人不仅了解本人的自我感受，也知道别人对他的看法，并能够通过他人的反应来分析自己的行为对周围人的影响，而且还能与人维持良好的关系，且能建设性地运用、融合、吸收他人的反馈。

（二）设定目标

职业康复咨询师通常会协助个案设定人生目标，包括人格目标设定和成就目标设定。通过设定人格目标可以促进个案通过自我改变来提升自己，例如让自己变得更自信、更外向或更有耐心。人格目标涉及个人的内在改变，一般人们在对自己的行为模式无法产生预期结果时会拟定人格目标，因为他们对自己的现况不满意，或者期待能提升自我。人格目标通常都是长期的，要达成这些目标往往是困难且耗时的。从人格目标无法产出有形的物质，但能产出内在改变的因素，达成人格目标的人对自己有较佳的感受。

个体设定成就目标通常是为了获得某种物质。例如取得学位、得到晋升等。成就目标有明确的开始及结束时间。成就目标的实现指标往往可以量化，如需要多少时间、金钱或精力，才能获得目标物。成就目标的达成时间可短可长，但无论时间是长是短，目标设立人从一开始就要知道为达此目标所要付出的代价。

短期成就目标构成人们每天的工作清单，即罗列出每天需要完成的工作事项及时间，并排出优先顺序。工作清单能够清楚地制订想要的成果及过程步骤，然后按部就班地去做，直到目标完成为止。因此可以说工作清单是职业与生命计划中成功地达成成就目标的重要因素。

（三）职业选择

职业选择是个人确定自己的职业及工作兴趣的过程。在职业选择阶段，接受职业咨询的个案要学习如何使用职业探索教材，如何调查本地劳动市场需求及趋势，学习怎么做工作分析，并将自己与所选择的工作机会做比较。

1．职业分类

职业分类是指按一定的规则、标准及方法，按照职业的性质和特点，把一般特征和本质特征相同或相似的社会职业，分成并统一归纳到一定类别系统中的过程。职业分类作为制订职业标准的依据，是促进人力资源科学化、规范化管理的重要基础性工作。对职业进行分类管理，是现代市场经济条件下实现社会化管理的必然选择。尤其是当前我国经济发展进入新常态、完善国家治理体系的大背景下，职业分类对于适应和反映经济结构特别是产业结构变化，适应和反映社会结构特别是人口、就业结构变化，适应和反映人力资源开发与管理特别是人力资源配置需求等方面，都具有重要意义。

2015 年 7 月 29 日，经国家职业分类大典修订工作委员会全体会议表决通过了 2015 年版《中华人民共和国职业分类大典》（以下简称《大典》）。《大典》是职业分类的成果形式和载体，对人力资源市场建设、职业教育培训、就业创业、国民经济信息统计和人口普查等起着规范和引领作用。该体系是参照国际劳工组织颁布的《国际标准职业分类》基本原则和描述结构，借鉴发达国家的职业分类经验，并根据我国国情建立的。

（1）职业分类体系：2015 年版《大典》中我国职业分类体系为 8 个大类、75 个中类、434 个小类、1 481 个职业，并列出了 2 670 个工种，标注了 127 个绿色职业。职业分类体系详见表 6-1-2。

表 6-1-2　2015 年版《中华人民共和国职业分类大典》职业分类体系表

类　别	中类	小类	细类（职业）
第一大类 国家机关、党群组织、企业、事业单位负责人	6	15	23
第二大类 专业技术人员	11	120	451
第三大类 办事人员和有关人员	3	9	25
第四大类 商业、服务业人员	15	93	278
第五大类 农、林、牧、渔、水利业生产人员	6	24	52
第六大类 生产、运输设备操作人员及有关人员	32	171	650
第七大类 军人	1	1	1
第八大类 不便分类的其他从业人员	1	1	1
合计	75	434	1 481

（2）编码：2015年版《大典》中的国家标准编码按照《职业分类与代码》（GB/T 6565—2015）进行标注。《大典》表述每一大类的内容包括大类编码、大类名称、大类概述、所含中类的编码和名称；每一中类的内容包括中类编码、中类名称、中类简述、所含小类的编码和名称；每一小类的内容包括小类编码、小类名称和小类描述；每一细类（职业）的内容包括职业编码、职业名称、职业定义、职业描述及归入本职业的工种名称及编码等。

本大类的大类编码，以一位数码表示；中类编码、小类编码、细类（职业）编码皆以两位数码表示，并按数字顺序排列，类别编码以双引号间隔。不再细分的类别，其子类编码为该类编码加“00”。各类别中的“其他”编码的尾数码一般以“99”表示，不细分的类别加“00”。为便于与国家标准《职业分类与代码》（GB 6565—1999）对照，在每个大、中、小类编码之后标注了国家标准编码，以“（GBM…）”表示。

“6-29-03-09 轨道交通通信工”。其中“6”代表“生产制造及有关人员”，“6-29”代表“建筑施工人员”，“6-29-03”代表“建筑安装施工人员”，“6-29-03-09”即代表“轨道交通通信工”。

（3）描述：职业描述是对职业的主要工作内容、职责范围和工作过程等进行的一般性表述，第一、二、三大类的职业多以职责范围、工作内容为主进行描述，第四、五、六大类的职业多以工作内容或工作过程为主进行描述。以“6-29-03-09 轨道交通通信工”为例：

6-29-03-09 轨道交通通信工

使用工具和设备，进行轨道交通通信工程施工和设备、设施维护的人员。

主要工作任务：①检测、鉴定通信设备、线缆和器材质量；②安装、调试、维护通信系统；③铺设、接续、测试、维护通信光缆和电缆；④安装、维护无线通信线路设施；⑤检测、监控、配置、调整通信网络及设备；⑥检测通信设备、设施性能质量和强度，排除隐患和故障；⑦办理异常情况下的应急通信；⑧维护保养通信专用工具、仪器、仪表。

本职业包含但不限于下列工种：铁路通信工、城市轨道交通通信工。

职业康复专业人员在进行职业咨询时需要对我国的职业分类体系及其细类（职业）的名称、定义、描述等有清晰的了解，并且掌握相应职业的特点，以便帮助和指导人们去选择适合自身的职业。

2. 职业选择的目的

（1）建立个人短期及长期的职业目标。

（2）了解个人的能力与资历和现有职位的匹配度。

（3）明白个人选择的工作与职业目标之间的关系。

（四）求职与面试技巧

个案进入就业市场，不可避免地要经历求职和面试，职业康复专业人员需要在此过程中为个案提供指导。职业康复专业人员首先要做到熟悉就业市场。尽管求职技巧培训的目的旨在促进个案在没有专业人员的直接干预下获得职位，但专业人员必须对本地的就业市场中的各种职业状况非常熟悉。例如，工作的类型、工作的技能要求、工资福利、工作地点、工作场所的无障碍环境等。熟悉当地就业市场最好是通过对用人单位和工作现场的探访直接获得。这些信息将帮助个案更加有效地在当地找到潜在的职业目标，减少个案无效的求职经历，以及由此可能产生的沮丧和动机减弱。专业人员要经常与用人单位沟通接触，有利于化解用人单位聘用残疾个案（或接纳工伤后的返岗工人）的担心，如担心工作调适成本过高、缺乏专业人员的后续支持和个案出勤差或生产力低等。

要提高安置服务的成功率，职业康复专业人员必须与用人单位建立良好关系。建立良好关系的前提是专业人员能够在一定的层面上为用人单位服务，回应用人单位的需求。例如，为用人单位提前筛选具有所需技能的个案，为用人单位提供有价值的后续服务，帮助个案适应工作。通过这些服务，专业人员能与用人单位建立密切联系，增加个案的就业机会和求职者来源的可信度。

1. 寻找就业机会

寻找就业机会的渠道有三：第一，通过人力资源中介机构、报刊网络或其他中介获得招聘信息；第二，收集感兴趣的公司名称，在没有人介绍或不知道是否有职位的情况下，个案主动打电话给潜在的用人单位，与之联系；第三，通过个人的关系网络

(家庭、朋友、熟人等)寻找求职线索。

以上三种方法中,通过个人的关系寻求就业机会最有可能取得成功,而第一种通过中介的方式,其成功的概率是最低的。因为通过中介的就业机会,一般来说薪资较低、可替代性高、较不稳定、升迁机会也不多,而好的工作大多不会公开刊登广告征聘求职者。专业人员应鼓励个案发展运用关系网络作为求职的主要途径,应该主动联系个人的亲戚、朋友,甚至是朋友的朋友,以确定他们是否知道任何职位,以及是否愿意介绍给个案。

2. 撰写求职申请

在填写求职申请表之前,个案应尽可能从其申请的公司取得工作内容的相关信息,让填写的内容与申请的工作职位和工作内容吻合。如果求职者无法独立填写求职申请表,就需要在他人协助下完成。为了在填写个人信息时不会遗漏,个案应事先列出个人的重要信息,以利于他人协助填写申请表。个人简历的填写因人而异。

此外,职业康复专业人员也应向用人单位提供推荐材料和评定报告,以增加用人单位对个案的了解。

3. 培训面试技巧

(1) 面试准备:个案与用人单位约定面试时间后,就进入面试的准备阶段。个案可与专业人员讨论如何做好面试准备。面试前准备有以下四个方面的内容:①了解用人单位,②了解应聘职位情况,③自我介绍,④残疾说明。

(2) 面试技巧:面试是用人单位对个案形成第一印象的时候,也是个案与用人单位直接接触并进行沟通的机会。通过面试,用人单位可更多地了解求职者的工作潜力,求职者也可以更多地了解用人单位对未来员工的期待。有时候可能一次面试就决定了求职者的职业生涯,如果能够较好地运用面试技巧,就会大大增加求职者成功就业的机会。

主要面试技巧:①面试要准时;②展现独立性;③穿着仪表得体;④表现自信;⑤态度真诚;⑥面试后追踪。

少数需要支持的个案在就业面试时可能需要专业人员陪同,专业人员可以帮助个案更具体地了解用人单位的工作任务和要求。专业人员也可向用人单位分析残疾个案的优势,调整用人单位对个案的刻板印象,以增加个案面试成功的概率。

(五) 工作维持技巧

工作维持的概念主要包括与他人融洽相处,展现适当的工作习惯,了解工作环境:如组织结构、薪资福利、职务升迁、人事考评系统等。维持工作最重要的就是要能表现出良好的工作习惯:如工作准时、人际关系维持较好、愿意遵守规则等。具备工作维持技能的人,会有能力解决与工作相关的个人问题,以及解决工作场所之外的相关问题。

此外,工作维持不仅能适应新工作环境或新工作地点,也能适应工作监督、任务、工作时间或是其他改变。同时,经济发展趋势、劳动市场变化、电脑技能、其他相关新科技的发展趋势,都需要工作人员总结出问题解决技巧,并将其运用于工作中,以维持工作的稳定性。

(六) 职业指导

职业指导是在职业咨询过程中根据病伤残者的职业技能、职业适应性、职业安置政策或市场需求情况,帮助个案获得并保持适当职业的指导过程。职业指导的工作内容包括6个方面。

1. 查阅职业康复档案　了解病(伤)残者的身体状况、精神心理状况、职业能力、兴趣爱好、性格气质等特点,并了解他们的家庭背景、经济情况、学业成绩、课外活动等。

2. 提供劳动市场信息　提供就业信息,如招聘广告等,并协助了解特定工作岗位的职业性质、条件要求、工资待遇、工作条件、提升可能性等。

3. 提出就业方向建议　帮助病(伤)残者正视自己的职业能力、树立正确的择业观。根据他们的个人特点和劳动市场的需要提出职业选择的具体建议。

4. 工作环境改造指导　包括物理工作环境改造指导和工序调整等。物理环境改造是指对工作站、工具、工作场所环境等的改造。工序调整指根据病(伤)残者的功能情况,改变工序以促进其工作的完成。

5. 职业性伤害预防指导　进行职业健康教育、人体工效学及工伤预防知识等方面的指导,预防职业性伤害。

6. 跟踪服务　病(伤)残者从事一定的职业后,应进行有计划的指导和跟踪调查,帮助其解决工作中遇到的问题,以更好地适应和保持工作。

(崔金龙)

第二节 技能培训

职业康复中的技能培训就是鼓励和引导在法定就业年龄段并有就业能力、就业意愿和培训需求的个案接受相应的职业技能培训,掌握就业技能或提升技能等级,帮助个案再就业或自主创业。

技能培训的目标在于以促进就业为导向,适应劳动者职业生涯发展和经济社会发展的需要,突出培训的针对性和实用性。根据个案自身的伤残情况,结合其本人的就业意愿以及工作岗位需求,侧重实用技能的培训。或根据个案的创业意愿和条件,结合创业项目的要求开展自主创业计划的指引与培训。

一、病(伤)残者的技能培训

病(伤)残者的技能培训的内容可以概括为以下四个方面。

(一)就业技能培训

对于新成长劳动力个案或失业个案开展专项技能或初级技能培训。以就业为导向,职业康复机构可联合或依托技工学校、职业院校、企业培训机构、民办职业培训机构以及各级政府部门(如残联、劳动保障等部门)挂牌的就业培训基地、农村残疾人种养殖实用技术培训基地等展开培训,强化实际操作技能训练和职业素质培养,使培训对象达到上岗要求或掌握初级以上职业技能,着力提高培训后的就业率。

就业技能培训要结合本地经济、产业发展实际及个案自身需求,合理开发选择具有地方特色的技能培训项目,重点加强适合个案特点的职业培训。适应"互联网+"快速发展的形势,开发电子商务、短视频、直播等适合残障人士的网络就业培训项目,帮助个案灵活就业。

(二)岗位技能提升培训

对用人单位在岗个案开展岗位技能提升培训。职业康复专业人员要与用人单位充分沟通,发挥用人单位在个案技能培训中的重要作用,同用人单位一起积极对接当地产业经济的发展。根据行业特点、个案自身发展和工作岗位培训需求,依托所属培训机构或其他各类培训机构,加强与技工院校、公共实训基地、高等职业院校、中职学校的合作,结合技术进步和产业升级对职工技能水平的要求,对新入职个案(尤其是残障人士个案)开展岗前培训或"现代学徒制培训"。

(三)创业培训

对有培训需求、创业意愿并具备一定创业条件的个案开展提高创业能力的培训。职业康复机构可联合或依托相关培训机构,结合当地产业发展和创业项目,根据培训对象特点和需求组织开展创业培训,重点开展创业意识教育、创业项目指导和企业经营管理培训。职业康复专业人员还需要积极了解、学习当地创业政策,开展创业咨询等后续服务,提升个案创业成功率。

(四)实用技术培训

针对需要在农村、偏远地区就业的个案,职业康复机构需要重点开展种植、养殖、加工、手工编织等行业的实用技术培训,积极开发适合当地实际的培训项目,确保掌握相应技能,使经过培训的个案都能掌握一至两项实用技能。

二、工伤技能培训

工伤职业技能培训是根据工伤职工身体功能及职业性向制订相应的课程,对其进行新工作技术的培训和指导,使工伤职工重新获得一项适合自己体能、身体功能的职业技能,提升就业能力和市场竞争力,增加就业机会。工伤技能培训可以分为工伤后一般技能培训和工伤后专业技能培训两大类。

(一)工伤后一般技能培训

一般技能培训在实际应用中极为广泛。相对于专业技能,一般技能并没有具体专业技术上的要求,适用于不同层次的工伤职工。在转换工作或再就业、提升自我效能、改善身心功能等方面对工伤职工具有很大的帮助。

工伤一般技能培训可开展的项目有电脑技能培训、手工艺技能培训等。

1. 电脑技能培训　电脑作为21世纪工作和生活最重要的工具之一，它的应用已经渗透到社会和家庭的各个领域。在科学技术快速发展、知识日新月异的今天，学习并能够熟练使用电脑处理工作和生活上各种相关的事宜已经成为人们最基本的技能之一。电脑技能培训同样能为工伤职工在工作和生活起到很大的帮助与影响。

(1) 工伤职工接受的电脑培训与社会上普通的电脑培训并不完全相同，有着其自身的特点。

1) 采用无障碍的培训学习环境：对于使用电脑有困难的工伤职工，需要使用改装过的键盘、特定的鼠标(轨迹球鼠标、立式鼠标、智能语音鼠标等)及使用电脑辅助支具(敲击棒、伸指伸腕矫形器等)以使其利用电脑进行工作成为可能(图6-2-1～图6-2-5)。

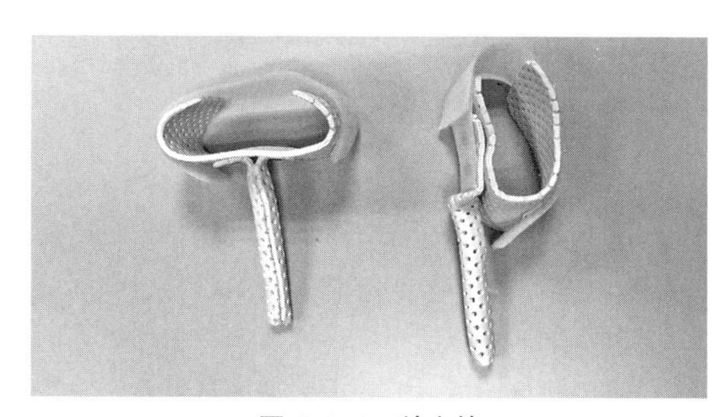

图6-2-1　敲击棒

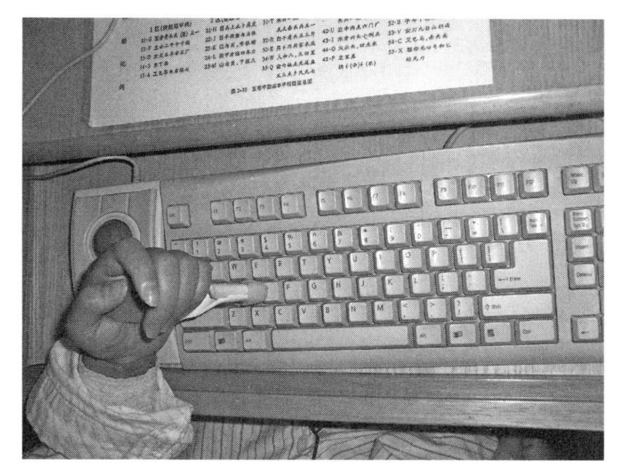

图6-2-2　高位截瘫患者使用敲击棒打字

2) 个性化的教学：对于学习能力较差或存在学习障碍的工伤职工，尽可能采用一对一、手把手地具体操作传授来达到感性知识的积累，并结合工伤职工的特点和个人实际情况进行一对一的训练。对于有一定电脑基础的工伤职工，则可进行小组教学。培训师负责培训指导，组内成员独立学习后进

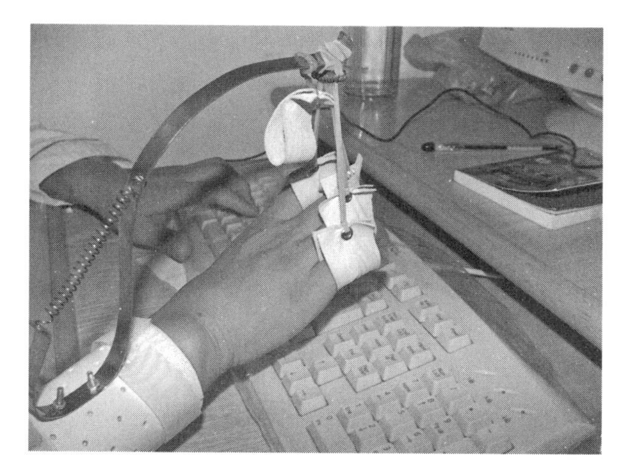

图6-2-3　使用伸指伸腕矫形器辅助打字

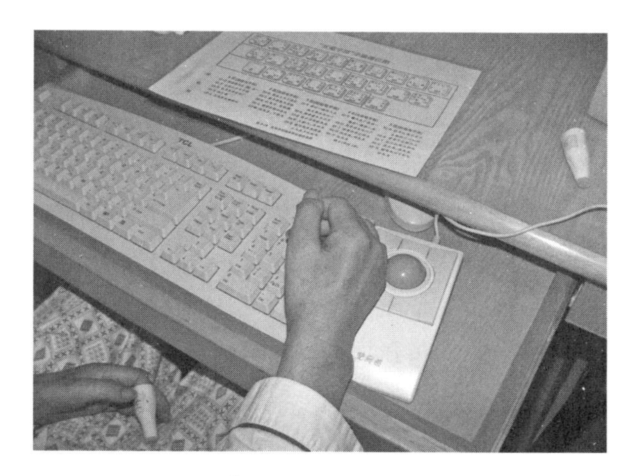

图6-2-4　高位截瘫患者使用轨迹球鼠标

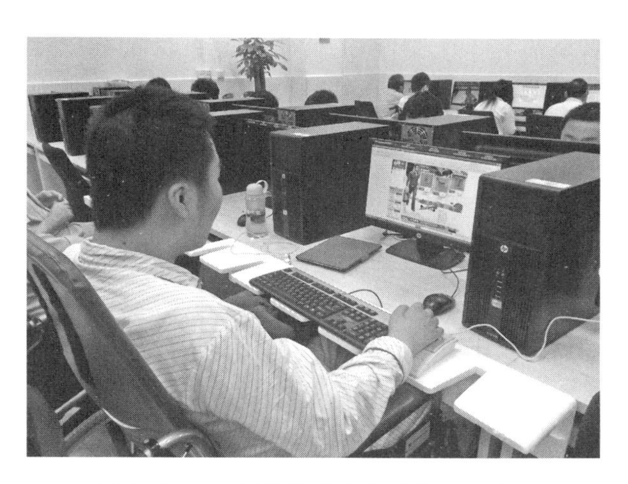

图6-2-5　颅脑损伤患者使用轨迹球鼠标

行讨论交流，互帮互助。培养社会适应性也是小组教学的目的之一。

3）兴趣式的学习：不仅包括一般性的培训讲解，还会以完成工作任务的方式来鼓励工伤职工学习，确保其能够掌握更高的技能。

4）注重实用技能培训：从实际出发，以简单实用的电脑知识为主，辅之以相关的进阶培训。

5）锻炼肢体功能：通过电脑培训和训练可进一步提高工伤职工的肢体功能，如手的灵活性、手眼协调性等。

（2）工伤职工接受电脑技能培训的优劣

1）工伤职工虽然在身体上存在伤残，但依然拥有学习电脑的优势：①在院治疗或在家休养期间，他们有充裕的学习时间进行电脑技能的学习和操作。②外界干扰较小，目的明确，有单一的钻研耐心。

2）工伤职工学习电脑的不利因素：相对于其他人群，工伤职工的学习上存在着较明显的困难。①自身学习压力大：工伤职工很大一部分受伤前为体力劳动者，对于学习、使用电脑技能存在自卑与畏难情绪，特别是在培训中遇到困难或挫折，学习热情与韧性容易减退，甚至有可能放弃学习，故需在培训时给予其充分的鼓励和支持，减轻学习压力。②综合文化素质较低：由于自身弱势条件限制，工伤职工大多文化程度较低，对理论知识培训和系统学习形式较难适应，接受程度较低，接受速度较慢，需反复讲解、练习才能掌握。故在培训中应根据实际情况调整培训内容与培训进度表。③接受再培训教育的成本高：采用集中的培训教育形式对于存在出行障碍的工伤职工，如不能解决食宿，则难以长期坚持；采用分散个别化的培训方式则对师资力量、经济支持有很高的要求。

（3）工伤职工学习电脑技能要个性化设置：对于伤残等级不同，受伤部位不同的工伤职工，他们学习电脑技能的情况要个别对待，有的放矢。不同受伤部位的工伤职工学习电脑。

1）脊髓损伤的工伤职工：对于部分较为严重脊髓损伤的工伤职工来说，他们不能独立地站立、行走，需要依靠轮椅行动或长期卧床，甚至生活不能自理。对电脑技能的学习产生了兴趣，可以改变他们的社交和生活方式。采用循序渐进的教学方法，可以使他们成为电脑使用的“专家”。

2）手功能障碍的工伤职工：有一些手上肢损伤的工伤职工，手功能受损，在操作键盘和鼠标时会遇到一些困难。一方面对于较轻的伤员，通过对键盘鼠标的运用，在学习中锻炼和强化自己的手功能。而较严重的手部损伤工人通过配备辅助器具，或键盘和鼠标的改装，在学习电脑技能同时，增强伤残适应及功能重建。

3）烧伤的工伤职工：特别是面部烧伤的工伤职工，因为毁容的原因，存在着心理阴影。他们可以试着先在网络上和其他人进行交流，慢慢地打开自己封闭的心扉，同时增强自己和外界沟通的信心，最后逐渐改变自己自卑的心理阴影，走出家门，融入社会。

4）颅脑损伤的工伤职工：对于一些因颅脑损伤导致记忆力衰退的工伤职工，可以通过有趣的打字游戏或其他的鼠标智力游戏来促进记忆能力的恢复，并在娱乐中以慢慢地掌握一些电脑操作的基础知识。

综上所述，通过电脑技能的培训，不仅可以使工伤职工们学会如何去使用电脑，还可以让他们通过使用电脑来认识到其实他们在伤残之后，自己还是可以做到很多的事情，比如可以通过电脑学到更多的知识，比如可以通过电脑网络来接触到更多的外界事物，让他们自己的生活更加丰富多彩。希望他们能够因此而重拾生活的信心，重新融入社会和工作岗位。

（4）各类常用电脑软件技能培训

1）各种办公软件的应用：工伤职工在掌握基本的电脑知识后，能够完成打字学习并达到一定的打字速度后，且能熟练地应用各类基础办公软件，如 Microsoft Office 或 WPS Office 等，则可寻求一些诸如办公室文员、仓库管理文员、客户服务（电话客服、网店客服）等与电脑相关的文职工作。此类工作一般对身体功能要求不高，较适合工伤职工再就业的需要。工伤职工还可通过使用基本的办公软件来制作出一些自己的作品，如在电脑上撰写自己的心情日记，写生活感想，写小说，写散文等，既可以改善他们的情绪生活，提高成就感，有利于工伤职工的心理康复，又可以通过自媒体写作、网文写手等方式赚取收入。

2）家庭常用软件的使用：通过掌握的影音软件和图形浏览软件等，工伤职工可以在电脑上看电影，看电视连续剧，欣赏音乐，浏览图片，以及欣赏自己用手机、数码产品所拍摄的影像资料。

3）互联网的使用：通过访问互联网，工伤职工可以学习上网技巧，自行获得相关的学习知识、技术支持与生活乐趣。这对于他们将来的生活和工作，是非常重要且很有意义。①利用互联网阅读：工伤职工可以通过网络浏览新闻资讯，了解社会动态。他们依然可以感受到社会生活的变化，减少与社会脱节的距离感；②搜索资料：互联网上有着许多搜索引擎，工伤职工可以使用这些搜索引擎查找自己所需要的知识信息。如可以搜索与自己伤残治疗有关的信息，搜索有关再就业的信息。搜索各种技术资料，学习到更多的实用技能等。③网络交流，通过网络的交互性栏目、软件（如微博、论坛、社交软件等），为他们与外界进行交流与交友提供了方便平等的渠道。比如，脊髓损伤的患者在受伤后，与社会接触减少，但由于互联网具备虚拟性、隐蔽性，以及网络空间内个人的无限自由，使他们容易跨过自身的心理障碍，进行无拘束的沟通。通过网络平台上的专题讨论，相互的交流和个人对专家的咨询，会有个人生活产生重要的指导帮助作用。④网络商务，方便个人生活。如学习使用网上金融、购物、缴费等远程服务业务，通过网上银行进行转账或查收是否到账；水电、煤气、话费都可以进行网上划拨支付，省却了自己上门排队或托人代办的烦恼；网络购物，基本上现实中所有的东西都能在网上购买到，而且还能做到送货上门，甚至货到付款，根本无须自己出门进行挑选采购。真正增强个人独立生活的能力。

（5）电脑实用技能培训：工伤职工还可以借助电脑实用技能及电脑网络来实现自己新的人生价值，创出一片新的天地。

1）电脑网络：工伤职工可以建立自己的微博、网络直播，通过网络上网民对自己的微博、网络直播的访问量来获得自己所注册的网站平台提供的相应报酬；也可以做一个威客（witkey），利用自己的知识、技能、经验、智慧获取相对应的经济利益。此外，最重要的是网络销售，也就是在网络上销售商品，例如在专业的网站上开设自己的网店进行销售，或者建立自己的独立的网站进行销售。

2）视频编辑：视频编辑是指对加入的图片、背景音乐、特效、场景等素材与视频进行重混合，对视频源进行切割、合并，通过二次编码，生成具有不同表现力的新视频的过程。从内容上一般分为影视后期制作和自主创作两种，从软件类型一般分为手机端剪辑软件和电脑端剪辑制作软件两种。常用的软件有剪映、Adobe Premiere Pro（Pr）、Adobe After Effects（Ae）等。工伤职工学习视频编辑后既可轻松记录身边的美好生活，也可以为将来从事商业推广、个人视频号运营的视频编辑工作打下基础。

3）平面、二维及三维动画设计：目前使用较广的平面制作软件有 Photoshop 和 CorelDraw 这两大平面设计软件，还有就是 CAD 这个机械制图中必备的绘图工具。动画制作分为二维动画与三维动画技术，涉及软件主要分为 2D 和 3D 两种类型。分别有 Autodesk Maya、3D Studio Max、CINEMA 4D（C4D）、Adobe Animate（原名 Flash）等。其中 Flash 是平面动画制作软件，较容易学习掌握，而 3D 制作软件，还需要有一定的美术基础。工伤职工学习平面制作和动画制作的设计后，可以成为平面设计和动漫设计人员，为有需要的公司提供建模、分镜等服务。

2. 手工艺技能培训

手工艺是指使用简单的工具，应用高度技巧性、艺术性的手工，通过手工或半机械化制作工艺品的过程。手工艺品与大批量生产的机械制造方式不同，通常通过一定的艺术构思，以手工制作坊的方式进行加工制作。在制作“手工艺品”的时候，往往加上制作者的自身元素，承载着制作者本人的思想。

手工艺技能培训是指通过培训，使工伤职工能掌握一门以手工制作为主的技能。工伤职工接受手工艺技能培训，不仅可以锻炼手功能，同时也能发挥自己的想象力，做出承载自己思想的产品进行售卖。

手工艺技能培训可以是以手功能锻炼为主，也可以将创业作为培训目标。简单易学的手工艺技能培训项目非常丰富常见，例如传统的热转印、激光雕刻、剪纸、十字绣、水晶串珠、钻石绣、编织、丝网花、气球造型、相框制作、折纸等，新兴的花艺、烘焙等。

（1）热转印：热转印是印制图案商品的新方法，适合少量多样的个性化商品以及全彩图像或照片的印制。其原理是将数码图像透过喷墨打印或激光打印机，印在特殊的转印专用纸上，再将印上图案的特殊转印纸放在物品上，以高温高压的转印机，将图案精准的转印到物品表面，即完成产品(图6-2-6)。

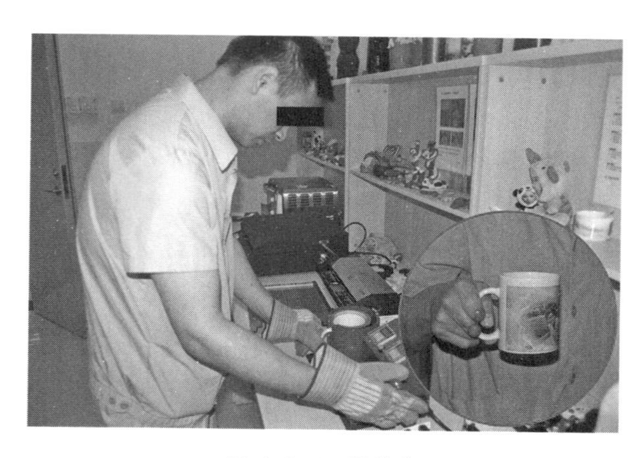

图6-2-6　热转印

（2）激光雕刻：激光雕刻加工是利用数控技术为基础，激光为加工媒介。激光头左右摆动，雕刻出一条由一系列点组成的一条线，然后激光头上下移动雕刻出多条线，最后构成整版的图像或文字。使用激光雕刻过程非常简单，利用图形处理软件进行设计、扫描的图形，矢量化的图文均可轻松地雕刻。激光雕刻既可适用于商用，也可适用于家用，应用领域较为广泛，包括广告装饰、印刷包装、皮革服装、工艺纪念品等(图6-2-7)。

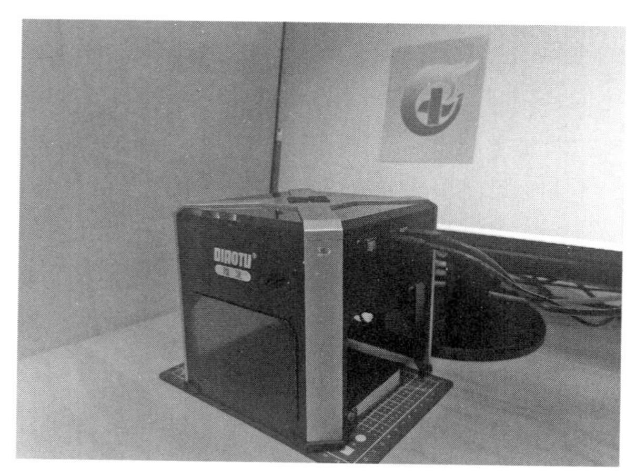

图6-2-7　激光雕刻

热转印和激光雕刻两个项目对人员要求及投入成本都比较低，适合作为工伤职工开店创业项目。

这两个项目对工伤职工的功能要求有：双手功能较好，可以操作机器和进行后期的加工。掌握基本的电脑操作知识，能够对图像进行简单处理加工。有较好的沟通技巧和市场拓展能力。

（3）剪纸：剪纸又叫刻纸，窗花或剪画。是中国最普及的民间传统装饰艺术之一，有着悠久的历史。使用的工具有剪子或刻刀，创作出来的艺术作品基本统称为剪纸。其载体可以是纸张、金银箔、树皮、树叶、布、皮、革等片状材料。它因其材料易得、成本低廉、效果立见、适应面广，样式千姿百态，形象普遍生动而受欢迎；既可作实用物，又可美化生活。

以剪纸为例介绍一下职业技能培训过程中的活动调节和注意事项。

1）活动的调节：①工具的调节：手抓握功能欠佳者可选用加粗手柄工具，手指伸展不良者使用带弹簧可自动弹开的剪刀；不能很好固定纸者可使用镇尺协助固定。②材料的调节：为增强肌力可选较硬和较厚的纸。③姿势的调节：根据治疗目的可选坐位或立位进行训练。④工序的调节：为增强手的灵活性可选折叠剪纸，手灵活性不佳者可选刻纸训练，为发泄不满情绪或选剪纸或撕纸，为训练耐心提高注意力最好选择刻纸。

2）注意事项：①因所用剪刀或刻刀较为锋利，要注意避免损伤，尤其是手感觉障碍者。②有攻击行为者可只选用撕纸而不用剪刀或刻刀，以免伤及他人或自伤。③刻纸前要先检查刻刀是否牢固，刻纸时刻刀要垂直向下以提高产品质量和防止刻刀断裂伤人。④剪好的图案应分开平放，不要相互重叠以免粘连、损坏，最好放在专门的文件夹内或夹于书内。

（4）十字绣：十字绣是用专用的绣线和十字格布，利用经纬交织的搭十字的方法，对照专用的坐标图案进行刺绣，任何人都可以绣出同样效果的一种刺绣方法。十字绣的基本材料是纯棉的绣线、特殊工艺制作的网格面料及设计图稿。各种颜色的刺绣线都被人们编上了号码，每幅图案都被设计师作了特殊处理，每张设计图稿都是按照线号来制作的，即使是很复杂的图案，只要按照设计图稿的位置选用适当的线进行刺绣就可以完成。十字绣是一项易学易懂的手工艺技能，也是艺术的创新，流行广泛。

剪纸和十字绣是两项传统工艺的手工艺技能，主要以手工创作为主，突出个性化，不能或者很少大批量生产。适合以手功能锻炼，发展个人兴趣为主要的目的的手工艺技能培训。

剪纸和十字绣都简单易学，材料便宜易得。这两项手工技能，除具备手部能力的锻炼功能外，还可以通过小组式的培训学习，达到与朋辈交流和支持的效果。而且做得好的作品，可以拿到市场上或者在网络上进行销售，为工伤职工的经济来源增加路径。

(5) 丝网花：丝网花以色彩鲜艳的丝网为主要材料，傅以五彩金属丝再配以其他材料手工扎制而成。丝网花具有极强的质感，花形逼真犹如鲜花，不仅易于清洁且不易褪色。花的颜色丰富，可根据个人要求进行选择搭配，造型生动逼真，形式多样。丝网花制作方法简单，易于掌握，且可塑性强，在扎好基本形状好，可以任意变换各种形态，一种制作产生多种效果。丝网花也可以做成胸花、发夹、工艺品等，不仅可以用来装饰室内，也可以用于婚礼、迎宾、祝颂等仪式上。

丝网花的制作材料包括有丝网(单色、双色等)、彩色铁丝、人造花杆、仿真花蕊(塑料、泡沫等不同材质)、成品配叶、插花配材、胶带、弹力线等(图 6-2-8)，制作工具包括圆形套筒(一般 8 个一组，直径为 1.5～7 厘米)、剪钳、剪刀、热熔胶枪、针线盒等。

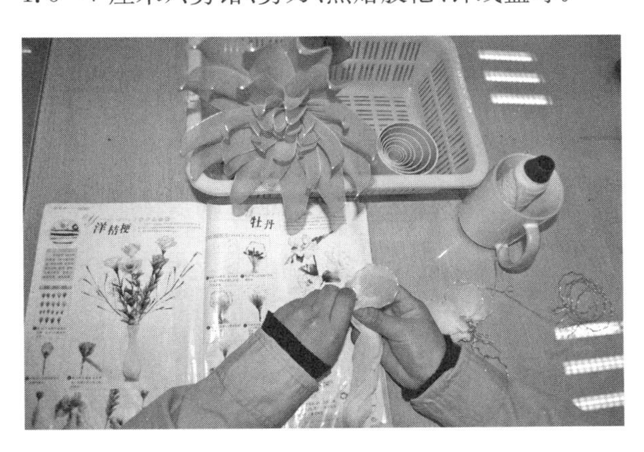

图 6-2-8　丝网花制作

初学者一般学习马蹄莲、百合、郁金香、康乃馨和玫瑰五种入门花型，制作基本技艺包括有绕圈、网丝、制作及组装花瓣、组装花蕊、花托和花叶的组合、花苞制作、花艺组装等。

丝网花最早起源于日本，也是一项适合以手功能锻炼，发展个人兴趣为主要目的的手工艺技能培训。其培训作用与刻纸、十字绣类似。

(6) 衍纸：也称卷纸，是纸艺的一种形式。以专用的工具将细长的纸条卷起来成为一个个纸卷，借由组合这些样式复杂、形状各异的纸卷，运用卷、捏、拼贴组合来创作完成。常用于卡片、包装装饰、装饰画、装饰品等。

衍纸的制作工具包括有韧性的彩纸、白胶、槽式衍纸器、衍纸针、剪刀、镊子、美工刀、大头针、网格板、衍纸板等(图 6-2-9)。基础及衍生的纸卷有紧卷、松卷、开卷、水滴卷、弯曲卷、眼形卷、叶形卷等数十种。

衍纸是一种简单而实用的技能，培训作用与前述的手工艺项目类似。

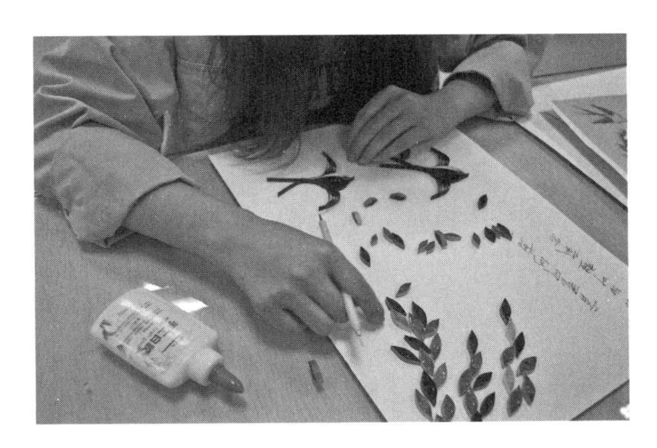

图 6-2-9　衍纸制作

(7) 花艺：花艺常称为插花，是指通过一定技术手法，将花材排列组合或者搭配使其变得更加赏心悦目，表现一种意境或宏观场面，体现自然与人以及环境的完美结合，形成花的独特语言，让观赏者解读与感悟。

花艺类型多种多样，其制作也有很多的技巧，从选材和造型上要注意以下几项。

1) 选好切花对象。常用的切花材料，主要有牡丹、芍药、月季、菊花、鸢尾、玫瑰、荷花等。

2) 把握切花质量。即在花蕾尚未盛开时，用利剪剪下，若在花店、花市购买花材，则要选择含苞欲放、新鲜水灵没有病虫、花叶俱全的切花材料。

3）选好花瓶。花瓶要古朴、大方、典雅、洁净，形状、大小要结合花材和花艺涉及理念进行搭配，也可自制。

4）注意水质。插花水最好选用“天落水”，每日应添换。

5）设计造型。花艺有原则，无定式，因此可以根据需要自由发挥，做到有神有色、搭配巧妙、摆放得体。有人总结经验：“一枝二枝正，三枝四枝斜，宜正不宜曲，斗清不斗奢”。

花艺除了是一种时尚、实用的职业技能培训项目外，还能够通过识花、赏花、插花的过程，帮助工伤职工疏导情绪、提升自我效能。

（8）烘焙食品：烘焙又称烘烤、焙烤，是面包、蛋糕类产品制作不可缺少的步骤，烘焙食品是以粮油、糖、蛋等为原料基础，添加适量辅料，并通过和面、成型、烘焙等工序制作成的口味多样、营养丰富的食品。烘焙食品在人们的食物中占有十分重要的位置，目前也是我国烘焙食品大发展的时期。

以核桃酥制作为例，其制作简易流程如下。

1）烤箱预热175度。

2）油、糖粉、鸡蛋液、小苏打、泡打粉一起用手动打蛋器搅拌均匀。

3）筛入低粉，用刮刀拌匀。

4）倒入核桃碎，用手混合均匀。

5）分成30克一个，造型，刷蛋黄液，撒黑芝麻。

6）送入烤箱20分钟，即可出炉。

（二）工伤后专业技能培训

工伤后专业技能培训是为提高工伤职工职业技能水平和受伤后再就业能力组织开展的培训。相对于工伤后一般性技能培训，工伤后专业技能培训对工伤职工要达到的能力要求更高，培训的技能方向更加明确，培训的针对性更强。由于身体的残疾，不少工伤职工无法再从事原来的工作，他们面临着重新就业的问题。这部分工伤职工有接受专业技能培训的需要，以此获得新的专业技能。

工伤后专业技能培训是指按照国家职业标准和根据劳动力市场需求，依照职业技能标准和职业要求，对具有劳动能力的工伤职工获得从事某种职业和做好工作所必需的专业知识、实际操作技能和职业道德、职业纪律而进行教育训练。

工伤后专业技能培训的目标在于把工伤职工培养训练成为具有一定文化知识和技术技能素质的合格的劳动者，把具备一定职业经历的工伤职工训练成适应新职业岗位需要的劳动者，以适应转换职业的需要。

1. 传统专业技能培训　专业技能培训的职业范围主要是针对《中华人民共和国职业分类大典》中的第六大类：生产、运输设备操作人员及有关人员。这其中有：车工、铣工、磨工、镗工、铸造工、焊工、冷作钣金工、工具钳工、维修电工、计算机维修工、手工木工、精细木工、砌筑工、钢筋工、装饰装修工、电气设备安装工等。针对以上专业技能培训，参加培训的工伤职工必须掌握以下基础知识。

（1）车工：车工是用车床加工的一种方法，车床主要用于加工各种回转表面，如内、外圆柱面、圆锥面，成形回转表面及端面等，车床还能加工螺纹面。需掌握以下技能。

1）仔细研究和详细了解各种车床的零件，部件，机构和它们之间的相互关系。以便正确使用车床和排除故障，并熟悉车床各加油孔。

2）正确使用车床的附件以及工具，刀具和量具，熟悉它们的构造和保养。

3）熟悉图纸和工艺，并能按图纸和工艺的要求加工零件。

4）掌握有关车削工件的计算。

5）了解常用金属材料性能及热处理知识。

6）正确摆放自己的工件位置（工件堆放，粗精分开放）。

7）懂得如何节约原材料和提高劳动生产率。保证产品质量，降低成本。

8）能查阅有关技术手册。

（2）焊工：就是实施焊接工作的工作者。需掌握以下技能：

1）手工电弧焊的基本操作（平焊、立焊、横焊）及仰焊的操作和其要领。

2）平角焊和立角焊的操作技术。

3）常用金属材料的焊接方法。

4）熟练掌握气焊和气割的基础操作技术。

5）正确使用火焰的调整方法和火焰的应用范围（碳化焰、中性焰、氧化焰）。

6）掌握氩弧焊的引弧、送丝技术、具体的操作要点及参数调节、氩弧焊的应用范围。

（3）维修电工：从事机械设备和电气系统线路及器件的安装、调试与维护、修理的人员。维修电工常识和基本技能。

1）室内线路的安装，接地装置的安装与维护。

2）常见变压器的检修与维护，各种常用电机的拆装与维修，常用低压电器及配电装置的安装与维修，电动机基本控制线路的安装与维修。

3）常用机床电气线路的安装与维修，电子线路的安装与调试，电气控制线路设计，可编程控制器及其应用。

2. 新兴专业技能培训　随着社会不断地发展，需要更多的新型人才，新的职业也不断涌现。因为是新兴职业，就业前景广阔，且可以和社会上的其他劳动者站在同一起跑线上，更有利于工伤职工的就业。这些职业包括物业管理师、公共营养师、电子商务师等。

（1）物业管理师：物业管理师是指按照物业管理服务合同约定，通过对房屋建筑及与之相配套的设备、设施和场地进行专业化维修养护管理以及维护相关区域环境卫生和公共秩序，为业主、使用人提供服务的人员。只要是准备从事物业管理的人员都可以成为物业管理师的培训对象。资格等级包括物业管理员、助理物业管理师、物业管理师。

（2）公共营养师：公共营养师是应社会、市场的需要而产生的职业技能人才，指接受专业知识技能培训，通过国家职业资格考试认证，取得从业资格，从事营养咨询、营养测评、营养指导、营养宣教、营养管理以及从事营养教学与科研工作、营养与食品安全知识传播的特殊职业者，是促进社会公众健康工作的专业人员。资格等级包括一级（讲师）、二级（技师）、三级（高级）、四级（中级）。

公共营养师可以针对健康和亚健康人群做营养咨询、指导工作。公共营养师不仅可以在社区发挥重要作用，还可为企业员工、白领、高级管理人员、运动员、家庭提供教育、辅导、指导等服务。

希望从事公共营养师的人员都可以参加公共营养师的培训。经该职业四级正规培训达规定标准学时数，并取得结业证书，即可报考四级考试。

（3）电子商务师：电子商务是在互联网开放的网络环境下，基于互联网的应用方式，实现消费者的网上购物、商户之间的网上交易、在线电子支付以及有关方的网络服务的一种商业运营模式。

为了适应电子商务迅速发展对人才的需要，中国人力资源和社会保障部颁布了《电子商务师国家职业标准》，在电子商务从业人员中推行国家职业资格证书资格。根据“标准”规定，电子商务职业分为4个等级，包括电子商务员（四级）、助理电子商务师（三级）、电子商务师（二级）和高级电子商务师（一级）。

培训对象包括准备从事该职业工作的人员，以及正在从事该职业工作的专业人员。拥有高中毕业（或同等学历）的学历即可报名培训，经该职业正规培训达规定标准学时数，并取得合格证书，即可报考对应等级。

（马科科，崔金龙）

第三节
工作安置技术

一、工作安置的意义、目标和效果

（一）工作安置的意义

为了使残疾人能够在经济上不依靠他人，有独立生活的能力，职业治疗师通过工作协调、岗位配置、职务调整或自主创业，使残疾人达到和其他社会成员一样的社会经济地位，并通过参与生产性的作业活动，使其达到克服障碍、经济独立及实现自我的目的，进而完全融入社会。

（二）工作安置的目标

（1）帮助残疾人根据自身特性和能力选择合适的职业岗位。

（2）提供专业的工作改良建议及各类安置措施，协助企业确保生产安全，安排残疾人从事适合的工作，同时帮助残疾人顺利适应工作岗位。

（3）帮助残疾人收集有关招聘的各种信息，并协助其进行求职、应聘。

(4) 指导残疾人完成应聘需要的各种文书，提供职业选配、面试等技巧培训，并协助其进行求职、应聘。

(5) 提供关于创业的各种信息和准备创业前的事宜，帮助残疾人获得未来持续生计。

(三) 工作安置的效果

(1) 通过提供系统的工作安置服务，增加残疾人的就业机会，促使残疾人能够在社会—经济活动中有平等的地位。

(2) 通过提供符合残疾人特性、能力、兴趣的工作安置服务，提高残疾人教育水平和康复期望。

(3) 通过促进残疾人参与经济活动，使残疾人完成从福利受惠者到纳税人的角色转换，进而减轻社会负担。

(4) 残疾人的经济活动可以帮助残疾人生活自立，同时提高生活幸福感和拥有积极的生活态度。

(5) 残疾人通过重新就业，赚取满足家庭生活和社会活动的经济收入。

(6) 通过专业的工作安置服务，降低残疾人的离职率。

(7) 通过残疾人参与社会—经济活动，改变人们对残疾人的认识，促进社会和谐。

二、工作安置的分类

根据目前国内残疾人的就业出路，工作安置主要分为重返工作岗位的工作安置和再就业的工作安置两大类。

(一) 重返工作岗位的工作安置

职业康复的最终目的是让残疾人获得能够重新工作的机会，并维持其工作而获得持续薪酬。目前国内的职业康复工作中，后天伤残人士特别是工伤患者，主要的职业出路仍是返回原来的单位工作。根据工伤患者康复情况的不同，他们主要的工作安置出路为：①返回原单位原工作岗位；②返回原单位原岗位并适当调整工作任务；③转换其他工作岗位。

1. 职业康复的复工计划

复工计划是指为协助工伤残疾人士重返工作岗位而制订的职业康复方案，包括评估、训练计划、工作调整及渐进式复工，方案由工作人员与受伤工人、用人单位主管三方共同商讨制订，由职业康复工作人员推动复工计划的执行。

工作人员通过现场工作评估、岗位试工、现场工作强化，为工伤残疾人重返工作提出工作岗位调整及具体工作安置建议，推动渐进式复工计划的执行。复工计划的目标是协助工伤残疾人返回原用人单位工作，使残疾人能够适应工作岗位要求，获得持续的薪酬。

复工计划适用于保留部分和大部分劳动能力的工伤残疾人，或者劳动能力鉴定为5～10级伤残的伤残工人，这类工伤残疾人有就业意愿并且需要职业康复协助。

2. 服务流程

(1) 工作人员得到工伤残疾人、用人单位同意后，安排工厂探访服务。

(2) 与用人单位面谈，让单位了解受伤工人的身体康复情况，可以通过现场工作能力测评等方式评估受伤工人当前的工作能力情况。

(3) 经现场工作评估后，与工伤残疾人、用人单位讨论需特别安排的工作任务，找出工作风险因素，提出工作安置措施。

(4) 个案管理员全面综合工伤残疾人情况，提出渐进式复工方案及时间表，与用人单位保持紧密联系。若遇上难题，可以协调用人单位与工伤残疾人一起找出双方可以接受的解决方案，同时会根据实际情况及时调整复工计划。

(5) 出院前给予针对性的职业能力评定，职业治疗师提出重返工作建议。

(6) 用人单位需要向工伤残疾人所在部门同事知会有关受伤工人的复工安排，以便取得同事配合，有助于建立融洽的工作气氛。

(7) 工作人员定期跟进工伤残疾人的工作情况，如遇问题可提供适当介入。

(8) 个案完结：工伤残疾人适应工作岗位，持续3个月获得工资薪酬。

3. 重返工作建议书

在残疾人即将返回工作岗位前，职业治疗师会根据残疾人的身体功能情况并结合工作分析结果，给出相应的重返工作建议书(表6-3-1)，指导用人单位、残疾人做好工作安置。

表 6-3-1　重返工作建议书

姓名：　　　　性别：　　　　年龄：　　　　档案号：

单位名称：　　　　工作岗位：

临床诊断：

职业能力评定结果

1. 个案可以：

	无法完成	偶尔	经常
坐	□	□	□
站	□	□	□
走	□	□	□
蹲	□	□	□
弯腰	□	□	□
攀爬	□	□	□
上下楼梯	□	□	□
伸手拿取	□	□	□
伸手向上	□	□	□
蹬踩	□	□	□

2. 个案的手部功能：

握力(L/R)　　千克/　　千克

拧螺丝 3 分钟(L/R)　　个/　　个

□避免极端温度变化　□建议戴手套　□避免过度用力　□避免振动

3. 个案的体力劳动强度为：

□极轻(坐位工作)：最大提举 4.5 千克和偶尔提举或运送，例如文件、账簿或细小工具。

□轻：A. 最大提举 9 千克和经常提举和/或运送 4.5 千克的物体；B. 工作中需要相当程度的步行或站立；C. 大部分的时间需要久坐但涉及手臂和/或腿的推和拉的动作。

□中等：提举最大 22.5 千克和经常提举和/或运送 11.3 千克重的物体。

□重：提举最大 45 千克和经常提举和/或运送 22.5 千克的物体。

□极重：提举超过 45 千克和经常提举和/或运送 22.5 千克或以上重量的物体。

4. 感官或认知受限情况：

□视力　□听力　□触觉　□味觉

□嗅觉　□理解　□记忆　□专注

其他限制：

职业康复建议

□渐进式重返原公司原工作岗位

□重返原公司原工作岗位，部分工作任务调整(工作任务调整建议：　　　　)

□重返原公司其他工作岗位(工作岗位调整建议：　　　　)

□建议 3 个月后职业康复复诊

□其他建议：

报告人：

报告日期：

4. 重返工作岗位的工作安置需要考虑的因素

(1) 残疾人的职业能力情况，尤其是与实际工作密切相关的劳动和生产能力(如速度、准确性、效率)。

(2) 残疾人重返工作的安全性，包括遵守安全法则和使用安全性设备的能力。

(3) 身体耐力，例如坐位/站立/步行耐力、重复性工作的能力。

(4) 用人单位对残疾人返回工作岗位的态度。

(5) 残疾人的兴趣、自信、价值观、重返工作的就业意愿等。

(6) 所在部门的同事关系及工作场所文化。

(二) 再就业的工作安置

再就业的工作安置是指协助残疾人获得合适职业的过程。由职业治疗师提供的再就业服务主要有职业调查、职业设置及职业培训。

1. 职业调查

职业调查经常用于帮助没有具体职业目标的残疾人，此工作可帮助其确定职业潜力和可能的职位。为确定残疾人的就业潜力，需要考虑残疾人如下因素。

(1) 工作经历、一般的和特殊的工作技巧和能力、培训潜力。

(2) 体力、工作承受力及康复潜力。

(3) 资质和才能、个性和脾气、价值和态度、动机和需要。

(4) 社会技巧和工作习惯、职业适应力和胜任情况。

为了确认残疾人与竞争性职业的合适程度，治疗师可对其进行职业匹配，确定特定职业主要涉及的身体要求与个体能力的匹配程度。

2. 职业设置

根据残疾人目前和将来可能的发展潜力，可有不同的职业设置情况，包括保护性职业（SWS）、扶持性职业和竞争性职业。保护性职业是指安排残疾人在带有保护性质和没有竞争性的职业场所，如庇护场所工作。扶持性职业是指介于保护性职业与竞争性职业之间的职业，残疾人虽然可以独立工作，但是需要某些特殊的支持。竞争性职业是指在公开的劳动力市场所谋取的职业。由治疗师提供的职业设置服务是把残疾人放置在被确认的工作职位的一个过程。

虽然处理不同残疾人的职业设置的方法途径可能不同，但是，职业设置通常会包括相关的技能训练和治疗性支持服务。一般来说，职业设置的过程可以被分为职位获取、职位维持及职务调整三个过程。

（1）职位获取：主要包括为残疾人寻找可能的工作岗位，例如与可能的用人单位联络，联系劳动部门或相关就业机构；或为残疾人提供有用的就业信息和技能培训，例如就业市场信息、残疾人的职位获取技巧培训等。

（2）职位维持：主要是对于已经获得就业岗位的残疾人，可获得职业治疗师的支持和帮助，通常包括处理在工作岗位中的身体或心理压力。支持方案一般包括与职业相关的社会技能培训、压力处理和疼痛处理辅导等，这些方案可根据个体或群体情况设计。

（3）职务调整：职务调整或设备环境改进的目的是提高残疾人的工作成绩和工作承受力。通过重新设计工作流程、工作场所或者使用的机械/工具，在残疾人和工作岗位之间获得较好的人体工效学匹配。同时，可减少残疾人所承受的躯体或心理压力，从而提高工作效率。

3. 职业培训

职业培训的目的是为了提高残疾人对特定工作的熟练程度，包括职业技能培训和/或理论培训，可由职业治疗师完成此项计划。

若有必要可推荐残疾人到其他相应的职业培训部门。因为治疗师通常不能提供全程完整的服务，应通过合适的渠道推荐残疾人到其他相应的社会、政府或残联系统的职业培训机构，这样可弥补医院内职业康复服务的不足。

三、不同伤残人士的工作安置措施

（一）针对下肢伤残人士的工作安置

下肢伤残人士重返工作岗位可能会遇到各种与转移、日常活动相关的困难或限制，针对他们的安置措施有以下七点。

1. 进出工作地点　可以采用电梯、轮椅升降梯及楼梯上的方便装置。另外，有条件可以采用自动装置开关门扇等。

2. 进出工作区　根据实际情况适当升高伤残人士的座位高度，减轻他们的劳动强度，以使其在工作中更加舒适。可以采用升降调节座椅，配备取物器帮助伤残人士抓取较高和较低位置上的物品。对于右脚不便的伤残人士，可以把油门踏板改装在驾驶位的左侧，以方便其驾驶车辆。

3. 上下楼层　辅助上下活动的措施较多，取决于不同的使用场所，可以包括上下运动的辅助装置、升降装置和各个工作岗位之间移动的辅助装置等。

4. 电脑工作站　可以为伤残人士配置脚踏板和符合人体工效学的电脑椅，为他们提供方便。

5. 对于站立和行走不便者　轮椅或者单脚滑行车有助于这些人士在各个工作位置之间的移动。调整工作岗位和办公区域的相互位置，让伤残人士在这些区域之间的往来更加方便。

6. 日常生活行为　洗手间的扶手和各类把手对伤残人士的日常生活行为大有帮助。

7. 出勤和上班时间　可以采取的调整措施包括增加工作间歇的休息时间，错开上下班高峰，或者选择离家较近的工作地点。

（二）如何安置使用轮椅的残疾人

轮椅使用者受到的行动限制随伤残程度而变化。随着城市无障碍措施的普及推广，目前轮椅使用者外出及就业条件得到一定程度改善。需要注意的是，不是所有使用轮椅的人都需要行动上的帮助，也不是所有人都需要全面的帮助。安置使用轮椅的残疾人需要考虑以下问题。

（1）使用轮椅的残疾人在哪些行动上受到限制？

（2）这些限制对该残疾人的工作活动有哪些

影响？

(3) 这些限制对工作造成的后果是什么？

(4) 需要采取哪些改良措施减少或者消除这些影响？这些措施是否完善？

(5) 是否根据使用轮椅者的个别情况制订了改良措施？

(6) 改良措施制订以后是否能够达到使用要求，是否需要满足额外要求？

(7) 是否需要为该残疾人的班组长或者其他同事安排合适的培训？

虽然国内目前还没有法律强制规定用人单位的责任，但是用人单位应当保证让使用轮椅的职工得到全面的协助。下面是工作安置时的一些改良措施。

1. *进出工作位置* 轮椅使用者根据其身体运动障碍情况，可能会在工作岗位遇到各种情况的限制：①现有的办公桌或工作站过高，无法舒适地工作；②如果轮椅使用者够不到立式档案柜的高层和低层抽屉，需要更换更方便的档案柜；③将办公用品和常用办公物品放置在最容易拿到的架子上或者抽屉里，而不是放在较高或者较低且不容易够到的位置；④为手部活动不便的人配置翻页器和书本固定装置，为不能持笔的人配备辅助书写的装置；⑤让复印机和传真机这类办公设备更容易接近，这样坐轮椅的人也可以使用；⑥根据残疾人行动受限情况，配备免提电话、大按键的电话机、自动拨号装置、声控邮件装置和耳机等；⑦根据残疾人行动受限情况，给计算机配备辅助操作的装置，如语音识别、鼠标输入、轨迹球、键盘守卫、备选键盘和口持棒等。

2. *出差* 轮椅使用者在出差的时候也可能会遇到限制。下面是一些改良措施的例子：①采用更加便利的交通工具；②使上下车能够更方便；③使会议/培训场所的进出能够更方便；④在旅行目的地配备医疗及轮椅维修服务；⑤在旅行目的地配备服务人员。

（三）针对肢体残疾者的工作安置

肢体残疾是指四肢功能障碍或者缺少某部分肢体，从而影响日常生活、工作及社会参与活动。我国的肢体残疾在65岁以上老年人中的比率最高，大约1.94%。尽管最近几十年中先天性残疾的比率一直保持不变，而由糖尿病导致的截肢却明显增加。糖尿病引发血管疾病，从而引发截肢。近年来，随着中国经济的发展，工伤事故作为造成肢体残疾的重要因素越来越引起社会关注，因工伤导致肢体残疾的人数也有所增加。

不同的肢体残疾所影响的工作、生活情况也不相同，应该有针对性地采取不同的工作安置措施。

1. *存在肢体粗大运动功能障碍者* ①改善工作位置，使之易于接近；②将工作位置设在靠近停车场的位置；③设置容易出入的门或安装自动门；④配置容易进出的休息室和活动室；⑤为职工设立易于通行的工作通道；⑥改善工作场所，使之来往方便；⑦使用轮椅或者单脚滑行车；⑧调整桌子的高度，把办公材料和设备放置在方便拿取的位置上；⑨将工作站设立在工作区域、活动室和休息室附近。

2. *精细运动功能障碍者* ①为残疾职工提供符合人体工效学设计的工作场所；②提供计算机和电话的辅助操作装置；③对班组长和其他同事进行敏感性培训。

3. *上肢远端（手指、手掌、前臂）残疾* ①键盘/数据输入：单手操作键盘、单手或缺指打字指导、语音识别软件、大号键键盘、脚用鼠标、触摸屏、轨迹球和手写板等；②书写：固定杆—书写护腕、活动臂矫正装置、记笔记用的记录装置、便笺记录装置和写字夹板；③使用电话：免提电话、配有可编程号码储存的电话、听筒固定装置和耳机式电话；④使用工具：抓取护腕、取物器、按人机工程原理设计的工具、减震工具和减震手套、虎钳、定位装置、脚踏开关、配备手枪式握把和数字式远程测量装置；⑤提举装置：轻质材料制成的升降设备、后行李箱盖提升装置、升降机和升降台；⑥物品搬运：轻型手推车、肩背式提包、带有载货篮的机动式手推车或者机动式单脚滑行车；⑦文件整理：侧开式文件夹、回转式文件夹、减少抽屉里面的文件夹数量、文件夹用横杆固定；⑧家务管理/清洁：轻型真空吸尘器、背负式真空吸尘器、长臂式清洁杆和抓取护腕；⑨驾驶：方向盘上的球型把手、助力方向盘、握力手套(grip gloves)、方向盘套和遥控式发动机启动装置。

4. 下肢远端(脚趾、脚掌、小腿)残疾　①攀爬:楼梯—电梯、轮椅用平台升降机、楼梯轮椅、带扶手的滚动式安全梯、工作平台和液压式载人升降机;②站立:坐/立式座椅、站立扶手、专用工作凳、抗疲劳坐椅、增加休息时间;③提举/运送:手持式材料升降器、起重机、提升机、机动式手推车或者机动式单脚滑行车、液压提升设备、升降台、大轮轻型手推车和后行李箱盖提升装置;④驾驶:手动控制、自动离合器、左置油门踏板、无级变速和固定的停车位;⑤步行:手杖、拐杖、带座椅的步行器、轮椅和机动式轮椅/单脚滑行车。

(四)针对腰背部损伤患者的工作安置

腰背部损伤患者中,腰背痛是十分常见的症状,据相关资料显示,大约70%的人曾经至少有过一次轻微背部疼痛,只是病程长短和病情轻重有差异。腰背痛是丧失劳动力的主要原因,由于腰背部骨骼、肌肉、韧带、血管、神经分布的复杂性,常常给疾病的诊断带来困难。

大多数腰背部损伤患者的背部疼痛无须治疗即可痊愈,但仍有相当部分患者需要长期忍受背部疼痛。本文所述的如下安置措施能够帮助腰背部损伤患者克服活动限制。

1. 改良工作方法,减轻疲劳/疼痛　①允许在工作中配备协助人员;②确保所有设备都易于接近;③减少或避免体力劳动,减轻或消除工作压力;④安排定时休息,休息时离开工作场所;⑤延长休息时间;⑥采用弹性工作制和弹性出勤时间;⑦允许在家工作;⑧采用符合残疾人自身情况的人体工效学设计;⑨在无法减少行走的场合,配备单脚滑行车或其他运动装置。

2. 工作岗位改良　①使用升降装置,减少体力操作任务;②训练职工使用正确的提举、运送姿势;③将使用频率高的工具和物品放置于齐腰水平高度;④配备低位座椅、坐/立式座椅和抗疲劳座椅;⑤建立能够使用轮椅、单脚滑行车或工业用三轮车的工作环境;⑥配备紧凑型提举装置,以便从仓库中存取各种材料和工具。

3. 办公室　①配备可调节高度的桌子和符合人体工效学的座椅;②将工作位置移近常用办公设备;③配备低位座椅和滚动式安全梯;④配备手推车,用于运送文件、邮件和其他物品;⑤配备旋转文具架或者桌面规整架。

(五)针对颅脑损伤患者的工作安置

颅脑损伤在创伤中发病率为10%～20%,为仅次于四肢损伤的常见创伤,损伤原因为暴力直接或间接作用于头部,常见于交通事故、工伤、失足坠落等。中国颅脑外伤的年发生率为55.4/10万人口,而据美国2008年报道,其每年发生率为3 900/10万人口。

根据颅脑损伤的类型、受伤位置的不同而导致各种不同的伤害后果,可能会影响某一个或者几个大脑功能区。这些因素决定采用哪种安置计划。

1. 存在注意力集中障碍的残疾人　①减少工作区影响精力集中的因素;②办公区配备隔离屏风,或者给每个人配备办公室;③允许使用白噪音或者环境背景声的发声装置;④允许职工使用卡式播放机和耳机欣赏静心音乐;⑤增强自然光线,或者配备全光谱的光源;⑥让工作环境变得更加有序;⑦制订工作计划,保证在工作时间可以不间断工作;⑧将烦琐工作任务化整为零,并分解成多个步骤;⑨重新规划工作任务,只保留主要的工作内容。

2. 组织能力障碍的残疾人　①制订每日的工作清单,每完成一件工作即进行核对;②采用单独的日历,标注会议日期和截止时间;③使用备忘录、电子邮件或者按周进行监督,提醒职工有关重要事项的最后期限;④使用手表或者配有计时功能的寻呼机;⑤使用电子记事本;⑥将烦琐工作任务化整为零,并分解成多个步骤;⑦委派指导人员,帮助职工确定工作目标,给职工配备日常任务说明;⑧与班组长、经理、指导人员一起安排每周的会议,确定是否达到计划目标。

3. 解决问题能力受限的残疾人　①处理问题时采用图表法,比如流程图等;②重新规划工作任务,只保留主要的工作内容;③所在部门的班组长、经理和指导人员协助职工解决遇到的问题。

4. 记忆力下降的残疾人　①允许职工使用录音机记录会议内容;②为每次会议制作书面的会议记录;③使用笔记本、日历或者拍纸簿记录有关资料，以免遗忘；④除口授以外，还要配备书面材料；⑤增加培训时间；⑥配备书面清单；⑦采用环境暗示法，比如标签、彩色代码和公告牌，增强对物品位置的记忆；⑧在所有使用频率高的设备上张贴使用说明。

5. 存在肢体运动障碍的残疾人

(1) 改善工作位置，使之易于接近：将工作位置设在靠近停车场的位置；设置容易出入的入口；安装自动门；配置容易出入的休息室和活动室；为职工设立易于通行的工作区通道。

(2) 改善工作站使之来往便利：如果使用轮椅或者单脚滑行车，需要调整桌子的高度；把办公材料和设备放置在取放便利的位置上；将工作场所设立在工作区、活动室和休息室附近。

在日常工作活动中，残疾人还会遇到面对同事及上司、处理压力、出勤等问题，为使残疾人更好、更快地适应工作岗位，可以提出以下安置建议。

1. 在班组长及同事的帮助下提高工作效率　①采取鼓励和帮助措施；②使用书面形式的工作任务说明；③清晰地用书面形式列出要求的工作职责和期望得到的结果；④允许职工与经理和班组长的自由交流；⑤用书面形式列出近期和远期工作目标；⑥针对可能发生的问题，制订解决问题的长远计划；⑦使用书面形式的就业协议；⑧制订安置计划的成效评估程序。

2. 压力处理　①采取鼓励和帮助措施；②为职工提供咨询服务和帮助措施；③在工作时间如果感觉不适，可以向医生和其他相关人员打电话求助；④为同一班组的职工进行敏感性培训；⑤允许职工在受到挫折时，工间休息以缓解压力。

3. 出勤问题　①采用灵活的下班时间，以保护职工的健康；②允许职工自己制订工作负荷量，采用弹性的工作时间；③允许职工在家工作；④制订业余工作时间表。

（六）针对烧伤者的工作安排

烧伤分为Ⅰ度烧伤、Ⅱ度烧伤（浅Ⅱ度和深Ⅱ度）和Ⅲ度烧伤。Ⅰ度烧伤只是皮肤表层受损，伴有疼痛、充血和肿胀；Ⅱ度烧伤时皮肤的表层和皮下层受损，皮肤起泡、充血和肿胀，伴有异常疼痛；Ⅲ度烧伤最为严重，通常会留下大面积瘢痕。Ⅲ度烧伤需要的康复期较长，严重的还可能会限制烧伤者的活动。

烧伤者可能受到肌肉损伤，可能会对温度敏感及产生社会心理问题。下面是针对烧伤患者的工作安置措施。

1. 对高温环境敏感的烧伤患者　①降低工作站的温度，在工作位置上使用电扇/空调；②使用清凉背心或者其他保温服装；③在炎热的日子里采用弹性工作制，允许在家工作。

2. 对冷敏感的患者　①提高工作站的温度；②使用便携式局部加热器；③多穿保暖衣物或者羊毛织物；④戴手套；⑤衣物穿戴之前先预热；⑥在寒冷的日子里允许在家工作。

3. 同事之间的相互配合　①让所有职工了解他们在工作改良方面应有的权力；②为同事和班组长提供敏感性培训；③避免强迫职工参加与工作不相关的社会活动；④提倡所有职工在工作区不要谈及与工作无关的话题。

4. 压力和情绪　①采取鼓励和帮助措施；②向职工提供咨询服务和帮助措施；③在工作时间如果感觉不适，可以向医生和其他相关人员打电话求助；④允许职工根据身体情况适当休息。

（七）针对慢性疼痛者的工作安排

慢性疼痛是一种没有固定频率、可能持续数月之久的持续性疼痛，通常出现在发病期之后，或者损伤康复期很长以后。慢性疼痛与剧烈疼痛不同，剧烈疼痛是遭受伤害后神经系统受到刺激产生的，而慢性疼痛常年累月都在发生。慢性疼痛的症状表现为食欲下降、消沉和易于疲劳。慢性疼痛通常会掩盖其他所有症状，而伤残人士只能在特殊改良条件下进行工作。

1. 日常生活行为　①允许在工作中配备协助人员和辅助性动物；②确保所有设备都易于接近；③工作场所邻近休息室；④延长休息时间；⑤引入适当的社会服务；⑥配备电冰箱。

2. 焦虑和忧郁　①针对可能发生的问题，制订解决问题的长远计划；②向同事进行敏感性培训；③在工作时间如果感觉不适，可以向医生和其他人打电话求助；④为职工提供咨询服务和帮助措施；⑤允许暂离工作岗位参加治疗。

3. *疲劳/虚弱* ①减少或者避免体力劳动，减轻或者消除工作压力；②安排定时休息，休息时可离开工作场所；③采用弹性工作制和弹性出勤时间；④允许自我调整工作量；⑤将停车点设在靠近工作站的位置，配备易于出入的门口；⑥安装自动门；⑦为职工设立易于通行的工作通道；⑧将工作站设立在工作区、活动室和休息室附近。

4. *肌肉疼痛和肌肉僵硬* ①工作位置采用符合人体工效学的设计，如符合人体工效学的座椅、坐姿/站姿可变换；②减少重复性工作，不要增添与工作无关的活动；③配备手推车和升降装置；④改变工作位置的温度和/或根据情况增添衣物；⑤在工作位置配置风扇/空调或暖炉等。

（八）针对累积性损伤者的工作安排

累积性损伤的主要起因是身体的重复性工作和运动，并由于重复性工作和运动加重而恶化。最常见的累积性损伤是腕管综合征。人体最容易发生累积性损伤的部分是手腕、手臂、肩膀、颈部和眼睛。累积性损伤包括症状类似的多种损伤，如重复性损伤、重复性劳损、过度使用综合征和肌肉骨骼疾病。职业病中，累积性损伤占一半以上。最容易产生累积性损伤的重复性劳动是徒手堆码、抓取或者移动物品（例如清点杂货），其他工作如打字或键盘输入、反复使用工具也会引发大量的累积性损伤。

1. *存在疲劳/虚弱症状者* ①减少或者避免体力劳动，减轻或者消除工作压力；②安排定时休息，休息时可离开工作场所；③采用弹性工作制和弹性出勤时间。

2. *存在手部精细运动障碍者* ①工作位置采用符合人体工效学的设计，例如，计算机专用文件夹、显示器架、关节式键盘、台灯、耳机式电话、脚凳、座椅、手托等；②配备计算机辅助操纵装置，如语音识别和脚用鼠标等；③配备电话的辅助装置；④配备书写固定杆及便笺记录装置；⑤配备翻页器及书本固定装置；⑥配备人机工程学工具、工具平衡器、工具套和抗疲劳座椅。

3. *存在肢体功能障碍者* ①改善工作位置使之易于接近，如安装自动门；②将停车点设在靠近工作站的位置；③改善工作环境使之更舒适，如把办公材料和设备放置在方便拿取的位置，将工作站设立在其他工作区域附近；④配备手推车和提举装置。

4. *对温度敏感者* ①调节工作位置的温度；②调整着装；③在工作场所使用风扇/空调或者加热器；④采用弹性工作制和弹性出勤时间；⑤允许在特别热或者特别冷的天气里在家工作；⑥保持通风；⑦改变空调和加热器的气流方向；⑧各个办公室可以单独控制温度。

累积性损伤通常与工作安排、管理方法有关，这时需要改变惯常的工作管理模式，进行人体工效学培训，如正确使用提举技术，采用正确的身体姿势，合理安排工作内容，使用座椅、键盘、鼠标、显示器和工具时，采用正确工作高度等。

第四节 残疾人支持性就业网络构建

一、残疾人就业政策

截至2022年，据中国残疾人联合会统计的数据显示，中国各类残疾人总数已达8 500万，第七次全国人口普查结果也显示全国大约有8 500万残疾人。而且，目前尚有858万有劳动能力、达到就业年龄的残疾人没有实现就业，而且每年还将新增残疾人劳动力30万人左右。

我国从政策层面保障残疾人的劳动权利，近年来颁布/修订的与残疾人就业息息相关的政策如下：《中华人民共和国残疾人保障法》明确规定，残疾人就业可采取集中安排（国家和社会举办残疾人福利企业、工疗机构、按摩医疗机构和其他福利性企业事业组织，集中安排残疾人就业）、分散安排（国家推动各单位吸收残疾人就业，各级人民政府和有关部门应当做好组织、指导工作。机关、团体、企业事业组织、城乡集体经济组织，应当按一定比例安排残疾人就业，并为其选择适当的工种和岗位。省、自治区、直辖市人民政府可以根据实际情况规定具体比例）、自谋职业（政府有关部门鼓励、帮助残疾人自愿组织起来从业或者个体开业）、农村劳动(地方各级人民政府和农村基层组织,应当组织和扶持农村残疾人从事种植业、养殖业、手工业和其他形式的生产劳动)等形式开展。根据我国财税[2015]72号关于印发《残疾人就业保障金征收使用管理办法》的通知精神,我国于2015年10月1日起施行修正后的《残疾人就业保障金征收使用管理办法》,办法明确规定,未按规定安排残疾人就业的机关、团体、企业、事业单位和民办非企业单位应当按照所在地省、自治区、直辖市人民政府规定的比例缴纳残疾人保障金。

2018年1月,中国残联联合国家发改委等15部门印发了《关于扶持残疾人自主就业创业的实施意见》,明确了20余项促进残疾人自主就业创业、脱贫解困的扶持政策。这些政策包括为残疾人自主就业创业提供合理便利和优先照顾、落实税收优惠和收费减免、提供金融扶持和资金补贴、支持重点对象和"互联网+"创业、提供支持保障和就业服务等多方面。根据意见内容,残疾人自主就业创业包括残疾人自主创业和灵活就业。其中规定,残疾人创办经济实体和社会组织时,相关部门应提供合理便利,优先办理登记注册手续。政府和街道设立相关便民服务网点时,应预留不低于10%给残疾人。同时,对残疾人自主就业创业的,按照有关规定免收管理类、登记类和证照类等有关行政事业性收费和具有强制垄断性的经营性收费;残疾人自主创业、灵活就业的经营场所租赁、启动资金、设施设备购置符合规定条件的,可由各地给予补贴和小额贷款贴息。特殊教育院校教育类、残疾人高校等毕业生按规定享受求职创业补贴。重点扶持残疾人自主就业创业致富带头人和非遗继承人。残疾人利用网络就业创业的,给予设施设备和网络资费补助。

二、支持性就业网络构建

目前我国各地民政和劳动保障系统均有专门的机构把有就业需求的残疾人及有招聘残疾人需求的企业进行链接,每年度有大型的残疾人专项招聘会,招聘的目的多与"精准就业、稳定从业"相关,提供岗位的企业性质多为国营、私营、外资企业及福利工厂。通过政府组织的雇主网络有其优越性:①保证了招聘企业的合法性;②保证用工行为的规范性;③保障了应聘者的合法权益。由于我国大部分残疾人的学历不高,由政府把控及规范企业招聘行为有利于保障残疾人的就业权益,但同时面临着政府组织的专场招聘会的及时性、覆盖性等问题,也面临着是否能满足残疾人群不同时间的求职需求、大型招聘无法满足就业配对需要等问题,因此,有必要发展其他形式的就业支援系统以更精准地帮助残疾人就业。

澳大利亚政府在2001年构建了残疾人就业支持网络以用于开展社区能力建设,在该网络下为15～19岁年轻人提供教育、培训和配对就业。美国联邦政府于2006年7月实施对残疾人就业帮扶的福利政策,政策对申请残疾人抚恤金的人员规定了新的工作和活动义务。这项要求不仅为残疾人士创造了新的义务,同时配备了就业顾问及相关政策以规范就业顾问的行为,中国香港也有"工作教练"的角色协助残疾人就业。残疾人就业不单纯是一个面试过程,还包括职业技能培训、职业指导(求职技术)、能力与职业配对、维持就业的过程。因而,在不同的过程中,专业人员在其中起积极的推动作用。

(一)工作技能培训

一般包括职业技能培训和实用技术培训。

1. *职业技能培训*　主要针对有一定劳动能力而未就业、需要转移职业、已就业需要提高技术水平的残疾人所进行的技能培训,包括就业前培训、岗前培训、转岗培训和在职培训,适合残疾人特点的职业技能培训有盲人按摩、缝纫、计算机应用维修、蜡染、电器修理、理发、厨师、油画、木雕、工艺品制作、编织培训等。

2. *实用技术培训*　实用技术培训是针对农村有一定劳动能力的残疾人进行的以提高种植、养殖和简单农副产品加工水平为目的的中短期培训,适合残疾人特点的实用技术培训有禽、畜、水产、特种养殖,以及农作物、经济作物种植培训。可以采取组织残疾人集中培训的方式,也可以采取"残健融合"的培训方式。

职业技能和实用技术培训应遵循面向市场、因地制宜的原则,紧密结合当地产业实际和残疾人需求，合理确定培训项目。涉及的专业角色包括政府人士，街道专员、社工等。

（二）职业指导（求职技术）

残疾人在寻找工作前，应通过专业服务给予职业指导（求职技术）的引导，包括一般就业形势分析、就业相关准备、就业面试技巧、就业岗位适应、就业路径发展。专业提供者的角色可以包括残联的就业指导工作人员、社区工作人员等。

（三）能力与职业配对

不同残疾人有不同的个性特征，而每一种职业由于工作性质、工作环境、工作条件、工作方式不同，对工作者的能力、知识、技能、性格、气质、心理素质等也有不同的要求，所以，在进行职业决策时，应选择与自己的个性特征相适应的职业。

专业人员应准确评价求职残疾人的生理和心理特点，了解其能力、性格、气质和兴趣，广泛搜集其身体情况、能力倾向、兴趣爱好、气质与性格，以及家庭背景、学业成绩及工作经历等方面的情况。协助残疾人分析职业对人的要求，并向残疾人提供相关职业信息，包括该职业的性质和对人的性格要求、学历要求、能力要求、心理特点要求、职业的工资待遇、工资条件、为实现职业发展而设置的教育课程计划，以及提供这种课程的教育机构、学习年限、入学资格和费用等。

（四）稳定就业

稳定就业是残疾人平等参与社会生活、共享改革发展成果的重要保障。目前残疾人由于受视力、听力、言语、肢体、智力、精神等各类残疾的影响，教育程度、综合素质和职业技能总体不高，难以适应劳动市场发展的需求，导致稳定就业能力严重不足。在支持性就业体系中，可以考虑由财政拨款，给予残疾人稳定就业的支持措施，可学习香港设置“工作教练”的形式，在残疾人就业过程中适时给予心理社会适应、人际交往、工作技巧等方面的干预，帮助他们稳定就业。

对用人单位进行培训也是支持性就业网络中不可缺少的一环。首先，要协助用人单位与残疾人建立平等的劳资关系，建立互惠性动机。在劳资关系存续期间，用人单位与残疾人之间可能存在着持续博弈的过程，如当工作任务及工作能力无法完全达到用人单位的要求、薪酬待遇无法完全达到残疾人的期望时，应给予用人单位预警并建立处理预案。其次，在招聘残疾人之前，要给予用人单位及其员工足够的培训，以便于他们有动机、有能力、有信心接纳残疾人就业，并能与残疾人建立平等、包容的同事关系。再次，由于残疾人可能存在部分功能受限，用人单位应接受相关无障碍环境改造的指导，以适应不同残障情况人士的需求。

（卢讯文）

参考文献

[1] 李庶泉. 职业指导人职匹配理论评述. 职教通讯，2002(8)：47-49.

[2] HOGAN R，BLAKE R. John Holland's Vocational Typology and Personality Theory. Journal of Vocational Behavior，1999，55(1)：41-56.

[3] 晓朋. 职业生涯规划的前世今生. 北京纪事，2003(Z2)：20-21.

[4] SUPER D E，KNASEL E G. Career development in adulthood：Some theoretical problems and a possible solution. British Journal of Guidance and Counselling，1981，9(2)：194-201.

[5] SAVICKAS M L. Career counseling（Theories of psychotherapy）. Washington，DC，US：American Psychological Association，2011.

[6] 朱平. 职业康复学. 北京：华夏出版社，2013.

[7] PETERSON N G. 职业咨询心理学：工作在人们生活中的作用. 2 版. 时勘，等译. 北京：中国轻工业出版社，2007：71-135.

[8] KAREN E W. 身心障碍者生涯咨商——给实务工作者的教战手册. 王敏行，赖淑华，戴富娇，译. 台北：心理出版社，2009：13-20.

[9] 刘娟. 丝网花 DIY—基础篇. 长沙：湖南美术出版社，2008.

[10] 多香山，幂赖. 魅力衍纸花语. 田巧凤，译. 郑州：河南科学技术出版社，2013.

[11] 中国就业培训技术指导中心. 农民工职业选择自助指导. 北京：中国劳动社会保障出版社，2009.

[12] 中华人民共和国住房和城乡建设部. 全国物业管理师资格考试考试大纲. 北京：中国市场出版社，

2014.
[13] 人力资源和社会保障部教材办公室. 公共营养师(基础知识). 北京：中国劳动社会保障出版社，2022.
[14] 人力资源和社会保障部教材办公室. 电子商务师(基础知识). 北京：中国劳动社会保障出版社，2020.
[15] 廖宏石. 康复医学理论与实践. 康复医学治疗与服务，2000，11：999-1013.
[16] 马奎云，王玉龙. 康复医学. 心理疗法，2000，8：127-128.
[17] 卢讯文，徐艳文，伍尚琨，等. 我国工伤职业康复的发展现状分析. 中国康复医学杂志，2014，29(8)：760-762.
[18] 徐艳文，欧阳亚涛，罗筱媛，等. 影响工伤职工再就业的一般资料变量分析. 中国康复医学杂志，2007，22(11)：1004-1006.
[19] 张雄. 个案社会工作. 上海：华东理工大学出版社，1999.
[20] 许如玲. 工伤民工职业康复及社区回归行动研究计划报告. 穗港职业健康及职业康复课题组，2005.
[21] 李奎成，唐丹，卢讯文，等. 不同群体工伤职工流行病学及再就业情况调查. 中国康复医学杂志，2006，21(1)：64-66.
[22] CHAN H, LI-TSANG C W, CHAN C, et al. Validation of Lam assessment of employment readiness (C-LASER) for Chinese injured workers. Journal of Occupational Rehabilitation, 2006, 16(4): 697-705.
[23] DONG Y. Epidemiological Study on Hand Injury and Its Prevention and Control. Journal of Environmental Occupational Medicine, 2010, 27(7): 111-120.
[24] KAMP A. Capitals and commitment: the case of a local learning and employment network. Discourse Studies in the Cultural Politics of Education, 2009, 30(4): 471-482.
[25] THORNTON S, MARSTON G. Who to serve? The ethical dilemma of employment consultants in nonprofit disability employment network organisations. Australian Journal of Social Issues(Australian Council of Socia), 2009, 44(1): 73-89.
[26] VEGA J D U, BORJA F D, ALONSO V, et al. Active inclusion of young people with disabilities or health problems. Spain, 2012.
[27] NISHIMURA K, NAKAI Y. The support of employment by useing network in support center for developmental disabilities. Japanese Journal on Developmental Disabilities, 2011, 33: 271-277.
[28] YANG W. Investigation of Social Support Network on Disability Employment-Take Wuhan Jianghan District as an example. Guide of Science & Education, 2014.
[29] LINDSAY S, CAGLIOSTRO E, ALBARICO M, et al. A Systematic Review of the Benefits of Hiring People with Disabilities. Journal of Occupational Rehabilitation, 2018: 1-22.

第七章 人体工效学风险评估与改良

第一节 人体工效学与职业康复

一、人体工效学的定义

人体工效学英文单词“ergonomics”出自希腊语“ergos”(工作)和“nomos”(天然法则、自然定律的意思)两个词语构成,从字面上看有“工作的法则或与工作定律相关”的意思。关于人体工效学的定义,已经有相当多的描述,包括“对关于人的能力、限制及其他工作相关特性,例如工具、机器、系统任务、工作和环境的设计,进行讨论、应用及改善,以达到提高生产力、安全、舒适和更有效使用的目的”“优化系统功能以适应人的能力及需要”。从更多操作层面上对人体工效学定义的情形下,人体工效学的实践加入了更多与人相关的概念,例如“更聪明及轻松地工作”“让工作去配合人的能力与需要,不是让人去配合工作”。简单而言,人体工效学就是优化工作环境与人的适配程度,以便更安全、舒适及高效地工作。

二、人体工效学的应用范围

由于人体工效学主要研究人与环境的适配程度,因此,人体工效学是一个跨学科的专业,包括了医学、生理学、解剖学、心理学及工程与物理学相关的学科。医学和解剖学对人体身体结构、尺寸等进行探讨;医学和生理学研究人的体能、代谢、工作耐力、提举能力等;心理学与工程学结合则研究人的行为模式、知觉、学习、记忆及动作控制等,以了解人是如何与环境进行互动的过程。以下的内容进一步说明了人体工效学的应用范围。

(一)人体测量学

人体测量学是指身体各项特征的测量资料。利用这些资料,可以设计更好的适合我们使用的用品、工具及工作平台等,例如办公室设备、工作站等。举例来说,在图 7-1-1 人体测量与坐姿图例中,坐姿时,M03 是指前臂和手的长度(正常的伸手限度),而 M17 是指前臂和手到大拇指的长度(最舒适的够取距离)。当键盘放在 M17 位置上的时候,人体使用键盘操作最舒适。但是,当键盘放在 M03 位置或介于 M03 至 M17 位置时,由于手部需要作出伸手够取的动作,即肩关节前屈且肘关节前伸,由于人体不在最舒适的体位,导致上肢容易疲劳及出现肌肉骨骼劳损的情况。如果按照一个身高 1.702 米的办公室人员来说,M03(42.9 cm)至 M17(32 cm)的距离有 10.9 cm,日常使用的物品应该放在 42.9 cm 的范围内。

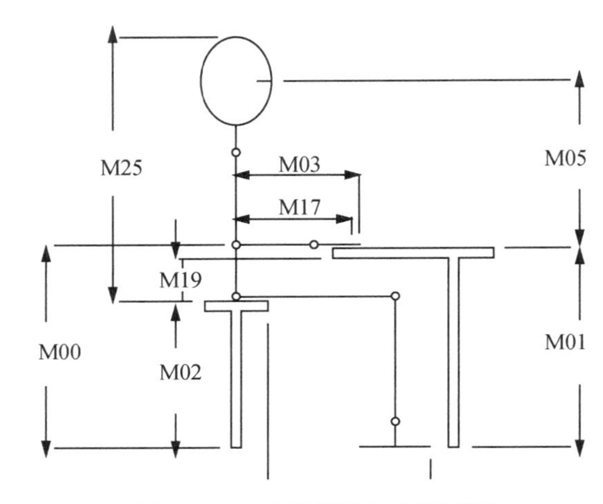

图 7-1-1 人体测量与坐姿图例

(二)人类限制的特性

了解人类感觉器官、体能活动(如工作负荷)、生物力学、肌力和耐力等的特性,合理控制,避免负荷过量而出现损伤。例如,在提举重量上,如果提举过程中负荷超过了工人的提举上限,就会大大增加工人受伤的风险。

(三) 人机界面设计

根据人体工效学的设计原理,在人机系统显示装置与控制装置的设计上充分考虑安全性、便利性及易操作性。例如驾驶室显示屏设计等。

(四) 工作方法、空间及器具设计

根据人体测量学及人类限制特性,设计适合人类工作的作业场所及合适的操作工具,例如,计算机工作站的人体工效学设计、鼠标及键盘的设计等。

(五) 环境因素

了解工作场所温湿度、空气流通、照明、噪音等物理因素对工作过程的影响。

三、人体工效学在职业康复中的应用

在第二章提及到如何利用“国际功能、残疾和健康分类”了解工作残疾。它是因为健康/疾病状态和环境之间复杂交互作用所导致的结果。因此,通过改善工作环境因素可以提升个人的表现,以解决工作残疾及促进工人重新融入和保持工作岗位。此外,通过适应个人或群体必须互动的工作环境来优化个人或群体的功能是每个职业康复治疗师的基本要求。在人体工效学跨学科团队工作的特性中,要求职业康复治疗师具备解剖学、生理学和工作分析方面的技能和知识,他们接受的教育核心是任务分析(或工作分析),即把任务中的各职业活动分解成最基本的性质。例如,一个建筑工地工人在铲沙,该任务可以分解为各项身体要求,如站立、弯腰、伸手、举起和搬运,这些知识和技能使他们非常适合在人体工效学跨学科团队领域中工作。职业康复治疗师通过人体工效学风险评估及人体工效学工作改良法去分析工作间潜在的危害及可采用的改善措施,以下两节将详细描述。

第二节 人体工效学风险评估

一、危害认知

工作场所中的危害通常可以归纳为五种,分别是化学性危害(chemical hazard)、物理性危害(physical hazard)、生物性危害(biological hazard)、人体工效学危害(ergonomic hazard)及其他危害。这些危害的存在,是导致工人受伤的主要原因之一。工人应该明白了解这些危害的重要性,并知道要如何管理及控制这些危害,避免风险的发生。

(一) 化学性危害

气体和蒸汽、悬浮粒状物质(如粉尘、喷雾)、有机溶剂等。

(二) 物理性危害

辐射、噪音和振动、电流、气压等。

(三) 生物性危害

致病性微生物,如细菌、病毒等。

(四) 人体工效学危害

过度用力、不良姿势、重复动作、设计不良的工具、设备或工作站等。

(五) 其他危害

工作压力、职场暴力等社会心理因素。

人体工效危害作为五大工作场所危害之一,应当引起足够的重视。人体工效学危害具体是指可能对人体肌肉骨骼系统造成损伤的姿势、动作或工具设备,导致身体出现不良状况,如下背部的肌肉或韧带、手/腕关节的肌腱或神经,或膝关节周围的骨骼长期受压、拉长或过度使用。这种因为人体工效学危害导致肌肉骨骼系统受损及紊乱的状况,称为肌肉骨骼系统疾患或障碍(musculoskeletal disorders, MSD)。据世界卫生组织 2017 年报道,肌肉骨骼系统疾患是致残的主要原因。20%～33%的人患有一种或多种肌肉骨骼疾病。美国的一份报告表明,每两个美国成年人中就有一个患有肌肉骨骼疾病,这一数字相当于心血管疾病或慢性呼吸系统疾病的总和。

二、危害的风险评估

人体工效学危害包括不合适或长时间静态的姿势,过度用力,重复动作,或工作活动之间间隔时间短暂,工人没有中间休息时间。如果存在多种危害因素一起出现,例如全身或手/手臂振动,光线不足,或工具、设备、工作站设计不良,这些危害因素将对工人产生额外的负面影响,发生 MSD 的风险

就会大大增加。《韦氏国际辞典》对风险“Risk”的解释是:“损失或损伤发生的可能性(possibility of loss or injury)”。由于个体差异,发生 MSD 的风险不是 100%,这就导致相当一部分工人忽略了安全行为及降低了对危害的警觉性,例如“我即使用弯腰搬抬重物的姿势,但是我的腰也没有受伤啊”,“我坐了一天,用了一天的计算机,尽管很累,但休息一下就没事了”。因此,我们需要对人体工效危害进行量化的评估,科学地做出判断,以教育雇主和工人认识问题的严重性,从而做出适当的改变,降低发生 MSD 的风险。

(一) 力(force)

力是指物体与物体相互之间的作用,力的单位是牛顿(N)。工作任务过程中作用于人体的力是人体工效学中的一个重要内容。例如图 7-2-1 所示,人与物品之间相互作用所产生的力,说明当人体搬起 10 kg 重量的物体时,或人体推动 10 kg 重量的物体且地面摩擦系数为 1 时,物体作用于人的力为 98.1 N。人体工效学干预的目的是确定载入于人体肌肉骨骼系统上力的大小并加以干预,以达到减少力作用于人体的目的。作用于人体的力主要有两种,一种是静态肌肉力量收缩所产生的力(等长收缩),例如长时间用拇指、示指和中指捏住一个重 1 kg 的无支撑开关按钮以操控机器;二是动态肌肉力量收缩所产生的力(等张收缩),例如,站姿下多次将货架上的物品从腰间水平搬抬至地面水平。这是我们在风险评估中需要评估的力的大小。

力作为物体与物体之间的相互作用,需要充分考虑物体的重量、摩擦力、抓握、手套使用及其他的因素,只有这样,才能对力加以干预并达到减少作用于人体的力的目的。

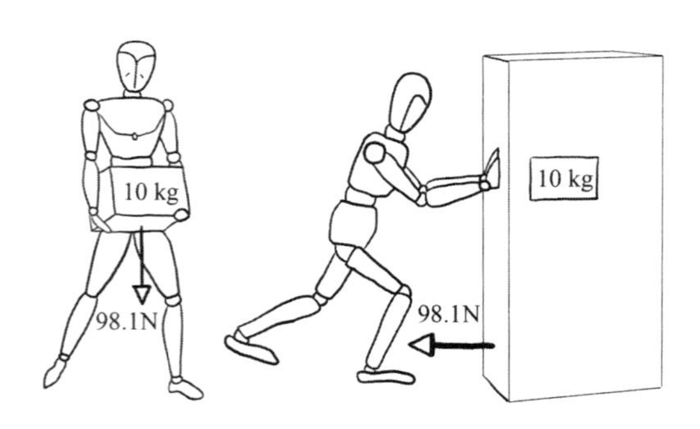

图 7-2-1 人与物品之间相互作用所产生的力

美国国家职业安全卫生研究所(National Institute for Occupational Safety and Health, NIOSH)开发提举公式来协助确定人力提举中物理压力的风险识别(表 7-2-1,表 7-2-2,表 7-2-3)。该公式为:$RWL = 23 \times (25/H) \times [1-(0.003 \times |V-75|)] \times [0.82+(4.5/D)] \times [1-(0.0032 \times A)] \times F \times C$

表 7-2-1 NIOSH 提举公式说明

英文全称	英文缩写	中文释义	备注
horizontal	H	手到脚踝的水平距离(厘米)	H
vertical	V	手臂到地面的垂直距离	V
vertical travel distance	D	物品垂直移动的距离	D
angle of asimmetry	A	躯干旋转角度(度)	90° 躯干旋转角度
frequency component	F	提举频率系数	见表 7-2-2
coupling component	C	握把系数(根据不同握把类型设置不同的系数)	见表 7-2-3 好 一般 差
weight of the object lifted	L	提举物体重量	无须图例
recommended weight limit	RWL	建议重量极限值	无须图例
lifting index	LI	提举指数	无须图例

注:以上长度单位为 cm,重量单位为 kg。

表 7-2-2　NIOSH 提举公式中关于提举频率系数的说明

提举频率（次数/分钟）	工作活动时长（Duration，D）					
	D≤1 h		2 h>D>1 h		8 h≥D>2 h	
	V <75 cm	V ≥75 cm	V <75 cm	V ≥75 cm	V <75 cm	V ≥75 cm
≤0.2	1.00	1.00	0.95	0.95	0.85	0.85
0.5	0.97	0.97	0.92	0.92	0.81	0.81
1	0.94	0.94	0.88	0.88	0.75	0.75
2	0.91	0.91	0.84	0.84	0.65	0.65
3	0.88	0.88	0.79	0.79	0.55	0.55
4	0.84	0.84	0.72	0.72	0.45	0.45
5	0.80	0.80	0.60	0.60	0.35	0.35
6	0.75	0.75	0.50	0.50	0.27	0.27
7	0.70	0.70	0.42	0.42	0.22	0.22
8	0.60	0.60	0.35	0.35	0.18	0.18
9	0.52	0.52	0.30	0.30	0.00	0.15
10	0.45	0.45	0.26	0.26	0.00	0.13
11	0.41	0.41	0.00	0.23	0.00	0.00
12	0.37	0.37	0.00	0.21	0.00	0.00
13	0.00	0.34	0.00	0.00	0.00	0.00
14	0.00	0.31	0.00	0.00	0.00	0.00
15	0.00	0.28	0.00	0.00	0.00	0.00
>15	0.00	0.00	0.00	0.00	0.00	0.00

表 7-2-3　NIOSH 提举公式中关于握把系数的说明

握把状态	握把系数	
	V<75 cm	V≥75 cm
良好	1.00	1.00
一般	0.95	1.00
差	0.90	0.90

根据此公式理论，当 LI 等于 1 时，从生物力学角度分析，下背部 L_5/S_1 椎间盘受力为 3 400 N；从生理学角度分析，结合搬运时间及高度，相当于能量消耗 2.2～4.7 kcal/min，根据公式 kcal/min＝(Net METs×3.5×体重 kg)/200，按照最高值 4.7 kcal/min 及体重 50 kg 计算，其 Net METs 为 5.37 METs，加上安静时 1 MET，总的 METs 为 6.37，说明其运动强度大约相当于 6.37 METs。在职业康复中，刚好相当于中度至重度工作强度。

此外，由于该公式并未考虑年龄分布及性别因素，而且该公式是在理想工作环境下的一个工作指引（温度 19～26 ℃，湿度 35%～50%，鞋底与地面摩擦系数至少大于 0.4），因此，考虑到实际工作中环境变化的多样性，所以该公式可以作为参考使用。还需要注意的是，该公式不适用于单手操作、坐姿或跪姿所从事的提举和搬运工作。

在评估过程中，职业康复治疗师一般会用到握力计、捏力计、推拉力计、磅秤等来计算工人与物品之间作用所产生的力的大小（图 7-2-2）。

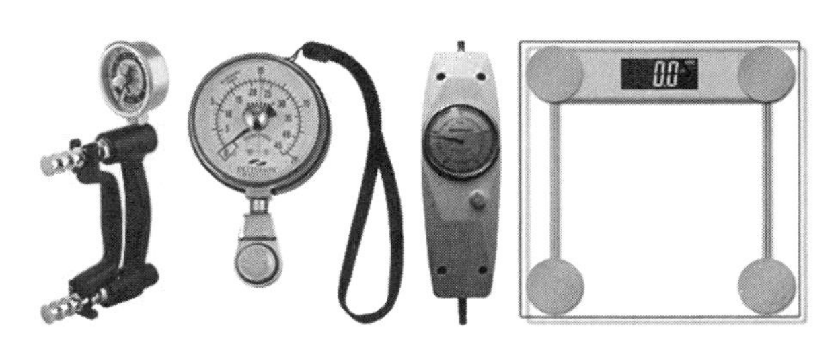

图 7-2-2　常见测力工具（从左到右依次为握力计、捏力计、推拉力计、磅秤）

（二）姿势和位置

为了保持令人满意的工作表现，在整个工作活动过程中，人们都需要专注于工作任务本身，常常忽略了正确的身体姿势或处于方便操作的位置，甚至不清楚什么是正确的身体姿势或位置，也不明白过程中需要姿势的变换及休息，以保持良好的工作状态。同时，雇主在进行工作任务设计时更多的是从工作的角度出发，然后聘请工人去从事或完成该工作任务，是“人去配合工作，不是工作去配合人”，所以倾向于让工人在非人体工效学中立位置或者导致持续不良姿势的情况下进行工作。这违背了人体工效学的原意“让工作去配合人的能力与需要，不是让人去配合任何一份工作或活动”，因此，职业康复治疗师将专业知识扩展到工作场所中，努力将人与工作环境的配合做到最好。

工作过程中尽可能让身体处于中立位姿势（neutral position）。中立位姿势通常是指人体中轴垂直于地面、双眼平视、双腿双脚并拢、双臂自然下垂、双手掌心贴于体侧的姿态。在职业安全与健康的背景下，中立位姿势是指工作期间一种保持个人身体处于一个放松的位置，其关节是对齐及放松的，可以最大化减轻工作对肌腱、肌肉和骨骼系统的压力。工作过程中保持中立位姿势可以有效降低工人患上肌肉骨骼疾病的风险，并最大限度地扩大活动范围。由于工作过程中主要牵涉坐姿和站姿的姿势，且需要应用双上肢进行工作，所以工作的中立位姿势请参考图 7-2-3 所示计算机使用者的身体姿势，应该尽可能使身体处于一个中立位姿势进行工作。工作场所中常见的一些不合适的姿势主要牵涉到的身体部位包括头、颈、躯干、上肢、下肢动作姿势。

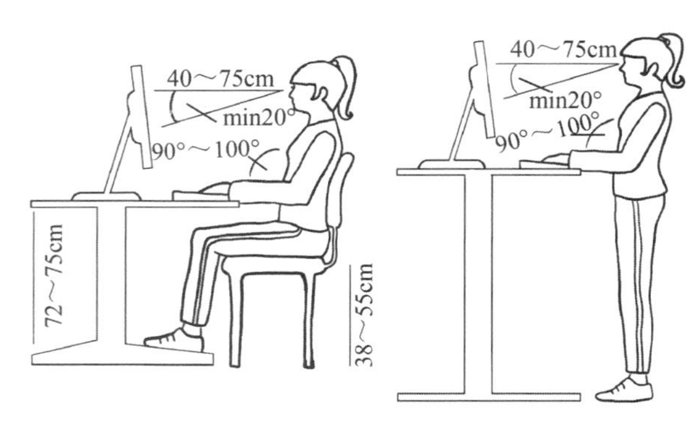

图 7-2-3　中立位姿势举例

1. *长时间或重复性非中立位脊柱姿势*　包括头、颈和躯干前倾、后伸，或向身体两侧侧曲或扭转。由于一个人离开了中立位姿势，会给椎间盘、韧带或肌肉带来过度的压力和紧张，这样就会导致人体疲劳、不舒服及微小创伤。

2. *手腕偏离中立位超过 15°*　腕关节的中立位姿势可以通过紧握拳头的姿势来表示。对于大多数人来说，这个角度是 10°～15°外展，也是腕关节力量的位置(图 7-2-4)。这种姿势在保持腕管内空间的同时，能够产生最大的力。当手腕离开这个中立位置时，手指屈肌腱会增加它们与腕韧带或腕骨的接触。这种接触的增加可能导致炎症，腕管内的压力可能增加。

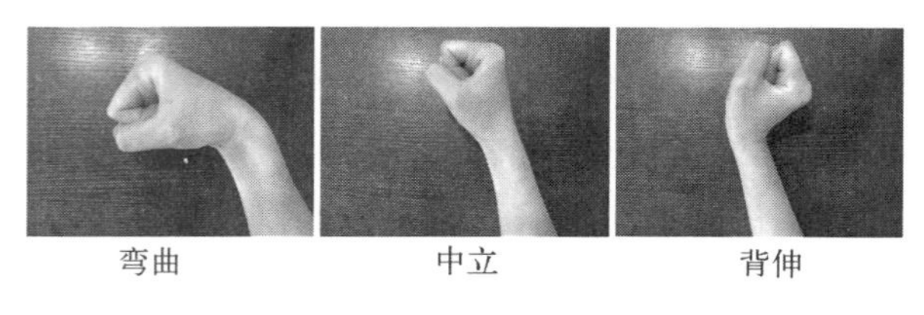

图 7-2-4　手腕中立位置

3. *前臂的旋转*　当前臂左右旋转到极端位置时(手掌向上时是旋后，手掌向下时是旋前)，离开了手腕中立位置，前臂肌肉就会与肘部相连的部位受到较大程度的压力。当高强度的力量与这些姿势结合在一起时，受伤的可能性就更大了。

4. *肘部维持在胸部中部以上*　当肘部维持在胸部中部以上时，通过给肌肉强加力量以维持长时间的收缩，就会给肩关节带来额外的压力。除了带来低能量使用之外，这些姿势通常给肩关节内部组织带来压力上的增加，导致输往关节内部肌腱的血流量减少。

5. *身体后面或肩膀以上的位置频繁的伸手够取动作*　这些动作经常通过牵拉肩关节的肌腱和肌肉使肩关节内部增加压力。当考虑到肌肉的长度—张力关系时，这些姿势会导致肌肉拉长而变弱。

由于工作过程中涉及大量的上肢动作，所以，可以通过快速上肢评估(rapid upper limb assessment，RULA)方法进行测定动作的风险系数。RULA 是英国英格兰诺丁汉大学的 Lynn McAtamney 和 Nigel Corlett 于 2005 年共同开发的一种调查方法，用来对工作中涉及上肢功能紊乱的员工进行人体工效学调查，尤其是可以快速地针对评估员工接触与上肢 MSD 相关的人体工效学危害因素的情况进行评估。RULA 评估呈现的是工作循环中的某一时刻的状态，它对于观察正在使用的姿势及优先选择进行评估的姿势是很重要的。依靠这个研究，我们选择的是最长时间保持的姿势或是使用得最糟糕的姿势。

RULA 作为人体工效学评估工具也考虑了颈部、躯干和上肢工作任务的生物力学和姿势负荷要求，通过一个系统的过程来评估所需的身体姿势、力量和重复的工作任务。评估内容主要包括上臂、前臂、腕关节、颈、躯干和下肢在工作过程中的关节活动范围；此外，还评估了两个组别关节的肌肉使用及负荷情况。第一组别是上臂、前臂和腕关节，第二组别是颈、躯干和下肢。这两个组别分别检验的肌肉使用情况是：姿势是否主要是静态的，比如按住超过 1 分钟或每分钟重复超过 4 次。负荷量主要分 6 个类别：①无阻力或小于 2 kg(4.4 磅)的间歇负荷；②2～10 kg(4.4～22 磅)的间歇负荷；③2～10 kg(4.4～22 磅)的静态负荷或重复负荷；④10 kg(22 磅)或大于间歇负荷；⑤10 kg(22 磅)或大于静态负荷或间歇负荷；⑥快速地摇晃和振动。

RULA目前应用的主要目的:①提供一种对工作人群进行筛查的方法,以评估与工作相关的上肢疾病暴露的风险;②在进行静态或重复性工作时,识别与工作姿势和过度用力相关的肌肉力量,因为这可能是导致肌肉疲劳的主要原因;③提供一种简单的评分方法,并根据评分结果提供对应的行动级别,以识别紧急情况的指示。当然,RULA也有明显的局限性,所以需要权衡后使用:①不考虑工作任务持续及休息时间因素;②只允许在某一时刻评估一名员工的最坏情况下,要求使用代表性的姿势;③尽管在大多数情况下,可以迅速确定身体哪一侧受到MSD的影响较大,但是RULA仍然需要对身体的左右两侧进行单独的评估。

RULA评估后最终的得分表示被评估任务的MSD风险级别。最小RULA得分=1,最大RULA得分=7。表7-2-4列出了MSD风险描述和相应的行动级别。

表7-2-4 RULA结果评分对应的MSD风险及行动水平

分值	行动水平	MSD风险水平
1~2	1	如果该姿势不需要长时间保持或重复,那就可以接受,为可忽视的风险,无须进一步行动
3~4	2	低风险,可能需要进一步的调查并做一些改变
5~6	3	中等风险,需要尽快进行调研和做出改变
7	4	非常高的风险,需要立刻进行调研并做出改变

由于RULA主要是针对上肢的MSD风险进行评估,因此有学者开发另外一种快速进行全身评估的方法,该方法就是快速全身评估法(rapid entire body assessment, REBA)。REBA类似于RULA,也是一种用于评估与工作中的特定任务相关的MSD风险的工具。这是一个全身评估的工具,按照一个系统的流程来评估生物力学和姿势及身体负荷。这个工具的优点是简单、快速,并且只需要很少的设备(笔和纸),这使得它很容易完成每个任务或每个工作的多次评估。REBA评估整个身体,它可以用来评估任何工作任务。

REBA评估的内容主要包括五部分。第一部分是颈、躯干和下肢的姿势及活动度,例如颈部是否处于屈曲位置,屈曲的关节度是否超过20°。第二部分是负荷量,分为负荷少于5 kg,负荷在5~10 kg,或是负荷大于10 kg三个类别。第三部分是上臂、前臂和腕关节的姿势及活动度,例如,上臂是否在后伸姿势,是否超过20°。第四部分是握把程度,类似于NIOSH提举公式中握把的评估。握把程度分为良好、一般、差及不能接受四个类别。第五部分是活动,分为三个类别,分别是一个或多个身体部位持续多于1分钟的静态活动;重复小范围的动作活动(每分钟多于4次);活动中有导致姿势出现快速大范围变化的动作或不稳定的支撑地面。整个评估方法得分为1~15分,分值越大,MSD风险越高,要求行动进行改变的要求也就越高。REBA测试步骤见表7-2-5,REBA结果评分对应的MSD风险及行动水平见表7-2-6。

表7-2-5 REBA测试步骤

步骤	工作内容	具体工作
1	确定工作岗位	通过访谈或查看记录,回顾过去哪里发生过伤害,哪里发生过员工MSD埋怨或投诉,或者哪里出现过质量问题,从而确定哪个工作内容需要评估
2	理解工作内容	根据第一步确定的工作岗位,与该工作岗位的员工进行面试,了解主要工作任务、任务要求及员工认为工作中最困难的部分
3	根据专业判断,确定直觉上认为MSD风险最高的工作任务	根据个人观察及从员工访谈中收集的信息,选择任务中"最差"的部分进行评估:最尴尬的姿势;需要施加很大的力量;需要保持一段不舒服的静态姿势,或重复多次的尴尬姿势
4	用照片或视频捕捉"最糟糕"的时刻	现场对员工进行的操作进行拍摄,例如拍一张员工从最底层货架取出25 kg重箱子的照片;或者将工作活动用视频录下来,回去进行分析。一般来说,对于每个工作任务,有报道说有超过100张图片的分析,才具有代表性
5	完成REBA资料收集量表	REBA评估整个身体,从照片中,将每个身体片段的位置或姿势与REBA资料收集表格中列出的相比较。REBA根据这些姿势为每个身体部位打分。如果上肢执行不同的动作,则必须分别分析右上肢和左上肢
6	确定REBA评分	REBA根据评估的姿势、受力要求、动作类型、动作频率和任务中观察到的握把情况,提供一个单一的最终评分。从1~15的单一值代表了与工作相关的MSD风险。该分值为工作站关于工程上的行动改变提供了一定程度的紧迫性。如果得分≥8,则表示完成任务的工人存在较高的MSD风险,建议进行工程控制

（续表）

步骤	工作内容	具体工作
7	制订、实施及跟进解决方案	评分是低到高风险的，需要制订解决方案来降低 MSD 对工人的风险 1. 确定主要问题：分析 REBA 资料收集量表，查看哪个区域 REBA 得分最大。对于每一个确定的高危因素，找出问题的真正根源 2. 解决问题：通过讨论进行改进，在预算允许的情况下实施方案 3. 实施后跟进：实施后再进行 REBA 评估，比较两次的分值，确认改进是有效的 4. 持续改进：如有需要，培训员工，更新标准操作程序，收集员工反馈。同时，寻找机会将这种改进带来的好处扩展到其他工作站

表 7-2-6　REBA 结果评分对应的 MSD 风险及行动水平

分值	行动水平	MSD 风险水平
1	0	可忽视的风险，无须进一步的行动
2～3	1	低风险，可能需要进一步做一些改变
4～7	2	中等风险，需要做出改变
8～10	3	高风险，需要尽快做出改变
11～15	4	非常高风险，需要立刻做出改变

随着工作方式的慢慢转变，计算机已经成为人们日常工作的必备技能之一，计算机的使用也越来越普及。但是，因为使用计算机姿势不正确导致 MSD 问题（例如下腰背痛、腕管综合征等）的情况不容忽视。为了更好地对计算机工作站进行风险评估，可以进行现场测量及通过自评量表的方式来进行评估。

计算机工作站现场测量的要求请见图 7-2-5，这 10 个使用计算机姿势的标准可以作为评估参考，应用在现场工作评估中。此外，还可以通过计算机工作站人体工效学评估自评量表（表 7-2-7），自我对应涉及计算机椅子、键盘和鼠标、工作台面、工作休息安排、计算机附件及手提计算机的使用进行逐项自我检查，如果自评结果涉及“否”或“无”的答案，就需要参考最右栏的“建议”内容进行改良。

A. 视距为350～600毫米
B. 视线略向下10°～20°
C. 手肘屈曲在80°～100°
D. 适当的手靠
E. 调整椅背的高度及斜度
F. 调整椅背的高度及深度
G. 座位与腿留有空间
H. 调整脚垫的高度斜度
I. 调整荧光屏的位置
J. 调整键盘的高度斜度

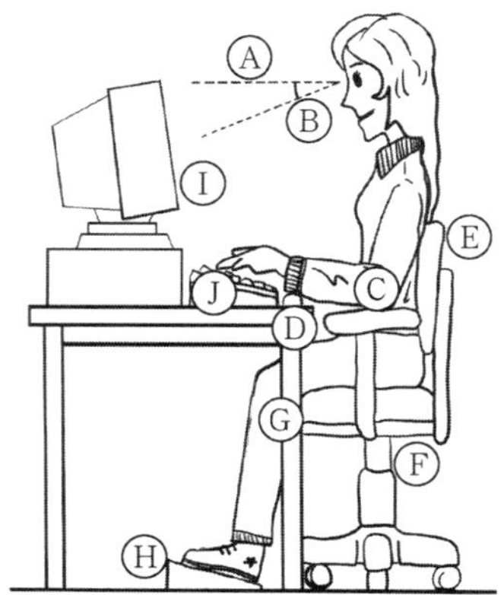

图 7-2-5　计算机工作站现场测量的要求
（图片来源于香港职业安全与健康局）

表 7-2-7　计算机工作站人体工效学评估自评量表

物品	办公室椅子	是	否	无	建　议
1	椅子的高度、座位和椅背能否调整				更换一张能调整的椅子
2	当你坐着的时候，你的脚完全被地板支撑吗				降低椅子高度；使用踏脚板
3	你的椅子能否支撑腰部				调整椅背；换合适的椅子；增加腰枕
4	当你的背部得到支撑时，你能坐着而不感到来自椅背的压力吗				调整座板
5	你的扶手能让你离工作站更近吗				调整扶手 移除扶手
物品	键盘和鼠标	是	否	无	建　议
6	键盘、鼠标和工作站平面是否在肘关节高度				升高/降低工作站；升高/降低键盘；升高/降低椅子
7	经常使用的物品放置在你容易伸手拿到的地方吗				重新安排工作站物品摆放
8	键盘靠近桌面的前部，手腕有足够的空间放在桌面上吗				将键盘移动到正确的位置
9*	当你使用键盘和鼠标时，手腕是否伸直，上臂是否放松				重新检查椅子，提升或降低到需要的位置；检查姿势；检查键盘和鼠标放置的高度
10	你的鼠标是否在同一水平面上，并且离键盘越近越好				移动鼠标靠近键盘；如有必要，获得较大的键盘托
11	鼠标使用起来舒服吗				通过用非利手来使用鼠标，让利手获得休息的机会；重新换一个使用起来舒服的鼠标
物品	工作台面	是	否	无	建　议
12	你的显示屏是否是直接放置在你的前面				重新放置显示屏

（续表）

物品	工作台面	是	否	无	建　议
13**	你与显示屏是否至少有一臂的距离				重新放置显示屏；寻找另外一款可替换的显示屏
14	显示屏高度是否稍低于你的眼睛水平				增高或移除显示屏支撑底座；调整显示屏高度
15	你的显示屏和工作台面是否反光				显示屏放置在视窗旁边，不正对视窗；调整房间顶上照明；遮挡窗户光线；加装防眩光荧幕
16***	阅读或书写档时光线充足吗				添置台灯；如果你惯用右手，台灯请放在左边；如果你惯用左手，台灯请放在右边
17	经常使用的物品是在通常的工作区域内，还是只在偶尔的工作区域内使用				重新安排工作台面物品摆放
内容	**中间休息**	**是**	**否**	**无**	**建　议**
18	你每30分钟转换一次姿势让身体休息吗？例如站一下或走到打印机/传真处				设置时间提醒
19	你是否经常在看显示屏的时候，适当让眼睛休息一下				每30分钟看看墙上的照片或远处的物品
内容	**附件**	**是**	**否**	**无**	**建　议**
20	阅读和写字作业时，桌面是否可以适当倾斜或配置操作斜板				添置斜板
21	在荧幕旁边或荧幕与键盘之间，有没有档架				添置文件架
22	需要一边打电话一边写东西或操作键盘时，你是否使用耳机或扬声器				如果使用电话和键盘，请使用耳机
物品	**手提计算机**	**是**	**否**	**无**	**建　议**
23	如使用手提计算机的时间较长，需要使用全尺寸外接键盘和鼠标及带有全尺寸显示器或笔记型计算机支架的扩充站				获得适合的手提计算机配件

* 键盘应该是平的，而不是支撑在键盘腿上，因为一个倾斜的键盘可能会使手腕在键入时处于一个尴尬的姿势。

** 注意：显示屏的位置取决于显示器的大小、字体、荧幕分辨率和个人的视力情况。

*** 工作场所适当的照明可以避免疲劳和注意力不集中。通常可以使用照度计来进行测量照明度（勒克斯，Lux）。计算机工作站的最低亮度规定为500 Lux。

此外，还要进行评估后的跟进，涉及以上的调整，机构有没有提供时间及管理上的支援？例如，按照建议添置相应的人体工效学产品，以改善舒适度。

（三）重复动作

在RULA及REBA两个风险评估方法中，都提到重复动作（repetitive movement）这个人体工效学危害。在描述重复动作时，通常以时间频率方式来进行表达，例如某工人工作过程中，每分钟用力握住手钻10次，每天工作3小时，每周工作5天。工作过程中，重复动作的频率通常由机器运转速度、薪酬激励方案和生产指标三个因素影响。机器运转速度快，单位时间内要求完成的工作量就会相应增加，重复的动作也会增加。工厂鼓励多劳多得，工人们为了获得更多的报酬，就需要生产更多的部件或产品出来，工作速度就会增加。工厂指定的每天或每月生产指标量大，工人不得不加快工作速度来完成工作量。重复动作的增加，就会导致肢体的过度使用（overuse），相应的肌腱、肌肉就容易疲劳及出现微小创伤，最终导致疼痛、发炎及功能障碍。重复动作会增加工人的心理压力水平及能量消耗水平，因此高重复动作会成倍增加所有的危险因素。

在REBA评估中，提到重复小范围的动作活动（每分钟多于4次）是一个风险增加的加分项目，因此记录工作任务周期（cycle）时间并确定每小时或每天的重复率是非常重要的，特别是在机器速度的装配任务中，工人站在生产线前面工作，每天重复同一个装配动作。周期是指一系列持续时间相对较短行为的不断重复，且几乎总是相同的。一个周期不一定与一个关节的运动有关，也与一个或多个身体部位的复杂运动有关。

重复动作需要从两个角度来考虑，包括需要持续重复姿势的静态任务和高度重复性的任务。有研究表明，发生MSD的风险尤其与力和重复之间可能存在的相互依赖关系有关。重复会导致低强度工作任务的MSD风险适度增加，但高强度工作任务的MSD风险会迅速增加，其原因可能是这种相互作用受机体能量消耗增加，组织疲劳而导致MSD的发生。

以下可以通过问卷来评估重复动作导致MSD的风险（表7-2-8），如果这些问题中有一个回答“是”，就需要进行调研跟进，找出问题所在，并加以改善。

表7-2-8　重复动作风险评估问卷

序号	问题	是	否	无
1	工作过程中，有没有工作任务每隔几秒钟就需要重复的动作出现			
2	是否有一个每分钟重复两次或更多的动作周期？或超过50%的任务需要重复执行一系列动作			
3	手腕/手指是否被过度使用			
4	是否有重复的肩膀/手臂运动（即有规律的手臂运动，但有间歇或几乎连续的手臂运动）			
5	使用的工具是否需要重复的手指或拇指动作			

（四）接触应力、振动和工作环境危害

力、姿势和重复动作是导致MSD的主要危险因素，而次要危险因素则包括振动、接触应力和工作环境危害。当次要因素与任何主要风险因素结合在一起时就会加速MSD的发生。

1. *接触应力*　在评估接触应力的类型和严重程度时，要检查身体的任何部位是否与锋利的边缘接触，或在任何物体表面长期保持承重支撑。锋利的边缘与承重是人体接触应力常见的导致MSD的方式，因为随着时间的推移，这些接触应力会损伤皮肤，引起水泡或损伤皮肤下的神经、肌肉、韧带或骨骼。

除了锋利的边缘与承重外，关于接触应力的例子还有用手敲击物品、坐和站立。用手作锤击时，手的大鱼际和小鱼际及拳头的肉质部位易发生局部神经和软组织损伤，会增加局部炎症的可能性，也可能会造成不必要的瘢痕，并最终减少流向神经和其他软组织的血流量。对于工作期间需要长时间站立的员工来说，足底会受到来自地面的接触应力。因此，地板表面会影响到员工的舒适性。如果地板表面是水泥地面、钢栅板、崎岖不平、振动地面，会增加脚、腿或脊柱的疲劳和不适感，也会影响到注意力集中程度及产品生产质量。对于坐姿下的接触应力评估，需要通过观察坐垫的前部和靠背的位置，并评估坐垫的边缘对膝盖后方或大腿后方造成的潜在压力。

2. *振动*　使用手持电动工具会引起手臂振动，这是一个严重的健康问题，是血管、神经和关节疼痛和致残障碍的主要原因之一。如果工人们在任何机动的、手持的或手动导向的工具上经历过手臂振动（hand arm vibration，HAV），或者在大多数轮班期间有规律地用手将工件送入振动设备超过几个小时，都有机会患上手臂振动综合征，面临手部、手腕和手臂的神经、血管和关节损伤的风险。日常常见的手提或手动导向的电动工具和机器，例如混凝土破碎机、磨床、切割机、凿锤及割草机等。HAV是可以预防的，但一旦造成损害，则是永久性的，因此很多国家已经颁发《工作振动控制条例》，以更好地保护工人在工作中免受振动的影响。

初期患上HAV的症状包括：①手指刺痛和麻木（可能导致睡眠障碍）；②手指感觉不到东西；③手部力量减弱（拿起或握住重物的能力减弱）；④在寒冷潮湿的环境中，手指尖变白、变红及疼痛（振动白手指）。如果不及时加以控制，及时减少振动的暴露，以上症状会加重，包括：①手部的麻木可能会成为永久性的，根本无法感觉到任何东西；②拿起螺丝钉、钉子等小东西会有困难；③振动性白手指可能会发生得更频繁，影响更多手指。

在风险评估中，一般通过观察或询问工人是否有HAV或暴露在HAV风险下，该问题是：工作过程中你是否有使用机器操作的或手动的类似混凝土破碎机等产生振动的工具？如果有，是什么工具？每天使用该工具多长时间？工作过程中需要大部分时间有规律地用手将工件送入振动设备中吗？如果工人回答有，职业康复治疗师就需要至工作场所做进一步的调研。

3. *工作环境危害*　寒冷的环境是导致MSD危害的主要原因之一。当天气太冷，或者当我们接触冷的材料时，我们的手就会感觉减退而变得麻木。手麻木后工人就有可能错误地判断完成工作

所需的力量，或使用过多的力量去完成工作。同时，寒冷的环境也会降低身体的柔韧性，我们做的每一个动作和保持的每一个姿势都需要付出更多的努力，因此，就更有可能导致MSD的发生。除了寒冷的工作环境外，当工人在天气太热、太潮湿的工作环境中工作时，工人就会更容易疲劳，因此更容易受伤。

在风险评估中，一般先通过观察或询问工人问题以评估环境，职业康复治疗师会利用温度计、湿度计来评估工作环境。此外，还会设定问题来询问工作以获得更多关于环境的信息，例如，这项工作是在寒冷的环境中还是在风吹雨打的环境中进行的？工作过程中，有冷空气吹到手上的情况吗？工作是否包括握住冷的工具手柄、工作物品或其他冷的物品？

第三节 人体工效学工作改良

经过人体工效学风险评估后，职业康复治疗师将确定主要问题并制订人体工效学工作改良计划。该计划的实施，主要通过工程控制（engineering control）、行政控制（administrative control）及个人防护用品（personal protective equipment，PPE）三种方法对计划进行实施。

一、工程控制

工程控制（engineering control）主要针对工作场所布置、工具使用及工作方法进行改善。由于工作任务及工作场所的多样性，无法对所有工作任务逐一描述具体的控制方法。但是，可以参考以下通用的控制原则，以改善工作场所、工具及工作方法，避免MSD的进一步发展。

（一）针对过度用力的改善

针对减少静态和动态肌肉收缩力量的建议详见表7-3-1。对影响力的因素及控制措施详见表7-3-2。

表7-3-1　静态和动态肌肉收缩力量的建议

类　型	措　施
静态肌肉力量收缩	1. 减少或避免抓握/提举重物的动作 2. 对于重的物体：少于10秒 3. 对于中等重量的物体：少于60秒 4. 对于轻重量的物体：少于4分钟
动态肌肉力量收缩	1. 对于持续进行的：限制在30%的最大力或小于最大力 2. 如果少于5分钟，限制在50%的最大力

表7-3-2　影响力的因素及控制措施

因　素	措　施
物品重量	1. 使用机械设备（起重或升降装置），减少人力搬抬 2. 使物体滑动或滑行，而不是提举 3. 通过一些反作用力平衡的方法来抵消重力的影响，该方法常常在工具上使用 4. 重新整理储物架，将重的物体放置在大腿中段与腰部高度之间 5. 与供应商协商，提供的物品重量不要太重（例如物品重量可以25 kg，而不是50 kg），或打包成块用机器来进行操作 6. 提供可调节的高度平面，以保持所需的材料高度 7. 教育工人认识更多人体力学的好处：用身体力量而不是用肌肉、骨骼的力量；将工具和零部件放置在伸手可及的地方
摩擦力	1. 在物品上使用橡胶涂层，例如工具把手、防滑设计及增加摩擦力 2. 不需要的情况下，清除物品上的润滑剂 3. 提供适合的防滑手套
抓握	1. 一个有力的抓握比捏力型的抓握更充分地利用了大块且更有力量的肌肉，最大的捏力只有最大抓握力量的20% 2. 通过调整的握柄可以促进更大的抓握力量 3. 1.5～2英寸（3.8～5 cm）的抓握宽度是比较理想的，抓握宽度过大或过小都会影响抓握的效果和力量
手套使用	1. 佩戴手套是否有必要？如果有必要，一般情况下佩戴手套后比不佩戴手套可以产生多20%～30%的力量 2. 关于手套的大小，一刀切的政策是不科学的。只有合适的手套才能产生更大的力量 3. 手套的材质（棉质、皮质、橡胶质料等）应该配套适合处理的材质
其他因素	工具把柄的大小、需对物品进行切割时工具的锋利程度可以起到省力作用

（二）针对改良工作姿势

根据在工作站工作期间工作要求的力量方向，改良工作姿势很有必要。例如，对于经常要求提举重物的工作岗位，站立姿势可能会更适合。当需要从事轻体力的组装工作或精细的工作（例如修理手表）时，坐姿工作站会更适合这些工作。当有些坐或站工作站需要多种变化时，就需要配合不同姿势的变化。

在工作区域增加高度可调的工作站和升降台可以使工人增加姿势的多样性，但是必须在工人身型的角度考虑允许提供工作便利。工作站可以轻易地调整适应到不同大小的产品。旋转台在很多情况下经常被使用，因为这个设计可以让零部件更加接近工人身体，因此可以减少长时间向前弯腰或伸手够取的姿势。这些设计对于需要频繁拿取另一边托盘上的零件时特别有用。

即使在相对良好设计的人体工效学工作站，当工人需要长时间工作在一个工作姿势时，即使这个姿势是非常完美及标准的，但是，也会产生静态的应力反应。针对此类工作站的设计，必须评估工人多长时间才有机会打破同一个姿势，去做另外一个不同姿势的工作任务。

针对姿势的应用有一些指引，可以用来参考。

1. 工作时站姿的高度　对于女性来说，站立时工作站的高度范围在 34.6～36.6 英寸（1 英寸≈2.54 厘米），男性则在 37.4～39.4 英寸。按更加精准的要求来说，工作站的高度应该与工作的类型相关。对于重体力工作来说，工作平台低于肘关节 2～4 英寸的高度；轻及精细的工作，工作平台高于肘关节 2～4 英寸的高度；对于特别重的工作来说，工作平台低于肘关节 6～15 英寸的高度。高于水平面 10°～20°的一个倾斜工作平面也是可取的。

2. 工作时坐姿的高度　在没有键盘工作的情况下，一个办公室桌子的高度对于女性和男性来说，分别在 27.5～29 英寸及 29～31 英寸。如果需要键盘工作，减掉 2～3 英寸。建议腿部空间宽度在 27 英寸，高度在 27 英寸。高于水平面 10°～20°的一个倾斜工作平面也是可取的。

此外，使用电动工具以避免前臂过度旋前及旋后动作，改进手工具握把设计让手腕能保持自然及中立位姿势，都是有效的姿势改良的方法。

（三）重复动作及接触应力的改良

为了减少重复动作，可将重复的动作用机械化或自动化进行取代。此外，使用动力/齿轮工具及重组任务（工作设计），也可以减少重复动作的发生。对于接触应力的改良，选择可消除接触应力的工具/设备，包括使用橡胶槌或其他工具代替直接用手作锤子使用；更换配件/部件/设备，以减少重复接触过程中受到的应力，例如，长时间坐姿工作时，选用较宽大的椅子坐垫来避免对膝关节后侧及大腿后侧所造成的应力刺激。对于长时间站立且不需要到处走动的工人，可在站立位置铺上软地毯，减轻脚底受到的地面应力。

（四）对于振动及环境的改良

主要方法：①选择可替代的低振动设备；②维护设备，减少振动的频率；③避免在寒冷环境中工作；④避免搬运或处理冷的物品或工具；⑤重新定位吹风的方向或避免处于吹风口的位置；⑤穿暖和的衣服，以保证工作过程中保暖。

二、行政控制

行政控制（administrative control）是指通过管理层以行政命令的方式对人体工效学危害进行控制，从而达到改善 MSD 发生的目的。行政控制主要方法：①改善工作流程及时间控制，减少工人暴露用力的时长及强度，通过行政干预的方法，增加工作轮转或扩大职位数，可以有效减少 MSD 的发生；②增加重复动作周期之间的休息时间，减少重复工作及振动暴露的持续时间；③对工人进行职业安全与健康培训，提供更多安全与健康信息，加深工人对人体工效学危害的认知；④对工人进行健康监测，及时监控 MSD 的发生与发展；⑤取消或监控计件工作计划并缩短工期，限制/控制加班时间，确保工人有足够的休息时间。

三、个人防护装备

个人防护装备（personal protective equipment）通常是职业安全与健康的一个重要内容，预防工伤意外的发生，保障工人的身体安全与健康。由于人体工效学危害中也包含有个人防护装备的控制，所以，本部分内容对身体每部位在不同工作场景下适合佩戴的个人防护用品进行概述，详见表 7-3-3。

表 7-3-3　身体各部位适合佩戴的个人防护用品

身体部位	可能的危险	个人防护用品名称
头部	坠落或飞来的物品撞击、头部撞击风险、头发缠结	头盔和安全帽

（续表）

身体部位	可能的危险	个人防护用品名称
眼睛	化学或金属飞溅、灰尘、投射物、气体或蒸汽、放射性物质	安全防护镜、护目镜、面罩、遮阳板
鼻子	灰尘、蒸汽、气体、缺氧环境	一次性的过滤面具或口罩、半面或全面口罩、供氧式头盔、呼吸面具
耳朵	噪音	耳塞、耳套
手和手臂	磨损、温度极限、切割和穿刺、撞击、化学品、电击、皮肤感染、疾病或污染	手套、铁手套、连指手套、护腕（为防止接触应力，可佩戴衬垫手套）
身体	温度极限、恶劣天气、化学或金属飞溅、喷气压力泄漏或喷漆枪、撞击或渗透、灰尘、过度磨损、铁丝缠绕衣物	传统或一次性工装裤、连衫裤工作服、专业的保护衣（如锁子甲围裙）、高能见度警示服
脚和腿	湿润、静电形成、滑倒、切割和穿刺、坠落物、金属或化学飞溅、擦伤	安全靴和保护脚趾头的靴子、防渗漏服饰、鞋罩、紧身裤、护脚。为防止接触应力，可佩戴护膝，预防工作过程中膝盖跪地姿势所带来的伤害

个人及团体是否具备一定的工作能力来执行他们工作者的角色，是受患者疾病或损伤影响的。因此职业康复治疗师通过人体工效学方法、教育、训练和工作便利(job accommodation)介入，促进患者成功回归最优功能状态。职业康复治疗师运用工作分析技能，充分考虑身体、认知和心理社会因素，并提出优化功能的建议，同时也必须指出实施人体工效学建议的潜在障碍。这些潜在的障碍可能包括：①工人感到被孤立（好像只有自己在执行人体工效学建议，其他同事却不怎么执行，感觉比较另类）或忘记使用建议；②在适应新改变的同时感到完成任务的时间增加了；③潜在的意外成本或没有注意到这些人体工效学建议的价值。职业康复治疗师应了解如何有效地促进工作场所行为上的改变，并能与所有的利益相关者一起实施改变。因为要确保有效，不但要确保这些建议在技术层面上是正确的，还需要受益于这些建议的人们接受。对于人体工效学介入来说，工人的参与和雇主的支持是成功实施的必要条件。

人体工效学在职业康复应用中的主要内容包括：①对工人个体进行评估和制订干预措施，或为工人群体提供促进健康和预防伤害的教育方案。例如，为脊髓损伤患者提供隐私空间，处理换尿袋或进行扣尿，并提供人体工效学设计的计算机工作站来完成日常任务；②设计和改良工作场所的工具、设备及进行安全行为教育，以防止伤害。例如，在同一平面上，将重物采用滑行移动的方式，而不是提举—运送的方式。对于计算机使用工作者来说，移动、短暂休息或调整工作岗位的能力会让人在工作环境中仍然保持高效；③与雇主或保险公司协商制订伤害风险因素和及预防战略，以减少特定工作类别或工作场所人群的风险暴露，并促进工作场所健康。

总的来说，人体工效学是一门匹配工作环境以适应工人的生理、心理和认知能力的科学。职业康复治疗师可能无法完全消除工作场所的危险，但他们可以确定并尽量减少工人接触这些危险。

（郑树基，徐艳文）

参考文献

[1] JAMES S L, ABATE D, ABATE K H, et al. Global, regional, and national incidence, prevalence, and years lived with disability for 354 diseases and injuries for 195 countries and territories, 1990—2017: a systematic analysis for the Global Burden of Disease Study 2017. Lancet 2018, 392: 1789-1858.

[2] HIGNETT S. Rapid entire body assessment(REBA). Applied Ergonomics. 2004, 31(2): 201-205.

[3] BRENNAN-OLSEN S L, COOK S, LEECH M T, et al. Prevalence of arthritis according to age, sex and socioeconomic status in six low and middle income countries: analysis of data from the World Health Organization study on global AGEing and adult health(SAGE) Wave 1. BMC Musculoskeletal Disorders, 2017, 18(1): 271.

[4] MCATAMNEY L, NIGEL C E. RULA: A survey method for the investigation of work-related upper limb disorders. Applied Ergonomics, 1993, 24(2): 91-99.

[5] MCATAMNEY L, CORLETT E N. Rapid Upper Limb Assessment (RULA) In STANTON N. Handbook of Human Factors and Ergonomics Methods. Boca Raton, 2004, 7: 1-11.
[6] COYLE A. Comparison of the Rapid Entire Body Assessment and the New Zealand Manual Handling 'Hazard Control Record', for assessment of manual handling hazards in the supermarket industry. Work: A Journal of Prevention, Assessment, and Rehabilitation, 2005, 24(2): 111-116.
[7] MADANI D, DABABNEH A. Rapid Entire Body Assessment: A Literature Review. American Journal of Engineering and Applied Sciences, 2016, 9 (1): 107-118.
[8] GALLAGHER S, HEBERGER J R. Examining the interaction of force and repetition on musculoskeletal disorder risk: a systematic literature review. Hum Factors, 2013, 55(1): 108-124.
[9] COLOMBINI D, EBRARY I. Manual lifting a guide to the study of simple and complex lifting tasks(Ergonomics design and management). Boca Raton, Fla.: CRC Press,2012.
[10] GARG A, BODA S, HEGMANN K T, et al. The NIOSH Lifting Equation and Low-Back Pain, Part 1. Human Factors: The Journal of Human Factors and Ergonomics Society, 2014, 56(1): 6-28.

第八章 常见损伤类型的职业康复

第一节 骨折的职业康复

一、骨折的定义、成因与分类

在日常生活和工作中，骨折的发生率是比较高的，多与交通事故、建筑施工、机械加工、自然灾害、运动不当、老龄化等因素有关，并且在有劳动能力的青壮年中，因为骨折导致的劳动能力下降，影响了人们职业的发展和社会功能的部分缺失。中国住院患者骨折情况调查发现，发生骨折的患者中，15～59岁年龄段发病人数最多，主要是这个年龄段中的人群属于社会劳动力，他们活动范围大，劳动强度高，作业环境中接触危险因素的机会多，而且一些特殊职业，如高空作业、车辆司机等，意外事故的发生率远远高于其他职业。另外，男性总体骨折的发病率高于女性。在职业分布中，工人所占比例最大，多与工作环境中存在较多危险因素、安全防护措施不够完善、操作水平及应急能力不够等有关系。受伤者在工作和生活中，缺乏足够的安全防范意识，是造成骨折发生的重要原因。增强安全意识和遵守操作规范、交通规则等，是避免发生伤害的最经济的防范手段。

1. 定义

骨折是骨的完整性或连续性的中断。

2. 成因

(1) 直接暴力：骨折发生在暴力直接作用的部位，常伴有不同程度的软组织损伤。

(2) 间接暴力：暴力通过传导、杠杆或旋转作用使远处发生骨折。

(3) 累积性损伤：长期、反复、轻微的直接或间接伤力可集中在骨骼的某一点上发生骨折，骨折无移位，但愈合慢。好发部位：第2、第3跖骨和腓骨中下1/3处。

(4) 骨骼疾病（也称“病理性骨折”）：有病骨骼（例如骨髓炎、骨肿瘤等）遭受轻微外力即发生断裂。

3. 分类

(1) 根据骨折与外界是否相通，骨折处皮肤与黏膜是否完整可分为闭合性骨折与开放性骨折。

(2) 根据骨折形态和程度分为不完全骨折和完全骨折。

1) 不完全骨折：骨的完整性或连续性部分中断，按其形态分为裂缝骨折：多见于肩胛骨、颅骨；青枝骨折：见于儿童。

2) 完全骨折：骨的完整性或连续性完全中断。按骨折线方向和形态可分为横形骨折、斜形骨折、螺旋形骨折、粉碎性骨折、嵌插性骨折、压缩性骨折、凹陷性骨折和骨骺分离。

(3) 根据骨折稳定性分为稳定性骨折和不稳定性骨折。

1) 稳定性骨折：复位后经适当外固定不易发生再移位者，如青枝骨折、裂缝骨折、嵌插性骨折、横形骨折。

2) 不稳定性骨折：复位后易于发生再移位者，如斜形骨折、螺旋形骨折、粉碎性骨折。

二、骨折的并发症

1. 骨折的早期并发症

(1) 休克：休克的主要原因是骨折出血。

(2) 内脏损伤。

(3) 重要血管损伤。

(4) 脊髓损伤。

(5) 周围神经损伤：如上肢骨折可能损伤桡神经、正中神经和尺神经。腓骨颈骨折时，经常同时造成腓总神经损伤。

(6) 脂肪栓塞(综合征)：表现为突然出现呼吸困难，出现肺栓塞。

(7) 骨筋膜室综合征：最多见于前臂掌侧和小腿，常由于骨折的血肿和组织水肿，使其室内内容物体积增加或包扎过紧，局部压迫使筋膜室容积过小，导致骨筋膜室内压力增高所致。

2. 骨折的晚期并发症

(1) 坠积性肺炎：长期卧床的患者可发生，老年患者多见。

(2) 压力性损伤：截瘫和严重外伤的患者，长期卧床，局部长期受压造成软组织血液供应障碍，易形成压力性损伤。

(3) 损伤性骨化(骨化性肌炎)：关节扭伤、脱位及关节附近的骨折，在关节附近软组织内可有广泛骨化。

(4) 感染：开放性骨折有发生化脓性感染和厌氧性感染的可能。

(5) 创伤性关节炎：关节内骨折未准确复位，畸形愈合后，造成关节面不平整，可引起疼痛、肿胀等症状。

(6) 关节僵硬：关节僵硬是骨折和关节损伤最常见的并发症。

(7) 缺血性骨坏死：常见的有股骨颈骨折后股骨头缺血性坏死。

(8) 缺血性肌挛缩：缺血性肌挛缩是骨折的严重并发症，是骨筋膜室综合征处理不当的严重后果。

三、骨折的愈合

(一) 愈合过程

1. 血肿机化演进期

在骨折部形成血肿，骨折端由于循环中断，发生坏死。血肿凝成血块，坏死引起无菌性反应。随着纤维蛋白渗出，毛细血管增生，成纤维细胞、吞噬细胞的侵入，逐步清除机化的血肿，形成肉芽组织，进而演变为纤维结缔组织，使骨折端成为纤维连接。这一过程在骨折后2周完成。该阶段主要是临床及医疗康复的介入，职业康复可以不需要介入。如果患者骨折病情不严重，例如，左手桡骨中段骨折，而且是右利手，职业康复治疗师可以进行早期介入，主要了解受伤前工作内容、与雇主关系及工作期望等。

2. 原始骨痂形成期

骨内膜和骨外膜的成骨细胞增生，在骨折端内、外形成新骨(膜内化骨)，新骨不断增加并使两端愈合形成梭形，称为内骨痂和外骨痂，骨折间及髓腔内纤维连接转化为软骨组织，称为软骨内化骨，并在骨折处形成环状骨痂和髓内骨痂。两种骨痂愈合后即为原始骨痂。一般需4～8周。该阶段仍然以医疗康复为主。由于病情已经稳定，职业康复可以介入进行一些如小组职业安全教育、疼痛管理，或一些非涉及患侧的工作重整训练。

3. 骨痂形成塑形期

原始骨痂中的新生骨小梁逐渐增加，排列逐渐规则致密，骨折端的坏死骨不断清除和新生骨的爬行替代复活，则骨折部位形成骨性连接，一般需8～12周。随着肢体活动和负重，应力轴线上的骨痂不断加强，应力轴线以外的骨痂不断被清除，髓腔重新沟通，恢复正常结构。骨折痕迹完全清除。职业康复介入比重逐渐增加，在安全的情况下，开始全面的工作能力重整及有限度的强化训练。

(二) 影响骨折愈合的因素

1. 全身因素

(1) 年龄：新生儿股骨骨折2周可达坚固愈合，而成人则需3个月甚至更长时间愈合。

(2) 健康情况：患者患有慢性消耗性疾病，如糖尿病、营养不良等，骨折愈合时间明显延长。

2. 局部因素

(1) 骨折的类型和数量。

(2) 骨折部的血液供应：干骺端骨折，因血运丰富，愈合快；胫骨中下1/3骨折，因一侧骨折端血供差，故愈合慢。股骨颈囊内骨折，血供几乎完全中断，不仅愈合差，而且易发生股骨头缺血性坏死。

(3) 软组织损伤程度：严重软组织损伤，特别是开放伤，直接破坏血供，影响骨折愈合。

(4) 骨折间软组织嵌入：影响骨折端的对合、

接触，使骨折难以愈合。

(5) 感染：由于感染可导致骨髓炎、软组织坏死和死骨形成，严重影响骨折愈合。

(6) 治疗不当：①反复多次手法复位；②切开复位时软组织和骨膜剥离过多；③开放性骨折清创时摘除碎骨块；④持续性骨牵引，牵引力度大导致骨折端分离；⑤骨折固定不牢固；⑥过早和不当的功能锻炼。

（三）骨折临床愈合标准

(1) 局部无压痛及纵向叩击痛。

(2) 局部无异常运动。

(3) X线片显示骨折线模糊，有连续性骨痂通过骨折线。

(4) 外固定解除后伤肢能满足以下要求：上肢能向前平举 1 kg 长达 1 分钟。下肢能不扶拐平地连续步行 3 分钟，并不少于 30 步。

(5) 连续观察 2 周骨折处不变形。从观察开始之日起算到最后一次复位的日期，其所历时间为临床愈合所需时间。

四、骨折患者在工作中受限的常见表现

上肢常见的骨折包括锁骨骨折、肩关节脱位、肱骨近端骨折、肱骨干骨折、肱骨髁上骨、肘关节脱位、桡骨头半脱位、前臂双骨折、桡骨远端骨折及手外伤。这些常见上肢骨折常见于肩、肘、腕的关节活动度和力量受限，导致工作中涉及肩关节上抬、伸手取物及相应的体力处理能力受限。手外伤还可导致手的握力、捏力不足及手的灵活性受限制，这些限制会影响工作表现。

下肢常见的骨折包括髋关节脱位、股骨近端骨折、股骨干骨折、股骨远端骨折、髌骨骨折、膝关节韧带损伤、膝关节半月板损伤、胫骨平台骨折、胫腓骨干骨折、踝部骨折、踝部扭伤、足部骨折。这些常见的下肢骨折常导致下肢髋、膝、踝关节活动度受限制，易导致工作中的坐姿耐力、站姿耐力、行走耐力、蹲姿耐力受到限制，也可导致平衡能力、姿势变化、体力处理能力等受到明显限制。

五、骨折患者的职业能力评估

骨折患者职业康复过程中常用的职业评定量表包括：①职业康复首次面谈问卷：主要简单了解患者的个人基本信息情况，受伤的具体时间及受伤后的医疗情况；②工作需求分析：主要了解患者受伤前近几年的工作史、工作具体状况及工作中涉及的身体要求；③林氏就业准备评估量表：主要了解个案目前对重返工作的态度；④疼痛信念评估量表：主要大体了解目前身体疼痛及工作疼痛对个案的影响程度；⑤功能性能力评估：主要评定个案的职业康复过程中前、中、后期的功能状况。

上肢骨折患者功能性能力评估主要涉及：①手功能测试：包括手的握力、捏力、普度手功能测试、手的灵活性测试；②上肢的体力处理能力测试；③上肢耐力测试等。

下肢骨折患者功能性能力评估主要涉及移动能力测试、平衡能力测试、下肢体力处理能力测试以及耐力测试等。

六、骨折患者的职业能力训练

骨折患者的职业能力训练一般是在骨折愈合或关节稳定之后进行。根据受训者的情况制订相应的训练处方。如肱骨近端骨折术后愈合的患者，若遗留肩关节前屈，外展等方向的活动度受限，除了相应的作业治疗师对其制订治疗方案，进行相应的关节活动度训练之外，我们还可以通过工作强化训练和工作模拟训练对个案工作中涉及的上肢活动进行针对性训练。可通过职业功能训练重建个案的职业能力，提高个案工作耐力。在职业康复训练过程中，可对个案进行工作行为的教育，重新建立工作习惯，学习卫生保健和工伤预防知识，避免再次受到伤害。对个案的心理进行教育，为其重返工作岗位做准备。不能胜任原先工作的，还可对其可完成的技能进行相应培训，提高个案的就业技能，增加个案的就业机会。

在骨折愈合早期，一般需要制动，有内固定的患者，制动时间相对较短。在制动期间，除了避免导致固定部位松动的活动之外，不制动的部位，要进行肌力训练、关节活动等，以保留未受伤部位的功能。骨折愈合不良的情况下，及时请专科医生会诊，评估是否进行职业训练。如果需要二次手术，及时转入专科病房进行治疗。通过营养、药物等方

法，促进骨折愈合，能减少制动时间，为职业康复创造更好的条件。

疼痛是影响患者进行康复治疗的一个重要因素，但也是机体的一种保护机制。疼痛可以导致人体各系统功能失调，产生不良情绪，影响睡眠，影响生活质量和职业恢复。骨折导致的疼痛，多与局部的炎症反应、压迫、关节积液、愈合不良有关，在解除上述危险因素之后，患者在职业康复过程中的疼痛，首先要进行评定，多采用目测类比疼痛评分、数字疼痛评分。为减少疼痛对康复治疗的影响，可以通过药物治疗、物理因子治疗、运动疗法、神经阻滞疗法、心理支持治疗来减轻疼痛，增加康复的依从性。在职业康复中，健康教育有重要的作用，要让患者知道自己能做什么，不应该做什么，在怎样的坐姿、站姿下不加重疼痛，如何进行适量的运动，使用符合人体生物力学需求的工具等。

七、骨折患者职业康复训练注意事项

（1）评估或训练前进行充分的热身运动。

（2）评估或训练前后监测心率、血压、疲劳程度及疼痛情况。

（3）训练过程中需要监测如下 3 个停止点：①心理停止点：被试者主诉疲劳、不适或者无法坚持一个循环的任务；②生理停止点：没有心肺疾患，达到所在年龄组最大心率的 85%；③安全停止点：通常最大的抬举重量为被试者最大体重的 55%～60%或治疗师认为重物重量已不安全（例如在上一个循环抬举中，受试者已出现代偿姿势）。

八、骨折患者职业康复训练禁忌证

1. *关节不稳定或骨折未愈合*　在关节不稳定或骨折未愈合期进行职业康复训练，影响原发病的恢复，并且可能造成其他问题。

2. *严重的疼痛*　疼痛是康复训练中应该尽量避免出现的现象，一旦出现疼痛，需要积极寻找引起疼痛的原因，并进行相应的处理，如理疗、局部放松按摩、使用药物等。严重疼痛不建议继续康复训练，必须找出原因。

3. *急性扭伤或拉伤*　急性期扭伤或拉伤后进行康复训练，容易加重组织损伤程度，造成严重后果。

4. *开放性损伤*　开放性损伤往往伴有创面的污染或出血，这个时期首要问题是处理创面、止血、抗感染、对症处理，不能进行康复治疗。

5. *关节周围深度裂伤*　骨折累及关节周围深度裂伤的患者，形成关节内及关节周围的粘连，关节囊、韧带、通过该关节的肌肉、肌腱会发生挛缩，将来可能发生创伤性关节炎，在进行康复训练时，必须在保护好关节的同时，适度进行关节周围的松动或拉伸训练，严禁为达到关节活动度而使用暴力。

6. *其他可能造成进一步损伤的症状*　如畸形愈合、组织缺损、神经障碍、发育障碍等。

九、骨折患者职业康复案例

患者赵先生，40 岁，煤矿工。井下作业中，局部塌方，造成头面部、左侧上肢、背部外伤，受伤后于煤矿医院诊治，诊断：① T_7～T_8 椎体压缩骨折；②左侧臂丛神经损伤；③颅底骨折；④胸背部软组织伤。卧床 1 个月，应用神经营养药物、理疗，后在当地医院进行医疗康复治疗。为恢复工作接受职业康复训练。

患者初中文化，家庭支持系统良好，妻子为家庭妇女，无业；父母健康，农民；女儿初中，儿子小学。单位为市属煤矿企业，社保齐全，停工留薪期间各项待遇按时发放。

评估过程中患者认知良好，未受颅脑损伤影响，能接受受伤事实，对继续从事井下作业存在不确定性。因受教育程度较低，未从事过其他行业，改变工作岗位对患者有一定的困难。如果放弃井下作业，意味着收入减少，对家庭生活有重要影响。

（一）职业能力评估

1. *工作需求分析*

个案受伤前从事煤矿开采的工作，每天工作 9 小时，上班时间分早班和中班，早班 5：00—17：00，中班 14：00—2：00，步行上下班大约 5 分钟。其主要任务是：使用镐、铣等工具在大约 70 厘米高的石头下面开采煤，期间需要回撤支柱（约 50 千克）。对应主要的身体要求为：①手操作（F）；②运送（F）；③蹲姿耐力（F）；④平衡（F）；⑤触摸（O）；⑥爬行(F);⑦跪姿(F);⑧站立步行耐力(F);⑨提举(O)。根据《美国职业分类大典》,个案的工作属于非常重体力劳动强度的工作。

2. 功能性能力评估

(1) 躯体功能评估:①体力处理能力:可双手抬举 10 kg 重物在腰部至眼睛高度来回 5 次(站姿),过程中出现腰背部疼痛 VAS=7~8 分/10 分;②手功能:左手握力 20 kg,右手握力 31.3 kg,左手指力侧捏/三指捏分别为 5.7 kg/3.7 kg,右手指力侧捏/三指捏分别为 8 kg/6 kg;③手灵活性:普度手功能测验(坐姿)右手 14 个,左手 13 个,双手 10 组,组合 24 分。

(2) 智能评估:正常。

(3) 工作行为评估:工作行为良好,积极配合治疗安排。

(4) 工作姿势耐力评估:站立 15 分钟,步行 12 分钟,蹲伏 1 分钟。

3. 就业意愿评估

面谈结合林氏就业准备评估量表(LASER),结果显示,个案处于考虑前阶段。其中,考虑前阶段 18/30 分、考虑阶段 10/20 分、准备阶段 10/20 分、行动阶段 10/20 分。

4. 疼痛信念评估

疼痛信念评估量表(FABQ)结果显示个案认为疼痛对进行身体活动影响较大;同时,疼痛对进行工作活动影响非常大,其中,身体活动疼痛信念 19/30 分,工作活动疼痛信念 61/66 分。

(二) 职业康复措施

1. 工作强化训练　2 次/天;目的:改善左上肢力量,促进个案工作能力恢复。

2. 工作模拟训练　2 次/天;目的:通过模拟涉及运送、触摸、手部精细动作的任务,提高个案身体功能及工作耐力。

3. 工作行为教育　1 次/天;目的:重新建立工作习惯,学习卫生保健及工伤预防知识。

4. 技能培训(包括电脑技能及手工技能培训)1 次/天;目的:提高手部功能,提高就业技能,增加就业机会。

5. 职业康复辅导　包括康复辅导、心理社会适应与调整、沟通技巧训练及工作安置协调等;目的:消除个案的“患者”角色,为个案返回工作做准备;帮助个案明确自己的就业目标,制订详细的计划。

6. 物理因子治疗　根据医生会诊后给予安排,1 次/天;目的:缓解疼痛,提高左手功能。

(三) 职业康复疗效

1. 功能性能力评估

(1) 体力处理能力:可双手抬举 12.5 kg 重物在腰部至眼睛高度来回 5 次(站姿),过程中出现腰背部疼痛 VAS=5 分/10 分、左上肢肩关节疼痛 VAS=6 分/10 分;提示双上肢肌力有所增加,腰背痛及肩关节疼痛有所减轻。

(2) 手功能:左手握力 21 kg,右手握力 31.6 kg,手部力量稍微提高;左手指力侧捏/三指捏分别为 5.3 kg/5.8 kg,右手指力侧捏/三指捏分别为 5.3 kg/5.8 kg;提示右手指力较之前有所下降。

(3) 灵活性测试:使用 Purdue Pegboard 进行双手灵活性测试,30 秒右手 15 个、左手 13 个、双手 11 组,组合 32 分,提示患侧的手灵活性增强。

2. 就业意愿评估

林氏就业准备评估量结果显示个案就业意愿处于考虑前阶段。

3. 工作能力配对结果

个案左手功能部分受限,结合工作分析显示个案的工作能力大部分不符合原公司原岗位要求。个案可使用右手为主、左手辅助完成一般性的操作任务,例如使用镐、铣工具进行煤矿开采任务,搬抬重量超过 12.5 kg 肩关节、腰部开始出现疼痛。

鉴于个案原工作岗位对双手肌力耐力、体力处理能力要求较高,经过 2 个月职业康复训练,检查示骨折部位愈合良好,建议先从事井上较轻体力工作,逐渐过度到井下中等强度工作,根据井下作业耐受程度,与单位协商,在保证收入的前提下安排合适岗位。井下作业属于特殊工种,根据政策,做好退休安排。

(宁耀超)

第二节 手外伤的职业康复

手外伤是一种常见损伤,甚至导致严重残疾。

手功能的恢复程度，对个人生活和职业功能有重要影响。20世纪50年代，国外就开展手外伤的流行病学调查，中国自20世纪90年代才开始进行大范围的手外伤流行病学调查，多集中于手外伤发生率较高的地区，这些地区工业发展较快，受伤人群的构成、环境、原因等有相似性。职业性损伤高于生活性损伤，男性患者远远多于女性，以青壮年为主，20岁以上的患者中，职业性损伤较生活性损伤更常累及男性。受伤环境多在单位，包括办公室、车间、工地、饮食操作间等，其他在家庭、休闲场所和运动空间也有损伤。另外，多为意外性机械性伤害，他人暴力、运动性损伤、车祸等也是手外伤的重要原因。手外伤的损伤机制以切割伤最常见，其次为碾压伤，职业性损伤中压砸伤和切割伤最常见，可能合并其他损伤，绝大部分都急诊处理。受伤手多为利手，尤其是职业性损伤。多为开放性损伤，并且常累及手的神经、血管、肌腱、肌肉、骨骼等组织的复合性损伤，创面污染多见。国内的研究结果显示，职业性损伤所致手外伤占首位，与国外的研究结果有差异性。因设备条件和机械故障致伤者占少数，绝大多数是人为因素所致，如违反操作规程、工作时注意力不集中、技术不熟练、配合不好等。从职业保护的角度讲，若能做好上岗培训，严格遵守工作的规章制度，改善设备条件，避免在操作过程中将手直接暴露在危险因素下等，可以有效降低手外伤的概率，预防手外伤的发生。在提高设备自动化程度和加强防护的同时，更重要的是提高工人素质，提高管理水平，才能保护劳动力。

一、概述

（一）手的姿势

1. 手的休息位　指手处于自然静止状态时，手内肌和手外肌处于相对平衡，呈半握拳状。腕关节背伸10°～15°，轻度尺偏；掌指关节及指间关节呈半屈状，从示指到小指，越向尺侧屈曲越多；各指尖端指向舟骨结节；拇指轻度外展，指腹接近或触及示指远节指间关节的桡侧。

2. 手的功能位　是有利于发挥手的最大功能的位置，呈握小球或茶杯状。腕背伸20°～25°，拇指处于对掌位，掌指关节及指尖关节微屈。其他手指略分开，掌指关节和近侧指间关节半屈，远侧指尖关节微屈。

（二）损伤原因及特点

1. 刺伤　由尖、锐利物造成，如钉、针、竹签等。特点是伤口小，可达深部组织，并可将污染物带入造成污染，可引起神经、血管损伤。

2. 切割伤　如刀、玻璃、电锯等所致。特点是伤口较齐，污染较轻，若伤口过深，可造成血管、神经、肌腱断裂，重者致断指断掌。

3. 钝器伤　如锤打击、重物压砸导致。特点是皮肤可裂开或撕脱，神经、肌腱、血管损伤，严重者可造成手部毁损。

4. 挤压伤　不同致伤物表现不同，如门窗挤压可引起损伤表现为甲下血肿、甲床破裂、末节指骨骨折。若车轮、机器滚轴挤压，可致广泛皮肤撕脱伤或脱套伤，同时合并深部组织损伤，多发性骨折，甚至发生毁损伤。

5. 火器伤　由雷管、鞭炮和枪炮所致。损伤性质高速、爆炸、烧灼。特点是伤口呈多样性、组织损伤重、污染重、坏死组织多，易感染。

二、手外伤的评定

1. 肿胀　水置换容积法测量、周径测量。

2. 关节活动范围测量　用量角器测量掌指关节(MP)、近端指间关节(PIP)、远端指间关节(DIP)的被动和主动活动范围，拇指外展和对掌功能评定，手指集合主动关节活动范围测定(肌腱总活动度测定)。

3. 肌力评定　徒手肌力检查，握力(握力指数)，捏力(侧捏、三指捏)。

4. 感觉功能评定　触觉、痛觉、温度觉、两点辨别觉和实体觉测定。

5. 判断周围神经再生　周围神经干叩击试验(Tinel征)。

6. 灵活性评定　Purdue Pegboard对手的灵活性进行测定。

7. 手指伤残评定　上肢截肢水平功能损失评定、手活动度残疾等级评定、手不同部位的感觉丧失占手功能损失的百分比评定等。

8. 神经电生理检查　肌电图、神经传导速度检查、强度—时间曲线检查等。

三、手外伤的康复治疗

（一）手外伤常见问题及处理方法

1. 水肿　①抬高患肢；②冷疗；③主动运动；④压力治疗如弹力绷带、手套，间歇性加压；⑤向心性按摩；⑥恢复期采用热疗（蜡疗、漩涡浴、热砂浴等）。

2. 感觉过敏　①脱敏治疗技术；②避免过度被动运动，以主动运动为主；③局部低频或中频电疗；④超短波疗法；⑤心理治疗。

3. 感觉减退　手部感觉丧失患者的安全教育：①避免接触热、冷、锐器；②避免长时间用手，使用工具部位经常变换，抓握物品不宜过度用力；③经常检查手部皮肤情况；④及时处理溃疡和伤口，做好皮肤护理；⑤感觉再训练和保护觉训练。

4. 瘢痕　①热疗（蜡疗、漩涡浴、热砂浴等）和中频电疗；②被动牵伸治疗；③压力治疗；④按摩；⑤运动疗法；⑥瘢痕挛缩导致畸形应配合手术治疗。

（二）康复治疗的目标和原则

手外伤职业康复的目标是最大限度地恢复手的功能，包括运动和感觉功能，特别是手的功能性活动，包括在日常生活中、工作和业余爱好中应用。

1. 手部损伤的早期阶段　即手部损伤或术后开始至第3周为早期阶段，其主要目标是控制水肿、促进愈合、减轻疼痛、防止并发症、维持关节活动度和预防粘连与畸形。

2. 手部损伤的中期阶段　即损伤或术后第3～9周，其主要目标是增加关节活动度、增加肌腱和神经滑动、改善关节活动度、防止软组织挛缩。

3. 手部损伤的后期阶段　即第9周以后，此期组织基本愈合，病情稳定，其主要目标是最大限度地提高关节活动度、控制瘢痕增生、减轻新生组织的敏感、增强手的灵活性、手的握力、捏力等，积极进行职业康复训练，争取早日到回归日常生活及工作中去。

（三）职业能力评估及注意事项

1. 面试及咨询

（1）职业康复首次面谈问卷：主要简单了解个案的个人基本信息情况，受伤的具体时间及受伤后的医疗情况，患者的既往病史。

（2）工作需求分析：主要了解个案受伤前近几年的工作史、工作具体状况及工作中涉及的身体要求，以往的就业情况：包括工作类型、工作强度、与职业有关的嗜好、工资待遇等，从而可了解患者对治疗的动机、责任感和可靠性，以及恢复工作所必须掌握的体能和技能。

（3）林氏就业准备评估量表：主要了解个案目前对重返工作的态度。

（4）疼痛信念评估量表：主要大体了解目前身体疼痛及工作疼痛对个案的影响程度。

（5）可以进一步了解患者的受教育程度、婚姻状况、家庭成员情况、家庭主要经济来源等。

2. 工作分析

工作分析包括两部分内容：在工作方面，分析所需要的每一道工序，对手功能的需求；在从业人员方面，分析从业人员需要具备哪些方面的知识、才能及技能，从业人员手功能的基本情况。对于不能恢复原有工种的患者，可根据过去工作情况、受教育程度、残留功能状态，寻找合适的工种，帮助其逐渐适应新工种。

3. 工作能力评估

对于能恢复原有工作的患者，主要评估患者的手功能状况与原有工作程序的匹配度，找到影响某一环节的功能障碍点，可为后续的职业康复训练提供依据，并且在训练过程中进行多次的评估，及时调整训练方案。

对未能确定可否恢复原先工作，则需要进行如下工作能力评估。这种评估过程比较复杂，通常需要1～2周时间，包括4个方面：①体能评估：客观评估患者受伤后的体能情况，包括关节活动度、体力、耐力、协调性等。②职业评估：这是一个全面的程序，主要用来测试患者重新参加工作的潜力，包括重新参加工作的可能性、工作耐力、工作适应能力及兴趣因素。工作耐力测定是对患者集中精力1～3小时的从事最低限度工作所需要的体力评估（即临界功需量），根据工作耐力测试结果定出患者现有的劳动功能。适应能力是指每一项工作所要求从业人员的独特适应能力。兴趣因素是指对某项工作或活动由于关切或被吸引而能够专心的倾向，因为许多研究证明，患者安心于某项工作和出色的成绩，与他对工作是否有兴趣有很大的关系。③工具操作评估：根据患者从事的工种进行实物测试。手外伤患者重点测试使用手工具的能力，例如改锥、手钳、锤子、打字等。④工作态度评估：必须具备某些基本的工作态度，才符合受雇佣的条件，例如劳动出勤率、能否遵守劳动纪律、能否与别人合作及接受善意批评等。

4. 手功能测试

①手掌指关节、近端指间关节、远端指间关节的各关节活动度测量；手的握力、捏力；普度手功能测试；手的灵活性测试；②上肢的体力处理能力测试；③上肢耐力测试等。

（四）职业能力训练

首先针对患者现有手功能障碍的功能残损方面进行训练，主要是手的基本操作能力训练，利用作业治疗工具可进行，包括以下三个主要方面。

1. 手指关节活动度受限　通过手法改善手指关节的关节活动度。

2. 手的握力、捏力受限　①通过手的握力计进行训练，期间根据不同阶段随时调节握力计力量的大小；②根据手握力大小选择适当的木粘棒进行木粘板的训练；③选择不同粗细的铁插棒进行手捏力大小的训练等。

3. 手的灵活性受限　①可利用螺丝及亚克力盒进行创意组合树的组装；②键盘打字输入等。

手的功能在达到一定程度的恢复以后，经过工作分析和工作能力评估，结合患者的意愿和兴趣以及雇主能提供的工作岗位，患者通过以生产为主要内容的作业治疗，参与实际的工作或模拟工作训练，大致有以下三种方式。

1. 模拟工作设备　有BTE工作模拟器和Lido模拟工作装置。模拟工作训练器利用可组装式的多种工具配件来模拟大部分工作上所需要的上肢基本动作，工具配件可因需要而变换不同的阻力来训练。

2. Valpar模拟工作系统　该系统为治疗师提供了一种标准的方法，可用于测试及训练患者完成各种工作所具备的能力，以及完成特殊工作所必备的活动能力。其中与手康复关系密切的Valpar工作模拟训练有5种：①Valpar全身活动范围的样本；②Valpar上肢活动范围的工作样本；③Valpar小工具(机械)工作样本；④Valpar眼手脚协调的工作样本；⑤Valpar文秘类工作样本。只要某人能够成功完成某个工件的工作，就显示该人亦能够完成同样的实际工作。

3. 模拟工作岗位　专门为患者设计不同的工作场所，例如金工、木工、水电工、办公室等。从实际情况来评估，训练患者的工作潜能及能力，以适应一般工作需求。

在职业能力训练中，还应该进行以下的内容：工作操作训练，患者通过实际工具或模拟工具器的训练，增加使用工具的灵活性、速度；工作态度训练，鼓励患者克服困难，树立自信、自强、自尊，积极参与作业训练，尽早恢复工作。在整个训练过程中，要定期考核工作态度，结合现实工厂中的工作时间和规章制度，使患者在训练过程中形成劳动纪律。经过6～8周的训练后，进行再评估。

（五）体能训练

目的是增加患者恢复工作的身体和精神方面的承受能力，体能训练的内容有：心肺功能训练、肌力与握力训练、耐力训练、关节活动范围训练、肢体灵活协调性训练等，需要物理治疗师与作业治疗师共同努力，帮助患者逐渐增加能力，使其能通过训练，恢复工作时对机体的需求。例如水电工需要训练站立、蹲坐、登高、操作工具和解决管线故障的能力。

（六）手外伤患者职业康复注意事项

(1) 手外伤的训练过程中，随时观察患者手的疲劳程度及疼痛状况；训练不可引起肌肉的过度疲劳和拉伤；训练应循序渐进，不可用暴力或其他外力造成病情外的损伤；需要保护的部位提前做好护理，感觉障碍患者，更应该注意局部检查和保护。

(2) 手外伤患者在训练时要遵守安全的原则，养成安全操作的习惯。在安全的操作规程和劳动环境中，患者就能顺利地恢复工作。以往大多数手外伤患者经过一段治疗，当体能恢复到某一程度，便会停止治疗，返回工作岗位，但是并不是每一个手外伤患者都能够达到以往的要求，尤其是手工体力劳动者，可能会再次受伤，所以，在训练过程中进行安全教育和规范操作十分必要。

(3) 在体能训练和工作训练中，应密切观察患者的反应，若患者出现疼痛，应检查疼痛部位和类型。教育患者学会防止疼痛的技巧，学会在工作过程中的松弛技术和正确的操作方法。

四、手外伤患者职业康复案例

患者宋先生，24 岁，鞋业有限责任公司压延工。工作过程中，从事鞋底成型工序时，被压延机挤压伤右手，伤后 1 分钟手脱离设备。急诊入当地医院手术治疗，诊断：右手热压伤、右拇指远节指骨开放性骨折术后、右拇指伸指肌腱断裂修复术后、右示指近端指间关节半脱位、右示指伸指肌腱断裂移植术后、右中指中节指骨开放性骨折术后、右中指指深浅屈肌腱断裂修复术后、右中指伸指肌腱断裂并部分缺损、右手多处软组织挫裂伤。术后手功能位外固定 6 周，拆除外固定装置后，进行手功能训练，腕关节、肘关节、肩关节活动度好。

患者大专文化程度，未婚，父母身体健康，无家庭经济负担。业余活动是踢球、骑自行车，与同事关系良好，单位为私企，缴纳全部社保，享受停工留薪期间所有工伤待遇。

患者在交谈过程中，提及设备防护的需求，工作中有疲劳情况，对雇主的善后处理满意，对手术满意，术后手的灵活性和皮肤感觉有部分缺失，能操作电脑，日常生活不受限。文化程度可以接受调整岗位的安排。

（一）职业能力评估

1. 工作需求分析

个案受伤前在鞋业有限责任公司从事压延工的工作，每天工作时间 8 小时。骑摩托车上下班约 15 分钟，家住平房。其主要的工作任务：①站立位根据鞋底大小利用套筒将距离地面 40 厘米，重 3.5～4 kg 的滚刀更换模具，根据流水线出模具；②调试鞋底大小；③观察鞋底变动；④工作结束后利用小推车运送物料 5～10 kg，步行运送约 40 米到流水线并放置距离地面 1 米高的工作站。对应的主要的身体要求为：①站姿耐力(C)；②步行耐力(C)；③触摸(C)；④利用手指工作(F)；⑤操作(C)；⑥站位下弯身(F)。根据《美国职业分类大典》，个案的工作属于重体力劳动强度的工作。

2. 功能性能力评估

(1) 手功能：左手握力 42.6 kg，右手握力 8 kg，左手侧捏/三指捏分别为 7 kg/6.5 kg，右手侧捏/三指捏分别为 3 kg/0.6 kg。

(2) 手灵活性：普度手功能测试(坐姿)左手 12 个，右手 5 个，双手 6 组，组合 9 分。

(3) 工作行为评估：工作行为良好，对复工有期望。

3. 就业意愿评估　面谈结合林氏就业准备评估量表(LASER)，结果显示，个案处于行动阶段。其中，考虑前阶段 14/30 分、考虑阶段 12/20 分、准备阶段 14/20 分、行动阶段 17/20 分。

4. 疼痛信念评估　疼痛信念评估量表(FABQ)结果显示，个案认为疼痛对进行身体活动影响中度；同时，疼痛对进行工作活动影响较大，其中，身体活动疼痛信念 9/30 分，工作疼痛信念 44/66 分。

（二）职业康复措施

1. 工作强化训练　2 次/天；目的：改善右手，促进个案工作能力恢复。

2. 工作模拟训练　2 次/天；目的：通过模拟涉及操作、触摸、手部精细动作的任务，提高个案工作能力。

3. 工作行为教育　1 次/天；目的：重新建立工作习惯，学习卫生保健及工伤预防知识。

4. 技能培训　(包括电脑技能及手工技能培训)1 次/天；目的：提高手部功能，提高就业技能，增加就业机会。

5. 职业康复辅导　包括康复辅导、心理社会适应与调整、沟通技巧训练及工作安置协调等，目的：消除个案的“患者”角色，为个案返回工作做准备；帮助个案明确自己的就业目标，制订详细的计划。

6. 物理因子治疗　根据医生会诊后给予安排，1 次/天；目的：缓解疼痛，提高右手功能。

（三）职业康复疗效

1. 功能性能力评估

(1) 手功能：左手握力 53.3 kg，右手握力

22 kg,左手侧捏/三指捏分别为 9 kg/8 kg,右手侧捏/三指捏分别为 6.5 kg/2.3 kg。

(2) 手灵活性:普度手功能测试(坐姿)左手 14 个,右手 10 个,双手 10 组,组合 22 分。

(3) 工作行为评估:工作行为良好,对复工有期望。

2. 就业意愿评估

林氏就业准备评估量结果显示个案就业意愿处于行动阶段。

3. 工作能力配对结果

个案右手功能部分受限,结合工作分析显示个案的工作能力大部分不符合原公司原岗位要求。因此,与公司劳资部门协商,对从事保管、文员、保卫等工作安排有意向。个案可使用右手为主、左手辅助完成一般性的操作任务,例如使用滚筒、小推车工具完成鞋底制作等一系列流程,现右手五指抓握不完全,力量较弱。

(宁耀超)

第三节 烧伤的职业康复

一、烧伤与烧伤康复

烧伤是最常见的外伤之一,是指因为热水、火焰、蒸汽、热油、电流、化学物质和放射性物质等因子作用于人体皮肤、黏膜、肌肉等而造成的损伤。我国是发展中国家,在工业迅猛发展的同时,也带来了很多的工业意外事故,每年有大量热力烧伤、电击伤和化学烧伤患者被收治入院。在报道的意外伤害中,烧伤紧跟交通事故、高处坠落、暴力伤害之后,排在第四的位置。

烧伤常常会带来一系列严重问题,如瘢痕增生、关节僵硬、关节挛缩、运动功能障碍、日常生活活动能力受限、心理障碍等,其严重程度取决于患者的烧伤面积、部位和烧伤深度。烧伤后会经历三个临床分期:急性体液渗出期(休克期)、感染期和修复期。烧伤的康复治疗包括职业康复,主要在第三阶段修复期进行干预。水肿、骨和骨关节病变、肌肉萎缩和肌力下降、压力性损伤、心肺功能障碍、肥厚性瘢痕是烧伤常见的并发症。因此,烧伤的康复治疗主要针对创面、肥厚性瘢痕及关节功能障碍而开展,但是对于职业康复来说,开展的工作还需要更多,以配合重返工作岗位的需要。

二、烧伤患者职业康复目标设定

根据 ICF 模型(国际功能、残疾和健康分类),通过职业康复的介入,烧伤患者的长期目标是重返有报酬的工作或没有报酬的工作(有自己的角色定位,例如家庭主妇、志愿者工作)。根据中华医学会烧伤康复治疗指南意见,短期目标是维持并逐步增加未受伤及受伤部位关节活动范围,减轻水肿、疼痛,改善肌力、耐力,预防挛缩,减少瘢痕增生。最终达到改善关节肌肉力量以及 ROM,提高运动能力、灵活性、协调性,逐步恢复身体转移、行走能力的目标。

职业康复可以在参照此目标的基础上,通过设置职业性相关的作业活动,来加强患者的工作耐力,例如,患者烧伤前为机械零部件的质检员,需要巡查各个不同的生产工作岗位,随机检视生产线上的机械零部件产品。职业康复治疗师可以通过设计类似的工作模拟训练,来提高患者的身体转移及行走能力,符合工作要求,最终实现工作能力,尤其是工作耐力的提升,回归工作岗位。

不容忽视的一点是,很多烧伤患者都存在创伤后应激障碍(PTSD)的症状,对于工作目标的设定,他们都或多或少地存在着心理阴影,因此,职业康复目标的设定,需要综合考虑及分析,而且目标的设定务必让烧伤患者一起参与,只有这样才能科学地进行目标的设定。

三、烧伤患者职业康复的评估及注意事项

通常情况下,医疗康复一般会对烧伤患者进行肢体运动功能评定及日常生活能力的评定,包括肢体长度和围度、关节活动度、肌力、感觉、平衡、心肺功能、ADL 及功能独立性评定。职业康复会更聚焦于与工作有关的功能性能力评估、工作模拟评估、工作行为评估及人体工效学工作现场评估。对于那些因为烧伤后导致不能重返原工作岗位,需要

在公开的劳动力就业市场寻找工作的患者，还需要评估其技能、功能上的限制、工作和教育经历、职业兴趣、人格特征等。

在基于本书第四章的基础上，烧伤患者的评估需要注意以下三点内容。

(1) 在进行面谈评估过程中，尤其是初次评估时，治疗师需要密切注意烧伤患者的情绪与行为变化，尤其是那些涉及颜面部烧伤的患者，包括哭泣、震颤、抓紧拳头、语气加速等。这些情绪与行为的变化，可以协助我们了解患者对整个烧伤事件发展的态度，包括对个人今后发展的想法、对雇主和同事的态度、残疾适应的状态，这些态度上的变化，是其中影响患者未来就业很重要的促进因素或障碍因素。

(2) 在进行躯体功能评估过程中，必须注意创面愈合后烧伤皮肤因干燥和缺乏弹性容易裂口、瘙痒和撕裂的问题。例如，在进行从地面至腰间水平最大提举力量测试的过程中，如果该患者涉及上肢烧伤，有可能在提举过程中导致肘关节因为屈伸或指间关节因为用力抓握而出现关节附近位置皮肤裂开的问题。对于烧伤患者来说，这是一个经常发生的事件。需要注意的是，在评估前告知患者有可能会发生此类情况，如果真的发生，治疗师用消毒棉签在皮肤裂开位置涂抹碘伏即可。

(3) 相当一部分烧伤患者由于长时间制动，导致骨质疏松的问题，尤其表现在前臂尺桡骨远端。因此，在进行握力测试的过程中，因为涉及前臂的等长收缩，所以，严格要求患者在进行测试时避免出现前臂的旋前动作。当然，治疗师更应该在评估前获得患者的病史资料，以确定患者是否存在烧伤后并发症及注意事项。

四、烧伤患者职业康复的治疗及注意事项

烧伤的职业康复治疗主要在于提供工作强化训练计划，该计划包含工作耐力及力量的训练、健康教育及工作行为训练。工作耐力及力量的训练请见第五章内容。健康教育的内容主要针对创面的管理与瘢痕的管理两部分。这两方面的内容都可以通过一对一的方式或小组的方式来进行。健康教育的目的是让患者明白问题的发生及知道如何进行皮肤创面和瘢痕的自我管理，有利于今后在工作场所中知道如何处理创面和瘢痕的问题，减少心理压力和恐惧。

(一) 创面管理计划

首先明白烧伤后反复出现创面是正常的、是必须经历的一个过程。告知患者烧伤后期创面尽管已经基本愈合，但是仍然会存在新生上皮水疱、裂开等问题。原因在于新生上皮特别脆弱，即使是轻微的牵扯，如运动或来自夹板和弹力衣的压力或力量很小的碰撞，都有可能发生新生皮肤的磨损和水疱。小水疱可用无菌针头抽吸水疱内的液体，并用棉签轻轻挤压。若出现较大的水疱，可用碘伏涂抹。愈合后的烧伤皮肤因干燥和缺乏弹性容易裂口、瘙痒和撕裂，可采用如下方法：冷敷可使瘙痒缓解；用清水清洗痂皮保持皮肤的清洁，忌用热水，因热水引起的出汗会加重患者症状；干燥的皮肤用无香味、无刺激性的油膏涂抹保持局部湿润。

(二) 瘢痕管理计划

首先明白肥厚型瘢痕的发生过程及预后。肥厚型瘢痕是皮肤真皮损伤后形成的色红、质硬、高出周围皮肤的病理结构肥厚，以结缔组织过度增生、胶原过度沉积为主要病理特征。增生、粘连、瘢痕区疼痛、瘙痒是主要表现特征。其影响主要是毁容和关节挛缩。肥厚型瘢痕往往局限于损伤范围内，一般在烧伤后 3 个月开始出现，大约半年至一年最明显，最后自行变软、变薄，整个由增厚到成熟的过程可以持续 2 年左右。最终为部分缓解或完全缓解，也可能终身不缓解。压力治疗是目前公认的防治肥厚型瘢痕最有效的方法。持续施以与毛细血管压力 25 mmHg 相等或更大的压力(正常的毛细管压力范围在 10.5～22.5 mmHg)，可减少局部的血液供给和组织水分，可使瘢痕相对缺血、胶原纤维束重新排列，阻碍胶原纤维的合成。创面愈合后越早佩戴越好，使用压力衣的时间标准为 23～24 h/d(仅在洗澡时脱下)，坚持 0.5～2 年，直到瘢痕成熟(变薄、变白、变软)为止。

对于已经与雇主解除劳动合同关系或需要重新寻找工作的烧伤患者，可提供再培训及就业服务，这种服务措施在香港地区尤其盛行。通常情况

下，再培训及就业服务由劳工处资助，主要目的是通过与就业相关的系列课程，强化患者的再就业能力。一般课程时长为3周，课程内容包括职业能力评估、疼痛管理、心理社会适应与调整、工作适应与调整、心理辅导、电脑技能培训等。通常该服务计划的复工成效为65%左右，效果还是令人满意的。

五、烧伤患者职业康复重返工作岗位管理及注意事项

烧伤后通过职业康复介入后重返工作岗位，是协助烧伤患者恢复正常生活的一个重要阶段。工作不仅能给烧伤患者带来经济收入，还能带来重建生活的信心与目标，这对维持生活质量是非常重要的。但是，通常情况下，重返工作岗位也会伴随一系列令人困扰的情绪，既兴奋又焦虑。例如，烧伤患者可能觉得身体和精神上都还没有准备好回到工作岗位上，也没有足够的精力去从事和受伤前一样的工作。还可能当回到受伤的地方或受伤时正在做的相同工作岗位时，可能产生导致与受伤相关的恐惧或焦虑。研究证明，即使在完全康复之前，逐渐开始工作是非常有帮助的，因为重返工作岗位对身心都有治疗作用。

通过有效的重返工作岗位管理，让重返工作的过程变得更加高效：①定期复诊，坚持治疗，成功重返工作岗位需要烧伤患者积极参与；②职业康复治疗师积极与烧伤患者沟通，了解其是否已经准备好重返工作岗位了。评估烧伤患者的优势与受限程度，商定一个合理的时间返回工作岗位；③关注情绪上和身体上需要做什么来更好地恢复工作。包括做一些工作活动来增强力量和耐力。对于下肢烧伤的患者，可以尝试穿着工作鞋参与活动，以便尽早适应；④积极组织烧伤患者参与烧伤小组活动，与受伤后重返工作岗位的人会面，以获得支持和指导。尝试进行角色扮演，比如面试；⑤为烧伤患者提供职业咨询，帮助应对重返工作岗位所带来的心理和情感问题。尤其对于涉及颜面部及手部烧伤的患者，他们可能会因外表的变化感到不舒服，康复治疗师积极提供心理支持；⑥学习如何处理问题，学习要如何处理同事或雇主关于受伤的问题，知晓事情是如何发生的，患者烧伤后如何改变了身体某些部位的外观（瘢痕、色素沉着等）；⑦学习处理创伤后应激障碍（PTSD）症状。处理PTSD的症状是很重要的。重点是准备好回到原先的地方工作或活动，重新面对有关事故的人和物，例如当时受伤时在场的同事。当然，通过学习放松的技巧，知道如何管理噩梦及其他PTSD的症状；⑧让雇主和同事了解患者的情况。积极和雇主保持联系，表达想重返工作岗位的兴趣。与期待再次共事的同事取得联系是很有帮助的。把自己的康复进展情况通知雇主，以确保当准备好回来的时候，已经有工作岗位的空缺在等着自己。如果有一段时间不能回到工作岗位上，也可以和雇主谈谈在恢复期间可以做的工作；⑨烧伤患者通常会缺乏毅力从事工作，所以，建立一个重返工作计划，逐步建立工作的耐力，或者去做体能训练。例如，参加工作强化训练计划，提高力量和耐力来完成工作任务。

以上的重返工作岗位管理过程，可以通过复工协调员的沟通、协调，与各方取得联系，围绕重返工作岗位，鼓励烧伤患者管理好各方面的促进因素和障碍因素。

六、烧伤患者职业康复工作场所管理及注意事项

工作场所的调整可以有效帮助烧伤患者重返工作岗位。当患者准备好返回工作岗位时，职业康复治疗师或复工协调员首先与雇主联系，获得可能提供的工作岗位及工作描述。通常情况下这份工作描述是由人力资源部或所在岗位的管理者提供的。工作描述可以帮助职业康复治疗师确定患者身体状况是否能够满足其工作要求，或者是否需要在工作场所做出适当的改变以适应患者的残疾状况。

一些典型的工作场所调整包括：①调整工作时间，开始可能是半天工作制，即每天工作4小时，然后逐渐增加到全职工作。一般半天工作制持续的时间为1～3个月；②由于烧伤患者的皮肤涉及创面、瘢痕及瘙痒等问题，所以要求在清洁干燥的环境下工作；③在工作场所工作时，根据职业康复治疗师的评估建议，在最大提举力量下进行工作。例如，评估结果发现，偶尔进行的提举测试最大提举

力量是25 kg,那么工作过程中就要尽量避免涉及搬抬25 kg以上重量的物品,以免再次受伤;④避免暴露在极端温度下进行工作(极端高温或长时间寒冷环境);⑤适当改变工作时间,以适应复诊或避开早晚上下班高峰时间。利用特殊的软件和硬件,使手功能受限或失去手功能的患者可以在计算机上工作;⑥职业康复治疗师进行工作现场评估,决定是否需要配置完成工作任务的适应性设备。例如,手推车、辅具等。治疗师对雇主及同事进行教育,让他们了解到烧伤可能需要的帮助,更要了解患者的需求,以便对实际工作表现有更现实的期望。

以上针对工作场所进行的调整可以让烧伤患者在最初的过渡阶段降低对工作的要求,以便循序渐进地重新适应工作环境及工作任务。从长远来看,有可能在工作中取得成功。

七、烧伤患者职业康复案例

患者李先生,45岁,受伤前从事电工一职。2019年1月24日工作期间突发意外致头面颈部及双手电弧烧伤24%,Ⅱ～Ⅲ度。受伤后即送入医院救治。4月27日至康复医院接受系统的医疗康复治疗。5月31日为进一步提升工作能力再转入康复医院接受职业康复训练。

患者初中文化,广州户籍,已婚,妻子在广州工作,有一18岁儿子,高中在读。伤后家人给予照顾及支持,家庭关系良好。李先生属省直工伤,工伤认定书已下达。伤后单位按照规定支付相应的工资待遇,李先生无异议。李先生入职该广东省事业单位从事电工29年,属于编制员工,与单位关系良好。

评估过程中李先生能主动交谈,尽管右侧脸部及颈部有瘢痕,影响外观,但接纳受伤的事实,自我评价正面,情绪稳定,伤残适应良好。李先生计划出院后返回原岗位工作,但仍担心无法胜任工作岗位及害怕再次受伤,因为手部关节比较僵硬,不够灵活,所以期望改善手部活动度。

(一)工作分析

个案伤前从事电工的工作岗位。每天工作8小时,固定加班2.5小时,每周工作6天。主要工作任务:①修理电路,经维修部门电话通知后携带工具包与同事前往线路损坏处进行维修,需使用人字梯等工具,偶尔需更换灯泡;②巡逻检查各线路点是否正常,如若发现线路重大损坏或进行大型组装/拆卸工程需交由外部承包单位进行工作,偶尔需帮忙进行处理。个案工作岗位有部门办公室可供休息,维修任务较少,大部分维修工作承包给外部公司进行。使用工具包括电笔、螺丝刀等。主要身体要求为站姿耐力、步行耐力、攀爬及双手操作和灵活性。

(二)功能性能力评估

(1)个案伤前右利手,双手背部见明显瘢痕增生,但双手各关节活动度无异常受限。

(2)左右交替三次握力测试均值L/R为27.2 kg/24.1 kg,CV为4%/5%;测捏力测试L/R为8.5 kg/8.6 kg,CV为8.1%/9.8%;普度手功能测试:一分钟左手拿取14个,右手拿取13个,双手完成11组,双手组合完成23分。

(3)体力处理能力:推力测试L/R为12.9 kg/14.3 kg;拉力测试L/R为14.2 kg/15.8 kg;双手最大可运送15 kg前行6×2米,右手可运送4 kg前行30×2米。体力处理测试完成后HR(heart rate)=106次/分,PE(perceived exertion)=5/10,右腕关节疼痛VAS=3/10。

(4)可完成攀爬斜梯5分钟测试,测试过程行为表现良好,无异常不适。

(5)可完成蹲姿、站姿下完成水管工作站拆装测试,用时约30分钟,测试过程中因为个案太长时间没有从事类似工作,感觉比较辛苦,PE=6/10。

(三)个案参与工作强化训练

(1)拍球训练:15分钟/次,2次/天。

(2)手指灵活性插板及拧螺栓训练:15分钟/次,2次/天。

(3)双上肢力量训练:30分钟/次,2次/天。

(4)手推车推拉训练:20分钟/次,2次/天。

(5)工作模拟训练:电工工作站模拟训练,30分钟/天;水管工作站拆装训练,30分钟/天。

(6)参与3次安全与健康教育小组活动,以及出院前的工作现场岗位协调,与上司及同事见面,讨论重返工作岗位安排。

经过4周的工作强化训练，根据职业能力评定结果，个案目前身体功能符合原工作岗位任务要求，建议个案出院后返回原公司原工作岗位。

（徐艳文）

第四节 脊髓损伤的职业康复

脊髓损伤（spinal cord injury，SCI）是由于各种原因引起的脊髓结构和功能损害，造成损伤水平以下脊髓神经功能（运动、感觉、括约肌及自主神经功能）的障碍。脊髓损伤往往造成不同程度的四肢瘫或截瘫，是一种严重致残性的创伤。世界范围内SCI的发病率为每年10.4/10万～83/10万。发达国家的发病率为13.1/10万～52.2/10万，发展中国家为12.7/10万～29.7/10万。我国SCI发病率为14.6/10万～61.6/10万。随着世界经济水平的发展，我国SCI发病率呈现逐渐增高的趋势。SCI患者的劳动能力不同程度丧失，长期的康复治疗占用大量的医疗资源和昂贵的医疗费用，给个人、家庭和社会带来沉重负担。促进患者恢复自理能力并保持最大程度的功能独立，最终回归社会以达到最大程度地参与社会是SCI患者康复的最终目标。许多脊髓损伤患者由于身体的限制而不愿意或不能重返工作岗位。研究表明，在职脊髓损伤患者的比例在13%～48%。在发达国家，除了少数患者因损伤于伤后短期内死亡之外，80%的SCI患者可以经职业康复介入后恢复工作，重返社会生活。

在过去的几十年里，由于心理、社会和经济等方面的影响，大部分注意力关注在SCI后如何重新适应生活及恢复工作。就业所实现的成绩是自尊、生活满意度和幸福感的获得。

一、脊髓损伤的原因

（一）外伤性脊髓损伤

最常见的致伤原因是高处坠落，其次是车祸和重物砸伤。另外，自然灾害如唐山大地震也造成了大量的SCI患者，汶川大地震幸存者中也有一批SCI患者。

（二）非外伤性脊髓损伤

1. 发育性原因　包括脊髓血管畸形、先天性脊柱侧弯、脊柱裂、脊椎滑脱等。

2. 获得性病因　包括感染（脊柱结核、脊柱化脓性感染、脊髓炎等）、脊柱脊髓肿瘤、脊柱退行性病变、代谢性疾病及医源性疾病等。

二、脊髓损伤的临床表现

由于在横截面很小的脊髓内有很多重要的神经传导束通过，因此损伤后，受损水平以下的运动、感觉、反射和自主神经功能均发生障碍。根据受伤部位的不同，临床上一般分为四肢瘫和截瘫。

（一）四肢瘫（tetraplegia）

四肢瘫是指椎管的颈段脊髓神经受损，不包括臂丛或椎管外的周围神经损伤。表现为四肢和躯干不同程度瘫痪、二便障碍。

（二）截瘫（paraplegia）

截瘫是指脊髓胸段、腰段或骶段（不包括颈段）椎管内损伤。上肢功能不受累，而损伤节段不同，躯干、下肢可有不同程度瘫痪、二便障碍。

（三）并发症

脊髓损伤后可导致机体多系统、多器官功能紊乱，出现各种并发症，如压力性损伤、泌尿系感染、痉挛、骨质疏松、异位骨化、下肢深静脉血栓、直立性低血压、截瘫神经痛、自主神经反射亢进等。SCI并发症可延长患者住院时间，增加医疗费用支出和影响康复治疗效果，严重时可导致死亡。正确的康复治疗和康复护理在SCI并发症的防治中具有重大作用，SCI并发症防治是SCI康复的重要组成部分。

三、脊髓损伤功能障碍的特点

（一）运动障碍

受损平面以下运动功能障碍在急性期呈弛缓性瘫痪，然后进入痉挛期。但L_1椎体下缘的损伤不会出现痉挛，表现为肌张力低下，肌肉萎缩。

（二）感觉障碍

根据损害的部位和损伤的程度不同，损伤后感觉障碍的表现不一。

（三）呼吸功能障碍

损伤平面越高，对呼吸的影响越重。高位脊髓损伤后，不仅肋间肌麻痹，受颈3～5神经支配的膈肌及辅助呼吸肌也减弱，呼吸时，胸廓可呈反向运动，致胸腔负压下降，肺容积和气体交换受到影响。

（四）排尿障碍

在不同时期的脊髓损伤中，可出现不同类型的神经源性膀胱。当脊髓恢复到出现反射时，刺激下肢皮肤即可产生不自主的反射性排尿。晚期则表现为挛缩性膀胱。当患者出现总体反射时，可表现为无抑制性膀胱。

（五）性功能障碍

大部分女性患者可以正常怀孕和分娩。男性截瘫患者大部分发生阳痿，在阴茎能勃起的患者中，约1/3能成功地进行性生活，只有5%～7%具有生育能力。性教育和建议必须满足患者和性伴侣的实际需求。

（六）自主神经功能紊乱

四肢瘫痪的患者可出现自主神经反射亢进，常为身体内在或外在刺激所诱发，其中以空腔脏器的充盈胀满为最常见的原因。

（七）体温调节障碍

高位脊髓损伤后，体温常异常，多为体温升高。

（八）心理障碍

脊髓损伤患者的心理反应从受伤起要经历休克期、否认期、愤怒期、悲痛期和承受期的心理历程。

四、脊髓损伤患者职业康复目标设定

功能能力是患者生活质量的重要决定因素，与身心健康高度相关。脊髓损伤患者只有生活自理能力，可以使他能在家庭环境之中进行一定程度的独立活动，但他仍难以回归社会。这样，他们事实上只是社会资源的消耗者，而不能通过自己可能的就业劳动能力（包括体力和智力）为社会提供资源。生活自理能力的恢复，主要是对人的自然属性进行的康复。只有注意社会适应能力和就业能力的恢复，才是对人的社会属性进行“康复”。脊髓损伤患者中，有一定文化水平和专业技术的患者通过必要的训练，应用现代科学技术（如计算机）也可以从事一定的工作。

五、重返工作岗位的预测因素

残疾人就业被认为是充分独立、社会融合和提高生活质量的最佳指标之一。因此，康复团队认为重返工作是治疗成功的主要指标。脊髓损伤常导致青年人严重残疾，严重影响社会活动和就业，进而增加了社会和经济成本。影响重返工作岗位的因素，除了功能水平外，还有其他因素，对相关因素有计划的干预，可能会增加SCI后就业的可能性。

由于身体活动能力受限，SCI患者很容易形成消极的生活方式，从而对身体健康、社会参与和生活质量，以及继发性健康问题产生负面影响。

教育程度、驾驶能力、独立生活能力和以往的工作是就业的独立预测因子，而老年人和四肢瘫痪往往可以预测失业。有研究发现，四肢瘫痪的患者比脊柱下段病变的患者更容易失业。功能状态与就业状况相关，比如肠道自控、行动独立、有驾驶能力、能参与社区和能够独立生活的被试者更容易被雇佣。在过去6个月内出现医疗问题、再次住院或房屋建筑缺少无障碍设施者，也会预测失业。以往有就业经历者更容易再就业，而享受福利补贴者更容易失业。

六、脊髓损伤患者职业康复评定

通常情况下，医疗康复一般会对脊髓损伤患者进行肢体运动功能、感觉、鞍区、日常生活能力、心理等方面进行评定。职业康复的重点在于与工作有关的功能性能力评估、工作模拟评估、工作行为评估及人体工效学工作现场评估。对于因为SCI后导致不能重返原工作岗位，需要在公开的劳动力就业市场寻找工作的患者，还需要评估技能、功能限制、工作和教育经历、职业兴趣、人格特征等。

在基于本书第四章的基础上，脊髓损伤患者的评估需要注意如下三点内容：①在进行面谈评估过程中，评估者需要密切注意脊髓损伤患者的情绪与行为变化，尤其是损伤平面较高的患者，可能因障碍程度重、功能受限明显等因素存在焦虑、抑郁、敌对等情绪。这些情绪与行为的变化，可以协助评估者了解患者对自身损伤情况的态度，包括对个人今后发展的想法，对雇主、同事的态度，残疾适应的状态，这些态度上的变化，是其中影响患者未来就业很重要的促进因素或障碍因素。②在进行躯体功能评估过程中，必须注意皮肤感觉、肢体痉挛、疼痛等问题。例如，在进行上肢操作性动作时，可能出现下肢痉挛，从而出现平衡障碍，可能导致跌倒发生。此外，皮肤感觉障碍容易造成皮肤的损伤，疼痛会影响患者的睡眠、情绪，最终会影响工作状态。因此，需要关注上述问题，在今后的职业康复中采取积极措施。③了解患者的膀胱功能，针对可能存在的尿失禁、反射性排尿等问题，在职业康复中采取不同的干预措施，比如合理安排工作时长和休息时间、避免增加腹压的工种等。

七、脊髓损伤患者职业康复治疗

自 2005 年以来，SCI 后职业康复的证据和实践研究一直在进步，从第一个随机临床试验开始，该试验检验了支持性就业（supported employment，SE）的个体安置支持（individualized placement and support，IPS）模型和资源便利化研究和其他早期职业干预措施的应用。个体化安置支持和职业资源便利化（vocational resource facilitation，VRF）是新的基于证据的职业康复模式的例子，将职业服务与临床护理相结合，以便更好地帮助 SCI 患者在社区找到有竞争力的就业机会。如果 SCI 患者在受伤后没有立即返回工作岗位，那么他们可能需要更多的时间来充分发挥他们的职业潜力。

IPS SE 和早期干预模式使用创新的标准化实践来解决就业问题，包括以下实践：①将职业服务纳入 SCI 康复；②在 SCI 康复和医疗护理的同时提供就业服务；③在就业后继续让临床团队参与；④迅速参与工作安排。这些做法有效地为 SCI 患者带来了社区竞争性就业机会。

住院服务：职业资源服务师整合到治疗团队中，包括理疗师、职业治疗师、物理治疗师、心理学家、护士、SCI 教育者和病例管理者。职业资源促进者参加治疗小组会议、家庭小组会议和出院计划会议。在住院阶段，职业资源协调员评估职业兴趣、技能和能力，以确定患者的优势和职业潜力，并支持治疗团队成员将就业目标与康复治疗目标结合起来。由于职业资源促进者会见住院患者及其家属，并鼓励他们参加早期住院和门诊 VRF 服务，因此强调了参与职业康复服务的益处。在许多情况下，职业资源促进者保证国家职业康复顾问在患者出院前与患者会面，开始转诊流程。

出院服务：随着住院患者出院到门诊状态，重点是支持以前在住院阶段提出了建议患者。职业资源促进者保持密切的、支持性的、实际操作的联系。此外，国家职业康复机构的工作人员继续与职业资源促进者直接合作，以改善与社区机构的联系，促进从医疗服务向社区服务的顺利过渡。心理社会和健康障碍得到识别和监测，这些障碍通过将以前的患者转诊到适当的社区服务来解决。以患者为中心，继续将其纳入每个患者的家庭计划中。就业服务根据每个患者的职业轨迹、技能和偏好而有所不同。对于 SCI 之前雇佣的员工，制订了重返工作计划，解决工作时间、工作环境和薪酬等问题。VRF 服务可以专注于回到相同的工作岗位或转向另一个职业目标，即使是回到以前的单位，也有必要进行额外的培训和准备。职业资源促进者与患者和雇主合作，确保一个无障碍的工作环境，并提供必要的住宿。基于职业优势和兴趣，为一些曾经患有脊髓损伤的患者提供临时或长期的就业支持服务。职业资源促进者还向雇主、同事、社区服务提供者和国家职业康复机构工作人员提供有关脊髓损伤的教育。

SCI 的职业康复治疗主要在于提供工作强化训练计划，包括耐力及肌力的训练、健康教育及工作行为训练。健康教育的内容主要针对痉挛、疼痛及二便管理。这两方面的内容可以通过一对一的方式或小组的方式来进行。健康教育的目的是让患者明白问题的发生以及如何进行疼痛和二便的自我管理，有利于今后在工作场所中应对所发生的问题，减轻心理压力和减少不良情绪。

（一）耐力及肌力训练

该治疗集中在四肢肌力、耐力，心肺功能，平衡能力，步行稳定性，包括机构内训练和家庭训练，如指导患者如何在日常活动中进行训练。训练遵循循序渐进的原则，根据肌力和耐力进展情况进行调整。

（二）痉挛管理

SCI后会有超过70%的患者发生痉挛状态，它限制了运动的范围，降低了运动的灵巧性，导致异常姿势和疼痛的产生，影响了患者的日常生活活动。SCI后痉挛的治疗方法多种多样。解痉药主要基于痉挛的神经机制发挥作用，但药物的不良反应难以避免。运动训练在改善运动功能的同时也可缓解痉挛。日常的被动拉伸肌肉可降低肌张力，维持关节的灵活和活动范围。

（三）疼痛管理

疼痛是SCI患者最常见的并发症之一，通常对患者的康复、工作和生活等产生重大影响，有时甚至成为最主要的影响因素。疼痛在SCI患者中发生率为65%～85%，其中大约1/3出现严重疼痛。SCI后疼痛发病机制复杂，治疗预后差。药物是治疗SCI后疼痛的常用手段，但效果有限且不良反应多。非药物治疗不良反应少，但大多疗法均缺乏高质量证据的支持，包括运动疗法、针灸、按摩、行为管理等。

（四）二便管理

由于肠道的运动能力、括约肌的控制能力明显下降，二便障碍成为SCI患者生活自理的主要障碍。目前的治疗手段有限，且治疗效果不明显。植入式电刺激系统具有改善SCI患者进行直立移动和辅助行走的可行性，以及对于膀胱和肠道功能的改善作用。盆底肌电生物反馈刺激疗法是通过低频电流对盆底的肌肉进行电刺激，使盆底肌群进行有节律地收缩运动，改善二便功能，减少膀胱残余尿，增加最大尿流率或平均尿流率的一种治疗方法。

（五）工作行为训练

建议患者从较短的工作时间和最少的任务开始。对患者的症状有一个严密的监控过程，并对工作时间和工作任务进行调整，以确保总工作量与每个患者在工作和家中的状况与精力水平相匹配。治疗师访问患者的工作场所，分析和评估补偿策略和工作场所调整的需要。相关的补偿策略因患者而异，取决于患者的障碍和可利用资源。

八、脊髓损伤患者职业康复案例

患者刘先生，26岁，无明显诱因于2016年11月15日晨起出现背部不适，逐渐出现背部剧烈疼痛，呈进行性加重，继而出现双下肢麻木无力及小便失禁，就诊于当地医院，予以脊柱MRI检查，提示T_1～T_3水平椎管内髓外脊膜外占位，考虑良性病变，于当日夜间行椎管内血肿清除术。术后双下肢无力未见明显好转，麻木有所缓解。此后于康复医院治疗5月余。主要情况如下：C8不完全性脊髓损伤（AIS B级），坐立位平衡2级，脊髓损伤步行指数17级，Barthel指数评分45分。2017年6月3日为进一步提升工作能力再转入康复医院接受职业康复训练。

患者大专文化，吉林户籍，未婚，父母健在。伤后家人给予照顾及支持，家庭关系良好。患者为公司职员，工作3年余，伤后一直休病假中，属于合同制职工，与单位关系良好。

评估过程中刘先生能主动交谈，尽管双下肢肌力下降，平衡及步行能力下降，小便控制较差，需要使用尿不湿。尽管在行动方面有限制，且在小便管理方面有不便之处，但患者能接受患病的事实。自我评价正面，情绪稳定，伤残适应良好。刘先生计划出院后返回原岗位工作，但担心无法胜任工作岗位，因为步行不稳，所以期望改善步行能力。

（一）工作分析

个案损伤前在某事业单位工作，每天工作时间8小时，每星期工作5天，持续工作7天后休息1天。日常主要任务是操作电脑，整理文件。对应身体要求为坐姿耐力、上下1～2层楼梯。

（二）功能性能力评估

平衡能力：单脚站立L/R为16秒/17秒（正常大于30秒）；体能耐力：可无辅助维持椅坐位30分钟，坐姿耐力正常下降；感觉：左上肢、躯干及双下肢痛温觉明显减退。

（三）职业康复目标

基础功能锻炼，进一步提高坐立位平衡、步行及转移能力，早期与单位取得联系，协商个案出院后可能从事的工作岗位，协助个案重返原公司工作。

（四）个案参与工作强化训练

①肌力及平衡训练：利用运动控制系统、三维平衡训练系统、平衡球等进行躯干肌群、立位平衡、

步行能力等的训练，30 分钟/次，2 次/天，5 天/周；②工作模拟训练：使用计算机模拟训练，从每次 30 分钟开始，逐渐延长时间，2 次/天，5 天/周。

经过 8 周的工作强化训练，根据职业能力评定结果，个案目前身体功能符合原工作岗位任务要求，建议个案出院后返回原公司原工作岗位。3 个月后随访，个案表示已返回原公司工作，根据公司安排重返原工作岗位，但是减少了个案在办公楼内活动的工作，主要负责计算机前操作；6 个月再次跟进，个案已在该岗位持续工作，并基本适应工作节奏，每月获得劳动所得，较好地维持了生活，且家庭关系良好，对目前生活较满意。

（张丽华）

第五节 颅脑损伤的职业康复

颅脑损伤是一种常见的多发病。据世界各国不同时期的统计显示，其发病率均居于创伤的首位，占全身各部位创伤的 9%～21%。近年来，颅脑损伤已成为发达国家青少年伤病致死的首位原因。随着国民经济和交通的迅速发展，我国颅脑损伤的发生率、致残率和死亡率也逐年增加。颅脑损伤（traumatic brain injury，TBI）可能影响日常生活的各个方面，包括工作能力。TBI 患者的失业率较高，对于没有接受专门康复或干预措施的颅脑损伤患者，失业率甚至更高（60%～90%）。他们在受伤后工作经常面临严重问题。约 60%的颅脑损伤患者无法重返工作岗位，约 35%的颅脑损伤患者只能从事兼职工作。由于受伤所产生的相应后果，对于颅脑损伤的个人来说，重返工作岗位面临挑战。即使是轻度颅脑损伤患者也可能在就业和社会功能方面受到限制。

一、颅脑损伤的原因

交通事故和暴力冲突是头部创伤的首要原因。发达国家致伤原因首要的是暴力冲突，而发展中国家首先是交通事故，其次是暴力冲突、器械袭击。对于特殊的年龄阶段，例如儿童和老年群体的伤因顺位则是交通事故、坠落伤、自行摔倒、暴力虐待、冲突斗殴等。

二、颅脑损伤的方式

一般有两种：一种是暴力直接作用于头部引起的损伤，称为直接损伤；另一种是暴力作用于身体其他部位，然后传导至头部所造成的的损伤，称为间接损伤。

三、颅脑损伤的功能障碍特点

（一）运动功能障碍

颅脑损伤的患者运动功能障碍表现可以是多方面的，如肌力的减弱、关节活动度受限、耐力的降低、共济失调、姿势不良、异常运动模式、运动整合能力丧失等。

（二）感知觉障碍

感知觉是一种人们了解外界事物的活动，即知识的获得、组织和应用。感知觉可分为视觉、躯体觉、运动觉和语言觉。感知觉障碍多发生于右侧大脑半球受损时。患者常表现为以下特征：不能独立完成简单的任务；主动和全部完成某项任务很困难；从一项任务转到另一项任务很困难；对于完成任务的必要目标不能很好地加以辨认等。

（三）认知障碍

颅脑损伤常可造成患者认知功能障碍，最常见的功能障碍包括注意力降低，记忆减退，动作开始、终止能力受损，安全感降低和判断能力受损，反应迟钝，执行功能困难和抽象思维能力障碍。

（四）性格、情绪和器质性精神障碍

①性格障碍：在颅脑损伤患者的恢复期较为常见。②情绪障碍：常表现为沮丧、情绪不稳定、焦虑、抑郁、淡漠、神经过敏等。在患者可能真诚地接受现实，改变个性、技能和生活方式，并且开始重新建立新生活之前，一般要用几年时间。③精神症状：主要表现为谵妄、妄想和幻觉、遗忘及痴呆。

（五）脑神经损伤

颅脑损伤的患者经常造成第Ⅰ、Ⅱ、Ⅲ、Ⅵ、Ⅶ、Ⅷ脑神经损伤，并造成相应的功能障碍。

（六）社会心理障碍

研究发现，患者在受伤一年或多年后，最影响

患者重新获得满意生活质量的因素是社会心理的损害。当其他损害不再进展时，患者和家属的社会心理观念，甚至比其他方面的障碍给患者造成的影响更大。通常包括以下三方面。

1. 自我观念　自我观念是人对自身内在的印象，包括个人的身体印象，个人的力量和限制，个人在家庭中、在周围人群和社区中的位置等。颅脑损伤患者最困难的社会心理后遗症是患者自我观念的转变。

2. 独立生活状况　由于颅脑损伤造成患者的肢体、认知、社会心理等方面的后遗症，许多患者发现他们需要他人的帮助来安排自己的生活，或者需要同父母生活在一起。独立生活能力的丧失进一步加强了其依赖感和个人控制能力的下降。由于患者生活角色的缺失，他们常常感到精疲力竭，不能重新融入社会。

3. 社会角色　自我观念的获得，很大程度上取决于患者在家庭、周围人群和社区中所扮演的社会角色。日常生活角色的缺失，常使患者不能重建新的生活，而工作角色的缺失往往与支持能力不足、情感依靠及自控能力缺乏关系密切。

四、职业康复目标设定

职业康复干预的第一步是为患者设定目标。典型的目标可能包括增加对颅脑损伤的不同方面及其影响的深入了解，处理引起疲劳的因素，结合积极的日常生活来提高一天的能量水平，并优先安排理想的活动，以及如何处理认知困难，监控自己的进度，并反思已实现的能力。在整个过程中，治疗师与神经心理学专家合作，不断调整策略以适应每个患者的个体认知和心理状态。

五、重返工作岗位的预测因素

颅脑损伤后重返工作岗位可能会受到多种因素的影响，包括个人因素、损伤相关性因素和环境因素。关于诸如年龄、性别或各种损伤相关因素等特定预后因素的研究结果是不确定的。一些研究表明，较低的教育水平、入院时恶心或呕吐等症状、颅外损伤、伤后早期剧烈疼痛、工作独立性和决策自由度有限可作为延迟重返工作岗位的预测因素；Wäljas 等人的研究表明，年龄、多发性身体损伤、颅内异常和疲劳是延迟重返工作岗位的预测因素；Vikane 等人报告，心理困扰、损伤后的整体功能以及在轻度脑损伤后 2 个月和伤前 1 年内患病为预测因素。

六、颅脑损伤患者职业康复评定

职业评估有 3 个等级。在一级时筛查需要提供的额外服务，采集必要的、相关的信息及根据实际情况确定需要采集的信息。二级已经进入了临床阶段，涉及详细的病例研究、访谈、深入的职业咨询和心理量表测试。它还可能包括转移技能分析。三级是最终的也是复杂程度最高的级别，包括职业评价流程。第三级是第二级的扩展，可能包括其他评定策略，如职业分析、工作实例、基于情景和社区的评估，以及对真实的和模拟的工作表现所进行的观察。

七、颅脑损伤患者职业康复治疗

一旦颅脑损伤患者完成了急性期康复，职业培训目标就很重要。一些全面的康复计划包括了职业前评估和职业培训。在完成一段严格的认知康复期后，职业培训顾问应设计一个职业培训计划，该计划常常包括在康复设施中的工作试验。工作指导员提供日常工作指导，建议雇主尽可能地调整工作，以最大限度地发挥患者功能。支持性工作模式在颅脑损伤患者重回竞争性职业环境中显示最有效。尽可能训练患者的工作技能，因为重返工作岗位毕竟是重返社会的重要体现。

在职业康复中，建议患者从较短的工作时间和最少的任务开始。因此，患者通常一天工作几个小时，每周工作几天，并且从复杂性较低的工作任务开始。颅脑损伤患者重新工作的训练步骤如下。

(1) 对患者进行个别的评估和治疗。

(2) 各种各样技能方法的集体治疗：包括集体的相互作用和人际交往技能的训练、功能的再训练、互相讨论和有效地交流，以及对家人的教育。

(3) 就业前评估：评估患者特殊的工作技能，可用构造性作业、数据核对等进行评估。分析患者的行为，以评估其注意、记忆、组织和计划能力，以及身体的能力。

(4) 参加治疗性工作组：从扮演患者的角色向工作者的角色转变。不同形式的工作作业都可应用，强调发展就业前和预备性工作技能，不进行特定职业训练。

(5) 在医院内安置工作：可在各种各样的科室，通过修改结构和所需的监督量以适应患者的需要，或修改作业。

(6) 在社区中进行有监督的工作安置。

(7) 工作安置：竞争性或非竞争性的职业，给予职业咨询，在实际工作中进行评定。

(8) 跟踪观察患者的状态和进展。

八、颅脑损伤患者职业康复案例

患者屈先生，47 岁，主因“外伤后昏迷半个月”入院。患者于 2016 年 4 月 25 日工作时不慎跌入 2 米深沟，伤及头部，当即昏迷，呼之不应，由急救车送入某急救中心重症监护室，以“右侧硬膜下血肿”收入 ICU，行右侧额颞顶开颅硬膜下血肿清除术、右额颞顶开颅去骨瓣减压术。术后转至康复医院行系统的医疗康复 4 月余，生命体征平稳，言语表达清晰，语速较慢，空间、地点定向力、记忆力不同程度受损；四肢肌力Ⅳ级，双手灵活性较低，坐位平衡 3 级，立位平衡 2 级，日常生活基本自理。9 月 12 日为进一步提升工作能力再次转入康复医院接受职业康复训练。

患者大学本科文化，已婚，有一 20 岁女儿，大学在读。伤后家人给予照顾及支持，家庭关系良好。屈先生属省直工伤，工伤认定书已下达。伤后单位按照规定支付相应的工资待遇，屈先生无异议。屈先生入职事业单位，从事外联工作 22 年，属于编制员工，与单位关系良好。

评估过程中屈先生交流态度好，语速较慢，谈话中有停顿，但情绪稳定，伤残适应良好。屈先生计划出院后返回原单位工作，但由于语言、记忆等方面不同程度受损，立位平衡下降，无法再从事野外工作，需要调整工作。

（一）工作分析

个案伤前从事外联工作，每天工作 8 小时，每周工作 5 天。主要工作任务：①洽谈业务：需要经常与业务单位相关人员交谈，这需要良好的语言能力、记忆力，以及缜密的思维能力；②书写文件：需要熟练使用办公软件；③经常出差：需要良好的步行能力。

（二）功能性能力评估

①个案伤前右利手，目前为实用手 B；②语言表达欠流畅，复述较好，对口语和文字语言理解均较好；③能正确完成书面书写，但速度较慢；④立位平衡 2 级，室外复杂环境步行困难。

（三）个案参与工作强化训练

1. 电脑培训　①打字训练：个案在训练前每分钟打 5～6 字，经训练后速度提高到每分钟 20 字；②办公软件 Word、Excel、PowerPoint 等的应用训练；③认知训练。

2. 手工技能培训　雕刻、绘画等技术的培训，提高个案手眼协调能力，增强个案的治疗乐趣，也为个案回归社会和家庭奠定良好的基础。

3. 便利店店员培训　通过收银等模拟训练，个案基本掌握了收银机页面的按键操作，然后安排个案参与就业潜能发展中心的实体便利店店员培训，在便利店内进行日常理货、收银等训练，通过与顾客的沟通，不仅提高了个案在真实环境中的工作能力，而且很好地训练了其计算、记忆等能力，最主要的是在真实的工作环境中加强了个案沟通交流能力训练，提高了复工信心。

4. 工作行为教育　康复治疗师严格要求个案在训练期间如上班一样守时，遵守训练室、便利店制度；督促个案主动与他人沟通交流，改善其沟通交流能力；训练完成后与个案总结当天训练情况，纠正不良工作行为。通过行为教育，个案与病友间关系融洽，碰到一起训练的病友会主动打招呼，与康复治疗师相互问好，为逐步适应回归社会后的工作环境打下良好基础。

经过 3 个月的工作强化训练，根据职业能力评定结果，个案可返回原单位工作，根据单位安排调整至较轻松的文员工作岗位，主要负责收发文件；6 个月再次跟进，个案已在该岗位持续工作，并基本适应工作节奏，每月获得劳动所得，较好地维持了生活，且家庭关系良好，对目前生活较满意。

（张丽华）

参考文献

[1] 陈孝平,汪建平.外科学.8版.北京:人民卫生出版社,2013.

[2] 窦祖林.作业治疗学.3版.北京:人民卫生出版社,2018.

[3] 王澍寰.手外科学.2版.北京:人民卫生出版社,1999.

[4] 朱平.职业康复学.北京:华夏出版社,2013.

[5] 徐艳文,罗筱媛,卢讯文,等.林氏就业准备量表在工伤职业康复中的信度和效度的研究.中国康复理论与实践,2014,(20)6:592-596.

[6] 梁卡.工伤职业康复服务效果研究:文献回顾.知识经济,2013,12(23):9-10.

[7] 李蓬东.骨折的康复.现代职业安全,2011,7:112-113.

[8] 易传军,李忠哲,田光磊,等.急诊手外伤的流行病学调查.中华手外科杂志,2011,27(3):149-152.

[9] 王志军,黄文柱,严文.职业训练模式在手外伤康复治疗的应用.中国伤残医学,2018,(26)2:14-15.

[10] 钟巍,卢讯文.浅谈功能性能力评估(FCE)在职业康复中的应用.按摩与康复医学,2016,(7)1:21-22.

[11] 李奎成,曹海燕,刘晓艳,等.作业治疗对605例烧伤患者的疗效分析.康复学报,2017,27(2):22-27.

[12] 中华医学会烧伤外科学分会,中国医师协会烧伤科医师分会.烧伤康复治疗指南(2013版).中华烧伤杂志,2013,29(6):497-504.

[13] 程文凤,申传安,赵东旭,等.我国烧伤流行病学研究文献计量学分析.中华烧伤杂志,2017,33(4):233-237.

[14] ESSELMAN P C, ASKAY S W, CARROUGHER G J, et al. Barriers to return to work after burn injuries. Archives of Physical Medicine and Rehabilitation, 2007, 88(12 sup): S50-S56.

[15] BRYCH S B, ENGRAV L H, RIVARA F P, et al. Time off work and return to work rates after burns: systematic review of the literature and a large two-center series. Journal of Burn Care Research, 2001, 22(6): 401-405.

[16] ANGELA C S. Capillaroscopy and the measurement of capillary pressure. Br J Clin Pharmacol, 2000, 50(6): 501-513.

[17] MARSHALL C D, HU M S, LEAVITT T, et al. Cutaneous Scarring: Basic Science, Current Treatments, and Future Directions. Advances in wound care. 2018, 7(2): 29-45.

[18] KARIMI H, MOBAYEN M, ALIJANPOUR A. Management of Hypertrophic Burn Scar: A Comparison between the Efficacy of Exercise-Physiotherapy and Pressure Garment-Silicone on Hypertrophic Scar. Asian journal of sports medicine, 2012, 4(1): 70-75.

[19] ELLEN H R, MICHIEL F R, PETER W N, et al. International Comparison of Vocational Rehabilitation for Persons With Spinal Cord Injury: Systems, Practices, and Barriers. Topics in spinal cord injury rehabilitation, 2020, 26(1): 21-35.

[20] JAMES S K, CLARA E D-G, KARLA S R, et al. Employment status, hours working, and gainful earnings after spinal cord injury: relationship with pain, prescription medications for pain, and non-prescription opioid use. Spinal Cord, 2020, 58(3): 275-283.

[21] KRAUSE J S. Employment after spinal cord injury. Arch Phys Med Rehabil, 1992, 73(2):163-169.

[22] 徐艳文,CHOW S L,唐丹.脊髓损伤患者再就业影响因素分析.中国康复理论与实践,2010,16(7):678-682.

[23] 方露,谢财忠,王红星,等.脊髓损伤后痉挛的机制及其治疗研究进展.中国康复医学杂志,2020,35(1):112-118.

[24] 冯振奋,周宾宾,魏卫兵,等.脊髓损伤后疼痛治疗的研究进展.中国康复理论与实践,2019,25(6):652-656.

[25] FRANCESCHINI M, PAGLIACCI M C, RUSSO T, et al. Occurrence and predictors of employment after traumatic spinal cord injury: the GISEM Study. Spinal Cord, 2012, 50(3): 238-242.

[26] FADYL J K, MCPHERSON K M. Approaches to vocational rehabilitation after traumatic brain injury: a review of the evidence. J Head Trauma Rehabil, 2009, 24(3): 195-212.

[27] DILLAHUNT A C, JORGENSEN S T, EHLKE

S, et al. Disability adjustment and vocational guidance counseling for individuals with traumatic brain injury. Journal of Applied Rehabilitation Counseling, 2015, 46(1): 3-13.

[28] DILLAHUNT A C, JORGENSEN S T, HANSON A, et al. Exploring Vocational Evaluation Practices following Traumatic Brain Injury. Behav Neurol. 2015, doi: 10.1155/2015/924027.

[29] 胡梅,胡晓静,吴朝晖,等. 提高轻度颅脑损伤患者社会支持对改善其生活质量的可行性分析. 中华全科医学,2020,18(1):139-141.

[30] DORNONVILLE de la COUR F L, RASMUSSEN M A, FOGED E M, et al. Vocational Rehabilitation in Mild Traumatic Brain Injury: Supporting Return to Work and Daily Life Functioning. Front Neurol, 2019, 10(2): 103.

[31] SHAWN M, MARK B, SCOTT M, et al. Updated clinical practice guidelines for concussion/mild traumatic brain injury and persistent symptoms [J]. Brain Inj, 2015, 29(6): 688-700.

[32] ALICE T, VARSHA P, TONY D, et al. Persistent problems 1 year after mild traumatic brain injury: a longitudinal population study in New Zealand. Br J Gen Pract, 2016, 66(642): e16-e23.

[33] 冯兰芳. 个体化工伤职业康复措施探析:1 例颅脑损伤个案的职业康复体会. 按摩与康复医学,2016,7(23):1-3.

第九章 常见职业病的职业康复

第一节 尘肺病的职业康复

一、尘肺病概述

（一）定义

根据尘肺病诊断标准，尘肺病的定义为："尘肺病(pneumocniosis)是由于在职业活动中长期吸入生产性粉尘并在肺内潴留而引起的以肺组织弥漫性纤维化为主的全身性疾病。"主要是吸入无机矿物性粉尘后肺组织出现的一系列病理反应的结果。这一系列病理反应包括巨噬细胞性肺泡炎、尘细胞性肉芽肿和粉尘致肺组织纤维化。尘肺作为目前我国主要的职业病，和劳动保险等密切相关。因此，尘肺病诊断必须根据我国颁布的职业病危害因素分类目录和职业病目录，按照尘肺病诊断标准进行。我国职业病目录中规定了12种尘肺病的具体病名，即矽肺、煤工尘肺、石墨尘肺、炭黑尘肺、石棉肺、滑石尘肺、水泥尘肺、云母尘肺、陶工尘肺、铝尘肺、电焊工尘肺、铸工尘肺。

（二）尘肺病的发病机制及基本病理改变

尘肺病患者的肺组织内粉尘的大量蓄积引起肺组织的损伤，其表现不论吸入粉尘的理化特性或生物活性如何，一般基本病变是相似的，主要表现为巨噬细胞性肺泡炎、尘细胞肉芽肿和粉尘致肺组织纤维化。

1. 巨噬细胞性肺泡炎

外源性的刺激物如粉尘、化学物或生物激惹物、致敏原等，首先引起的是巨噬细胞性肺泡炎。表现为肺泡内大量中性多形核白细胞为主要成分的炎性渗出物，肺泡内巨噬细胞增多伴有少量中性多形核白细胞和巨噬细胞、脱落的上皮细胞、脂类及蛋白成分的肺泡炎。

2. 尘细胞性肉芽肿(或结节)

粉尘和含尘巨噬细胞(尘细胞)可在肺组织内聚集形成粉尘灶即尘斑或尘细胞肉芽肿或结节。

3. 粉尘致肺组织纤维化

当肺泡结构受到严重破坏，不能完全修复时，则为胶原纤维所取代而形成以结节为主的结节性肺纤维化或为弥漫性肺纤维化或两者兼有之。

（三）尘肺病的临床表现

1. 症状

尘肺病患者的临床表现主要是以呼吸系统症状为主的咳嗽、咳痰、胸痛、呼吸困难四大症状，此外尚有喘息、咯血及某些全身症状。

(1) 咳嗽：咳嗽是尘肺病患者最常见的症状。早期多不明显，但随着病程的进展，患者多合并慢性支气管炎，晚期患者常易合并肺部感染，使咳嗽、咳痰明显加重。

(2) 咳痰：咳痰是尘肺病患者常见症状，即使在咳嗽很少的情况下，患者也会有咳痰，主要是由于呼吸系统对粉尘的清除导致分泌物增加所致。

(3) 胸痛：胸痛是尘肺病患者常见的主诉症状，早、晚期患者均可有胸痛，其中以矽肺和石棉肺患者更多见。胸痛的部位不一且常有变化，多为局限性；疼痛性质多不严重，一般主诉为隐痛，亦有描述为胀痛、针刺样痛等。

(4) 呼吸困难：呼吸困难是尘肺病的固有症状，且和病情的严重程度相关。随着肺组织纤维化程度的加重，有效呼吸面积的减少，通气/血流比例的失调，缺氧导致呼吸困难逐渐加重。

(5) 咯血：较为少见，可能由于上呼吸道长期慢性炎症引起黏膜血管损伤；也可能由于大块状纤维化病灶的溶解破裂损及血管而致大咯血，尘肺合并肺结核是咯血的主要原因，且咯血时间较长，量也会较多。

2. 体征

早期尘肺病患者并无体征，随着病变的进展及合并症的出现，则可有不同的体征。听诊发现有呼吸音改变是常见的，叩诊时在胸部相应的病变部位呈浊音甚至实变音，听诊则语音变低，局部语颤可增强。晚期患者检查可见桶状胸，肋间隙变宽，叩诊胸部呈鼓音，呼吸音变低，语音减弱。合并肺心病心衰者可见心衰的各种临床表现，缺氧、发绀、颈静脉怒张、下肢水肿、肝脏肿大。

3. 实验室检查

(1) 常规检查：尘肺病患者顽固的呼吸道或肺内感染可能需要痰液的细菌学培养。此外，痰液的结核菌检查对是否合并结核及治疗具有重要意义。

(2) 肺功能检查：肺功能检查是肺部疾病的常规检查，不同类型的肺功能损害可能具有不同的临床意义，如单纯尘肺肺功能损害可能以限制性通气功能障碍。石棉肺多为限制性通气功能障碍。肺功能残气量的增加则是肺气肿指征之一。血气分析则是合并呼吸衰竭或肺心病心衰临床急救治疗必需的检查项目。

(四) 尘肺病并发症

尘肺病并发症对尘肺病患者的诊断和鉴别诊断、治疗、病程进展及预后都产生重要的影响，也是患者常见的直接死因。

1. 呼吸系统感染

肺内感染是尘肺病患者最常见的并发症。感染的病原微生物可以是细菌、病毒、支原体、真菌等。

临床表现为咳嗽、咳痰增多，痰可呈黄色脓性，也可是白色黏稠痰，呼吸困难加重。伴有发热、无力、食欲不振等全身症状。听诊可在局部闻及干湿啰音，多在背部肺底部，有时可闻及痰鸣音。实验室检查可见白细胞增加，中性白细胞比例升高。

2. 气胸

肺组织纤维化使肺通气/血流比例失调，导致纤维化部位通气下降，而纤维化周边部位则代偿性充气过度造成泡性气肿，发生在肺脏层胸膜下的肺大泡破裂致气体进入胸腔是发生气胸的主要原因。用力咳嗽、咳痰；用力憋气，如负重、便秘等可使肺内压升高，使肺大泡破裂出现气胸。

(1) 临床表现：胸闷、胸痛、呼吸困难，严重患者有窒息感。伴有胸腔出血时可有休克的表现，面色苍白、四肢阴冷，冷汗淋漓甚至血压下降。

体检患侧胸廓饱满，呼吸运动减弱，叩诊患侧呈鼓音，左侧气胸时心中浊音界缩小甚至消失，右侧气胸时肝浊音界下降。

(2) X 线检查：可见积气的胸腔透亮度增加，肺纹理消失，肺脏被压缩，和积气的胸腔之间可见线状的脏层胸膜。

尘肺病患者突然出现典型的气胸症状、体征，临床诊断并不困难，及时进行 X 线检查则可明确诊断，并确定肺脏被压缩的程度。

3. 慢性肺源性心脏病

心功能分为代偿期和失代偿期(心力衰竭)。

(1) 代偿期：患者以原发病的临床表现为主。体征主要表现是肺动脉第二音亢进和上腹部剑突下见比较明显的心脏搏动。心电图检查可见肢体导联低电压和右心肥大改变。

(2) 失代偿期：表现呼吸困难加重、心悸、发绀；颈静脉怒张、肝脏肿大和压痛、下肢水肿、少尿等；心率增快，剑突下闻及收缩期吹风样杂音或心前区奔马律。心功能衰竭同时发生呼吸衰竭，加重呼吸困难和缺氧的表现，出现严重的二氧化碳潴留导致高碳酸血症和呼吸性酸中毒；累及神经系统时出现头痛、烦躁不安、语言障碍，以致嗜睡和昏迷，发生肺性脑病。

4. 呼吸衰竭

尘肺病并发呼吸衰竭是尘肺病患者晚期常见的结局。临床表现为缺氧和二氧化碳潴留。

(1) 缺氧：呼吸困难是缺氧的主要症状。在呼吸衰竭代偿期，患者有轻度呼吸困难，活动较多或轻体力活动时感觉气短、呼吸费力、胸闷等，休息后可得到缓解。在失代偿期，呼吸困难加重，早期表现呼吸频率加快，呼吸表浅，随缺氧的加重和时间延长，呼吸变深，频率变慢；严重时出现呼吸窘迫甚至潮式呼吸，患者出现烦躁不安、神志恍惚、谵妄、昏迷。

（2）二氧化碳潴留：早期表现为头胀、头疼，继之表现为烦躁不安、兴奋、失眠、幻觉、神志恍然及精神症状，最后出现神志淡漠、昏迷，即肺性脑病。

二、尘肺病的预防与治疗

尘肺病是完全可预防的疾病。

（一）尘肺病的预防

尘肺病是病因明确的外源性疾病，是人类生产活动带来的疾病，一级预防是根本预防策略；同时做好二级预防和三级预防。

（1）控制尘源、防尘降尘。

（2）开展健康监护和医学筛检。

（3）做好三级预防，延长患者寿命，提高生活质量。

（二）尘肺病的治疗

1. 抗纤维化治疗

抗纤维化药物种类：克矽平、磷酸哌喹、汉防己甲素等。

2. 大容量肺灌洗治疗

大容量肺灌洗治疗具有清除呼吸道和肺泡中滞留的物质、缓解气道阻塞、改善呼吸功能、控制感染等作用。

注意事项：大容量肺灌洗是风险性较高的操作技术，特别要求麻醉技术，要有一定的条件和有经验的医师，在严格掌握适应证的情况下进行。

（三）综合治疗

1. 治疗原则

尘肺是慢性病，治疗原则是预防并积极治疗并发症，延缓病情进展，减轻患者痛苦，延长患者寿命，提高生活质量。达到这些目的，临床上应以综合治疗为主。

2. 保健治疗

（1）加强尘肺病患者健康管理。及时脱离矽尘作业，适当安排好工作或休养。定期复查随访，及时发现并积极治疗并发症。

（2）开展健身疗法。进行防病治病及养病知识宣传，进行适当的体育活动，加强营养，提高身体抵抗力。

（3）良好的生活习惯，不吸烟，预防感冒和肺部感染。

3. 临床治疗

（1）对症治疗：主要是止咳化痰，预防感冒。

（2）支持疗法：可用中药增强机体抵抗力，如黄芪、党参、白术、砂仁、地黄、薏苡仁、知母、麦冬、玉竹、天冬等。

（3）抗感染：慢性支气管炎合并感染及肺部感染时及时应用抗生素控制感染。

（4）积极治疗并发症。

（5）延缓尘肺病变的治疗：如汉防己甲素、磷酸哌喹、羟基磷酸哌喹、柠檬酸铝、克矽平、中草药等。

三、尘肺病的康复治疗

尘肺病的康复治疗是综合治疗的重要内容。通过康复治疗，可以增强患者机体的抵抗力，预防或减少并发症的发生，减轻症状，改善肺功能，提高生命质量。延长寿命。

肺康复是在对尘肺病患者的病情进行全面评估的基础上，以维护改善和提高肺功能为目标而进行的综合干预措施，主要包括以下几个方面。

（一）健康教育

开展尘肺病基础知识和相关健康知识教育，让患者正确认识疾病，了解肺康复对保护健康和提高生活质量，参与社会活动的获益性，从而使尘肺病患者坚持康复训练，增强依从性。包括控烟教育、合理营养与平衡饮食、适当体育锻炼、卫生习惯教育等。

（二）呼吸训练

呼吸训练是通过各种控制性呼吸技术来改善患者的异常呼吸模式，改善通气，提高咳嗽效率，改善呼吸肌的肌力、耐力、协调性，保持或改善胸廓活动度，促进放松，增强呼吸功能。呼吸训练方法有腹式呼吸、缩唇呼吸、呼吸肌训练等。其中常用的呼吸肌训练有膈肌阻力训练、吸气阻力训练、呼气阻力训练。

（三）运动训练

运动训练是肺康复的核心，进行运动训练时要遵从以下原则：①个体化原则；②整体化原则；③循序渐进原则；④持之以恒原则。进行运动训练的要注意适应证、禁忌证。

（四）营养支持

营养不良患者容易合并感染，以及影响运动能力，加重病情。饮食原则为营养全面，进食清淡易于消化吸收，饮食成分包括优质蛋白质、维生素、清肺润肺食物和增强免疫力的食物等。

（五）氧疗

氧疗能有效缓解呼吸困难，延缓疾病进展，提高日常生活自理能力，减少对医院的依赖，氧疗指征：①尘肺病患者静息呼吸时 $PO_2 \leqslant 55$ mmHg，或血氧饱和度＜88%，伴或不伴高碳酸血症；② PO_2 在 55～60 mmHg，伴有肺动脉高压、慢性肺源性心脏病、充血性心力衰竭或继发性红细胞增多症的患者。

四、尘肺病的职业康复

根据《中华人民共和国尘肺病防治条例》（1987 年 12 月 3 日国务院发布）第四章健康管理第二十一条："各企业、事业单位对已确诊为尘肺病的职工必须调离粉尘作业岗位，并给予治疗或疗养。"

尘肺病患者有心血管功能障碍和呼吸功能障碍，表现为疲劳、呼吸困难和耐力下降，劳动能力下降，影响患者生活、工作，也影响患者就业的选择。

（一）职业康复的目标

职业康复目标：对尘肺患者分析躯体状态、工作动机、工作行为，帮助其了解职业康复的特点，制订职业康复训练项目及长期工作发展目标。

职业康复的介入能让患者更好地参与家庭与社会活动，获得尊重及一定报酬，更好地提高生活质量。

（二）尘肺病患者职业能力评估

1. 职业问卷调查

了解患者的相关信息，包括患者的一般个人资料、工作经历及技能、就业需求、工作限制等。

2. 职业能力评估

（1）了解患者患病前的工作环境、工作任务、工作流程等，便于了解患者的工作实际情况。

（2）躯体功能评价：患者肌力评价、柔韧性评价、肢体形态、步行能力、疼痛、肺功能等。

（3）心理：抑郁自评、焦虑自评、成人智残评价等情况。

通过评价了解患者一般情况：姓名、年龄、性别、临床诊断、当前身体功能状况、工作或活动受限情况等。了解患者工作需求、工作行为表现、辅助检查等内容。发现影响患者工作的躯体、心理因素，制订适合患者期望、身体功能状态、等职业康复计划、就业目标。

评价注意事项：①尘肺病患者常合并肺部感染、气胸、肺心病、心衰等并发症，要详细了解患者的身体功能状况，及慢性病情况如高血压病、糖尿病、冠心病、骨质疏松等情况。②评估存在下列情况时要禁止体力的评估：有心衰症状体征、有血流动力不稳等情况。③在评估过程中出现血压升高或降低、心率过快或过慢时立即停止评估。

3. 工作需求分析

根据尘肺病患者身体功能、适应能力、环境条件、教育和性格特征等进行工作分析。可以参考 GULHEMPG 工作分析系统、美国职业分类大典系统。

4. 工作行为评估

尘肺病患者重返工作岗位受多种因素影响，除了身体功能障碍直接影响外，还包括用人单位对患者工作安排、工作环境，尘肺病患者心理状况及经济状况等因素。工作行为评估主要了解患者的工作动机、对工作任务的注意力、自信心、人际关系、心理、压力、对挫折的承受力等。

5. 就业能力评估

通过不同的测量工作，获取尘肺病患者职业兴趣和职业能力等资料，从而指导对工作的选择。

（三）尘肺病患者职业康复训练内容及注意事项

1. 工作重整训练

对有工作需求的重建身体功能的尘肺病患者肌力耐力、柔韧性、呼吸和步行能力提高的训练。

（1）肌力、耐力训练：双上肢灵活运动哑铃、弹力带、方凳等训练，双下肢沙袋、平衡板上接球等训练；腹部加压训练、腹肌仰卧起坐等训练。

（2）柔韧性训练：①自我牵伸训练（楔形垫背背阔胸训练、仰卧位哑铃阔胸训练、弓形压腿训练等）。②被动拉伸训练（辅助拉伸）；体操棒训练（坐位左右侧举训练）。

（3）呼吸训练：①呼吸模式的调整，加强腹式呼吸和缩唇呼吸可以降低呼吸频率，改善血气。吹蜡烛训练可以平衡胸膜腔和支气管腔之间的压力，以防止小支气管塌陷，从而减少气体潴留。②吸气抗阻训练，患者每天训练30分钟，共8～10周。当患者症状有改善时可调节设备，增加难度。

(4) 步行能力训练：跑步机训练、功率自行车训练、爬楼梯训练(有氧训练中注意监测血压、心率)。

(5) 注意事项：①有严重高血压病、心力衰竭症状的患者、严重呼吸功能障碍的患者不宜进行此训练。②根据患者的身体状况和工作需求选择合适的训练活动。治疗过程中注意安全防护，监测心率、血压，观察患者症状。如大汗、面色苍白等情况出现时要停止治疗。③治疗场所通风、安全防护设施齐全，有急救设施。

2. 工作强化训练

通过模拟真实工作活动来加强尘肺病患者的工作能力，从而协助重返工作岗位的训练技术。提高工作能力，以便患者能够按期重返工作岗位。

(1) 设备和用具

运用各种不同的工作样本来模仿患者在日常工作中的实际要求。运用不同的模拟工序如电工或木工模拟实际工作所要求的工序。

(2) 操作方法

1) 根据职业能力评定、工作需求分析及功能性评定结果选择合适的工作强化项目。

2) 按照真实工作要求(体位、姿势、操作方法、活动强度等)进行工作模拟训练，训练过程中进行评定、指导和反馈，必要时提供辅助器具或给予帮助。

3) 注意事项：训练时注意安全防护，治疗过程中监测心率、血压，以保证训练过程安全。训练强度要循序渐进，操作符合实际工作和人体工效学要求。训练环境要求：尽量接近真实环境，治疗场所通风，光线良好，安全防护设施齐全。工作站及工具符合人体工效学要求。训练内容接近实际工作。

3. 工作行为训练

工作行为训练是指集中发展和培养患者在工作中应有的态度及行为所进行的训练。如工作能力、个人仪表、遵守工作纪律、自信心、人际关系等方面的训练。培养良好的工作习惯，建立良好的人际关系。

将工作行为列表项目、各类工作制度和操作规范，对工作中出现的或需要改进的问题进行训练。如压力的处理，与同事、领导相处沟通的技巧等。进行角色扮演或工作现场训练。

(四) 尘肺病患者职业康复重返工作岗位管理及注意事项

尘肺病患者重返工作岗位可以带来收入的增加，改善家庭经济状况，同时工作可以带来患者自我成就的提升，增强自信心，使人际交往有更好的沟通能力。但注意尘肺病患者都有咳嗽、气短、胸闷的体验，工作中也对能否胜任工作有顾虑，对工作环境中粉尘的反应较灵敏。

通过重返工作岗位管理，让重返工作的过程更加高效。

(1) 加强职业安全防护教育，在有粉尘环境中正确佩戴防护用品。

(2) 定期复诊，了解心脏功能、肺功能。评估肌力、耐力，步行能力等能否胜任现工作。

(3) 关注情绪及心理的变化。排解对工作的担忧。减少对新环境的恐惧。

(4) 单位领导重视工作粉尘的危害，定期进行环境监测，加强安全防护教育，了解患者病情，让患者能够适应新环境。

通过重返岗位管理过程，促进尘肺病患者胜任新岗位工作。

(五) 尘肺病患者职业康复工作场所管理及注意事项

确诊的尘肺病患者要调离原岗位，脱离粉尘环境。当患者要重返工作岗位时，职业治疗师或协调员要与单位联系，通过职业能力评估、就业能力评估重新安排可以胜任的工作岗位。

尘肺患者工作场所管理：①工作场所内粉尘达到安全要求，定期进行国家安全检测。做好尘肺安全防护。②工作时间调整，根据患者的身体状态，开始半天工作，对工作操作流程熟悉后逐渐增加至全天工作。③工作场所有休息场所，尘肺病患者有劳累、气短时可以进行休息调整。④职业治疗师进行工作现场评估，是否需要配置辅助工具，如代步车以减少步行。

以上针对工作场所的管理，能让尘肺病患者尽快适应工作环境，更好地完成新环境的工作任务。

五、案例分享

患者纪先生，43 岁，发病前是电厂锅炉工，电厂是燃煤发电，主要是锅炉车间除尘分处，工作 5 年后出现咳嗽、咳痰，气短，入院检查。诊断：煤工尘肺一期。于 2019 年 2 月在呼吸科接受治疗，于 2019 年 9 月为提高工作能力来康复科接受康复训练。

患者高中文化，汉族，已婚，配偶也为电厂职工，儿子 16 岁，高中学生。家庭关系良好，纪先生工伤认定尘肺一期，所在单位属于国家企业，纪先生与单位关系良好。患者经治疗后咳嗽、咳痰明显改善，日常活动后气短明显改善，有强烈的工作欲望，以获得经济报酬，提高生活质量。

（一）职业康复目标

患者原工作为锅炉车间除尘处，诊断尘肺一期后要调离原工作场所。脱离粉尘环境。

（二）工作分析

原有的工作主要是在锅炉车间内进行除尘工作及锅炉设备检修。电厂发电主要是燃煤发电，锅炉车间粉尘较大，每天工作 8 小时，每周工作 5 天。主要工作：①携带榔头、扳手等工具在锅炉车间进行管道检修；②清除锅炉内的灰尘；③需要爬高检修设备。主要身体要求为站姿耐力、步行耐力、下蹲、攀爬及双手操作和灵活性。

（三）职业能力评估

肌力耐力：四肢肌力Ⅴ级，双手活动灵活，躯体柔韧性良好，6 分钟步行试验行走 450 m，分级Ⅳ级，NYHA 分级Ⅰ级。Borg 量表：辛苦。行走时有轻度气短、气喘，爬楼 2 层楼有气短、气喘。患者对原工作岗位有恐惧心理，担心身体不能承受较重的工作。

（四）工作需求

患者原工作岗位的锅炉除尘工作，粉尘大，要调离原岗位。患者对电厂的电气设备检修工作熟悉，工作中有休息时间，目前患者体力、耐力能胜任电气设备检修。与单位领导、家属共同商议后同意调离原工作岗位，从事锅炉车间外的电气机器设备检修，环境中粉尘少，佩戴口罩能够降低污染风险。

（五）工作行为评估

患者性格开朗，能够较好地遵守工厂的各项规章制度，与单位领导及同事相处较好。

（六）就业能力评估

通过各项评估，患者能从事无粉尘环境的电气设备检修工作。

（七）职业康复训练内容

（1）进行上肢哑铃、下肢沙袋的肌力训练，每日 2 次，每次 15 分钟，呼吸体操训练、功率自行车每日 2 次，每日 15 分钟。下蹲、起立、爬楼梯等活动训练每日 1 次，每次 10 分钟。

（2）电气工作站模拟训练：电气开关设备、管道装修工作模拟工作，每日 30 分钟。使用榔头、扳手进行管道检修等工作训练。

（3）与指导小组进行工作行为的训练：与领导及同事的相处沟通技巧。

（4）安全防护教育，在工作中佩戴防尘口罩，减少粉尘的吸入。

（5）参与 3 次安全与健康教育小组活动，及出院前的工作现场岗位协调，讨论重返工作岗位安排。

（董秀明）

第二节 职业性慢性正己烷中毒的职业康复

一、职业性慢性正己烷中毒与康复

（一）职业性慢性正己烷中毒及其原因

正己烷是一种无色或淡黄色液体，作为常用工业溶剂，近年来在电子元器件清洗、手机屏擦拭、皮鞋黏胶等细分行业工序中工人接触机会较多。发病的主要职业因素是作业人群防护不足及作业场所环境密闭，通风条件差，致正己烷被吸入或经皮肤接触进入体内，其最终代谢物为 2,5－己二酮（2,5-HD）。由于 2,5－HD 具有周围神经毒性，能与神经纤维内线粒体的糖酵解酶结合，使其丧失活性，神经纤维能量代谢发生障碍，导致轴索变性、脱髓鞘等。故工作中长期接触正己烷后可引起职业性慢性正己烷中毒(occupational chronic n-hexane poisoning, OCHP),主要表现为多发性周围神经损害(damage of peripheral nervous systems),表现为周围神经远端感觉、运动功能障碍,继续接触则向近端发展,目前尚无特效的治疗药物。正己烷进入体内后神经-肌电图检查表现为神经源性损害,表现为肌肉放松时自发电位增多,轻收缩时时限延长、波幅增高、多相波增多,重收缩时募集减少,运动和感觉神经传导速度减慢、波幅下降、远端潜伏期延长。据报道,近年来,苏州、深圳及其他电子行业密集地区有群发性职业性正己烷中毒事件发生,发病人数5～6例至数十例不等。

我国制定的《职业性慢性正己烷中毒的诊断》GBZ84—2017指出:根据长期接触正己烷的职业史、出现以多发性周围神经损害为主的临床表现,结合实验室检查及作业场所卫生学调查,综合分析,排除其他原因所致类似疾病后,方可诊断职业性慢性正己烷中毒。根据患者症状、肢体感觉障碍、跟腱反射减弱或消失、下肢肌力减弱、神经-肌电图检查结果将中毒分为轻、中、重度三级。

(二)职业性慢性正己烷中毒患者的基础治疗

由于职业性慢性正己烷中毒患者四肢触、痛觉和音叉震动觉减退,肌腱反射减弱或消失,肌力减退,严重者有四肢肌肉萎缩甚至瘫痪,导致患者日常生活能力下降,中重度中毒的患者生活不能自理,部分患者还会出现心理障碍,表现为对疾病的治疗信心不强,情绪焦虑。因此,早期开始并进行充分的康复治疗是提高职业性慢性正己烷中毒患者功能结局的关键。目前针对职业性慢性正己烷中毒的治疗尚无特效药物,国内主要采用营养神经、改善循环、营养支持、使用能量制剂和神经生长因子等药物联合治疗,还有中西药物联合治疗等。目前治疗多局限在药物、针灸、理疗、被动手法推拿等方面。近年来,现代康复理念中的运动治疗、作业治疗/职业康复等措施的介入越来越多,并取得了满意的效果。

(三)职业性慢性正己烷中毒患者的职业康复

作为职业性慢性正己烷中毒康复的重要组成部分,职业康复治疗贯穿职业性慢性正己烷中毒康复治疗全过程,在职业性慢性正己烷中毒康复中发挥着十分重要的作用。

根据ICF模型,通过职业康复的介入,职业性慢性正己烷中毒患者的长期目标是重返有报酬的工作或没有报酬的工作(有自己的角色定位,例如家庭主妇、志愿者工作)。其短期目标是减轻肢体麻木、肌肉紧张及疼痛,改善肌力、耐力,预防小腿三头肌挛缩、足下垂。最终达到改善关节肌肉力量,增强关节灵活性,提高肢体运动能力、协调性,逐步恢复身体转移、行走能力。

职业康复内容及作用包括:①应用矫形器预防足下垂、保持踝关节功能、预防畸形;②通过ADL训练促进职业性慢性正己烷中毒患者生活自理、独立;③通过职业训练促进再就业,使患者平等地参与社会生活;④通过功能性活动治疗改善肢体功能、提高肢体的协调性、改善手的灵活性、改善患者心理状态、促进其重返社会等。

二、职业性慢性正己烷中毒患者的评估

(一)职业性慢性正己烷中毒患者的临床评估

神经-肌电图检查是确诊该职业病的重要手段和依据之一。职业性慢性正己烷中毒患者神经-肌电图表现为神经源性损害,表现为肌肉放松时自发电位增多,轻收缩时时限延长、波幅增高、多相波增多,重收缩时募集减少,运动和感觉神经传导速度减慢、波幅下降、远端潜伏期延长。

(二)职业性慢性正己烷中毒患者的严重程度评估

《职业性慢性正己烷中毒的诊断》GBZ84—2017指出:根据长期接触正己烷的职业史、出现以多发性周围神经损害为主的临床表现,结合实验室检查及作业场所卫生学调查,综合分析,排除其他原因所致类似疾病后,方可诊断职业性慢性正己烷中毒。根据患者症状、肢体感觉障碍、跟腱反射减弱或消失、下肢肌力减弱、神经-肌电图检查结果,将中毒分为轻、中、重度三级(表9-2-1)。

表 9-2-1 职业性慢性正己烷中毒严重程度的评估(轻、中、重度)

分度	症状表现	感觉障碍情况	跟腱反射	运动障碍情况	神经-肌电图表现
轻度	肢体远端麻木、疼痛,下肢沉重感,可伴有手足发凉多汗、食欲减退、体重减轻、头昏、头痛等症状加重	肢体远端出现对称性分布的痛觉、触觉或音叉振动觉障碍	跟腱反射减弱	肢体肌力减弱	神经-肌电图显示有肯定的神经源性损害
中度	在轻度中毒的基础上	在轻度中毒的基础上	跟腱反射消失	下肢肌力Ⅳ级	神经-肌电图显示神经源性损害,并有较多的自发性失神经电位
重度	在中度中毒的基础上	在中度中毒的基础上	跟腱反射消失	下肢肌力Ⅲ级或以下	四肢远端肌肉明显萎缩,并影响运动功能

三、职业性慢性正己烷中毒患者的常见功能障碍

(一)肢体感觉功能障碍

由于职业性慢性正己烷中毒后的周围神经损害,患者可出现双手双足呈“袖套”“袜套”样皮肤麻木、发凉、多汗、刺痛等感觉异常,造成职业性慢性正己烷中毒患者肢体感觉功能障碍。

(二)肢体运动功能障碍

职业性慢性正己烷中毒后的周围神经损害,可致患者上下肢肌肉明显萎缩,肌肉力量减弱,并易出现跟腱挛缩、双足下垂畸形,造成职业性慢性正己烷中毒患者运动功能障碍。运动功能障碍是职业性慢性正己烷中毒后最常见、也是对患者影响最大的障碍,主要表现为关节活动障碍、肌力减弱、平衡协调障碍、步行障碍、手功能障碍等。

(三)日常生活能力障碍

中、重度职业性慢性正己烷中毒患者由于手功能及下肢功能运动障碍,其修饰、洗澡、进食、穿衣、如厕、床椅转移、平地行走及上下楼梯等日常生活活动均存在障碍,不能自理,更不能独立。

(四)心理障碍

由于职业性慢性正己烷中毒患者的受教育程度偏低,对疾病缺乏认识,对疾病的进程了解不足,存在对疾病的恐惧,对治疗效果无法预估而担心自己好不起来等心理问题,故会产生焦虑的情绪,部分患者还会产生自暴自弃、厌世等心理障碍。

(五)社会参与障碍

职业性慢性正己烷中毒后的肢体感觉/运动障碍、生活自理能力障碍、工作能力障碍、家人及社会支持等问题,常常影响患者的社会参与。表现为不合群、不愿意参加社会活动、也不愿外出等。

四、职业性慢性正己烷中毒患者的作业评估

(一)肢体感觉评估

对患者肢体远端的麻木评估,常测量、记录麻木肢体的总长度(cm),对前臂及小腿肌群的酸痛应用视觉模拟评分法(visual analogue score, VAS)进行评估。

(二)肌力评估

常规应用徒手肌肉力量评测法(manual muscle test, MMT)来动态评估患者双侧肘腕关节屈曲以及双侧膝关节伸膝、踝关节背屈运动的肌肉力量,肌力分级见表 9-2-2。近年来,有学者对患者行表面肌电图检查,以肌电信号的振幅,常用积分肌电值(IEMG)、平均肌电值(AEMG)和均方根值(RMS)三种参数来定量地评估患者肢体的张力及肌肉力量,但相关检查方法尚未纳入国家职业性慢性正己烷中毒的诊断标准。

(三)日常生活活动能力评估

采用改良的 Barthel 指数(Modified Barthel Index, MBI)评估,主要包括修饰、洗澡、进食、穿衣、如厕、大/小便控制、床椅转移、平地行走及上下楼梯等 10 项日常生活活动,总分 100 分。分值越高,表示日常生活能力越强。

(四)作业需求评估

采用加拿大作业活动测量表(Canadian Model of Occupational Performance, CMOP)进行评估。

(五)环境与工作能力评估

包括家庭及周围环境、工作环境、工作分析、功

能性能力分析、就业前评估等。

表 9-2-2　徒手肌力 14 级评定表

肌力分级	评定标准
0	无可测知的肌肉收缩
1	可触及或可观察到肌肉有收缩,但无关节运动
1^+	可触及或可观察到肌肉有强力收缩,或去除肢体重力的影响,关节能活动到最大活动范围的 1/2 以下
2^-	去除肢体重力的影响,关节能活动到最大活动范围的 1/2 以上,但不能达最大活动范围
2	去除肢体重力的影响,关节能活动到最大活动范围
2^+	可抗肢体本身重力,关节能活动到最大活动的 1/2 以下
3^-	可抗肢体本身重力,关节能活动到最大活动范围的 1/2 以上,但不能达最大活动范围
3	可抗肢体本身重力,关节能活动到最大活动范围
3^+	可抗轻度阻力,关节能活动到最大活动范围的 1/2 以下
4^-	能抗中度阻力,关节能活动到最大活动范围的 1/2 以上,但不能达最大活动范围
4	能抗中度阻力,关节能活动到最大活动范围
4^+	能抗充分阻力,关节能活动到最大活动范围的 1/2 以下
5^-	能抗充分阻力,关节能活动到最大活动范围的 1/2 以上,但不能达最大活动范围
5	能抗充分阻力,关节能活动到最大活动范围

五、职业性慢性正己烷中毒患者的治疗

(一) 药物治疗

目前针对职业性慢性正己烷中毒的治疗尚无特效药物,国内除普遍采用营养神经、补充维生素 B 族(以维生素 B_1、维生素 B_6、维生素 B_{12} 为主),改善微循环(山莨菪碱类)、扩张周围血管(丹参、地巴唑、盐酸丁咯地尔、桂哌齐特)、营养支持(肌苷、辅酶 A、ATP 能量合剂,葡萄糖注射液、维生素 C 等)药物及理疗等作为基础治疗外,药物联合治疗也越来越多。如钙通道阻滞剂与神经生长因子(nerve growth factor, NGF),自由基清除剂与甲钴胺(维生素 B_{12}),甲钴胺与 654-2(山莨菪碱),血栓素合成酶抑制剂与大量维生素 B 族,鼠神经生长因子(mNGF)与糖皮质激素及中西药物联合治疗等。

(二) 康复治疗

1. 物理因子治疗

(1) 低频脉冲电疗法:可采用低频治疗仪,选择大小适合、将带衬垫的电极通过导线连接低频脉冲电疗仪,正、负极置于目标肌肉的远近端,应用频率为 100 Hz 的低频脉冲电流刺激患者双侧前臂腕屈伸肌群、双侧小腿三头肌 20 分钟/次,1 次/天,每周日休息 1 天。

(2) 中频电疗法:采用电脑中频治疗仪,针对下肢功能受限或障碍采用频率为 2～8 kHz 的中频脉冲电流刺激患者双侧股四头肌、腘绳肌、胫前肌及小腿三头肌 20 分钟/次,1 次/天,每周日休息 1 天。

(3) 电针治疗:取穴:下肢取居髎、曲泉、阴包、足三里、丰隆、悬钟、太冲等穴位。操作方法:患者取仰卧位,常规消毒上述穴位,选用一次性使用针灸毫针快速刺入皮下,穴位除太冲直刺进针 20～30 mm,余居髎、曲泉、阴包、足三里、丰隆、悬钟均直刺进针 30～50 mm。针刺得气后行捻转补法。采用电针仪,选择疏波(2 Hz)与密波(100 Hz)间歇接于针柄进行电针治疗,输出强度以患者能够耐受的神经支配肌肉发生明显收缩为限。留针 30 min,1 次/天,每周日休息 1 天。

2. 物理治疗

(1) 手法拉伸:治疗师通过徒手或利用沙袋、拉伸带、拉伸支架、滑轮等装置对患者下肢关节施加作用力,以拉伸关节附近肌肉和其他软组织(包括皮肤、韧带和关节囊等),从而达到放松紧张肌群、保持关节灵活性、扩大关节活动范围、促进关节本体感觉恢复的目的。每次 20 min,1 次/天,每周日休息 1 天。

(2) 推拿疗法:推拿疗法是以中医基本理论为指导,以各种手法为主,从体表施治或借助一定的器具,刺激患者体表的经络、穴位或特定部位,加以特定的肢体活动,从而达到防治、治疗疾病的一种治疗方法。对 OCHP 患者双下肢的膀胱经、胃经及脾经等经络,居髎、曲泉、阴包、足三里、丰隆、悬钟、太冲等穴位,及常见肌肉(股四头肌、胫前肌及小腿三头肌)的扳机点进行推拿治疗,每次 30 min,1 次/天,每周日休息 1 天。

(3) 医学训练疗法：医学训练疗法（medical training therapy，MTT）是一种主动运动治疗模式。四肢运动功能受限或障碍是 OCHP 患者最主要的临床表现之一。针对患者下肢运动功能受限的特点，制订相应的 MTT 处方：重度患者早中期及中度患者早期、加重期，躯干核心力量及上下肢力量均不足，站立、行走不稳。对此类患者（下称 A 类患者）MTT 主要训练躯干核心及下肢肌肉力量（包括髋关节屈伸、外展内收、外旋内旋肌群，膝、踝、跖趾等关节屈伸肌群的力量，特别是臀中肌的力量），（坐站位）平衡协调能力及下肢本体感觉功能。对于重度患者晚期、中度患者中晚期及轻度患者（下称 B 类患者）下肢已具备连续独立步行条件后除继续加强上述肌群的力量及耐力训练、平衡协调能力及下肢本体感觉训练外，开始结合日常生活需要进行专项活动训练，包括步行（含室内及跑台慢走→快走，倒走，慢跑→快跑）、步态、站（蹲）起、骑自行车、上下楼梯、室外步行等。

1）肌力训练：包括躯干核心力量训练和下肢主要肌群力量训练。躯干核心力量训练：针对 A、B 类患者均训练其腰、腹部躯干核心肌群力量。方法：对 A 类患者采用悬吊训练技术（sling exercise training，SET），利用 SET 可减重、易化、创造不稳定的环境等特点训练患者的腰腹核心力量，激活其核心区深层内在肌，从而提高躯干稳定性。仰卧位、俯卧位和侧卧位维持＋分腿分组练习，根据患者能力逐渐增加组数，一般各体位维持＋分腿 5～8 组，组间休息 1 min，约 20 min/次，隔日 1 次，3 次/周。针对 B 类患者采用普通或 SET 下仰卧位桥式运动、俯卧位四点支撑和侧卧位支撑练习，根据能力提升状况决定是否减少支撑面积/增加分腿动作/增加训练组数；一般练习 5～8 组，组间休息 1 min，约 20 min/次，隔日 1 次，3 次/周。下肢关节主要肌群力量训练：针对 A、B 类患者训练训练其下肢髋关节屈伸、外展内收及内外旋肌群，膝、踝、跖趾关节屈伸肌群。方法：对 A 类患者主要采用配合呼吸的等长肌力训练和徒手肌力训练，每一运动重复 8～10 次为 1 组，间隔休息 30 s～60 s，逐渐增加训练组数，一般最多增加至 5～8 组/日，隔日 1 次，3 次/周（与上述躯干部核心训练间隔）。对 B 类患者主要采用配合呼吸的徒手肌力训练和等张器械训练（包括哑铃、Thera－Band 弹力带、Wall station 弹力绳拉力器训练等），每一运动重复 8～10 次为 1 组，间隔休息 30 s，5～8 组/天，隔日 1 次，3 次/周（与上述躯干核心训练间隔）。

2）平衡能力训练：分无器械平衡训练及结合器械平衡训练两种方式。具体方法：对 A 类无站立平衡能力患者主要训练其坐位平衡能力，采取徒手平衡训练及结合手持木棒、抛接球类简易器械等方式，每一运动重复 8～10 次为 1 组，期间根据患者疲劳程度适当间隔休息，时间一般为 30 s～60 s，逐渐增加训练组数，一般最多增加至 5～8 组/日，训练时间共约 20 min，隔日 1 次，3 次/周。对 A 类及 B 类有站立平衡能力，但未达到Ⅲ级患者主要训练其站立平衡能力，采取双腿站立位后进展至单腿站立位徒手平衡训练或结合手持木棒、抛接球类、踩踏板、平衡软垫或平衡板等简易器械的方式，每一运动重复 8～10 次为 1 组，间隔休息 30 s，逐渐增加训练组数，一般最多增加至 5～8 组/天，隔日 1 次，3 次/周。对站立平衡能力达到Ⅲ级的患者主要训练提升其站立平衡能力。采取双腿站立位后进展至单腿站立位平衡训练仪训练的方式，每次 20 min，隔日 1 次，3 次/周。

3）协调能力与本体感觉训练：是利用肢体的感觉系统及利用视觉、听觉和触觉来促进随意运动控制能力，恢复运动能力达到平稳、准确、高效目标的训练方法。遵循由卧位开始，待熟练后再在坐位、站立位、步行中进行训练；由简单的单侧动作开始，逐步过渡到比较复杂的动作（复杂的动作包括双侧上肢或下肢同时动作、上下肢同时动作、上下肢交替动作、双侧肢体做互不相关的动作等）；由上肢、下肢和头部单一轴心方向的运动，逐渐过渡到多轴心方向的运动；由做大范围、快速的动作，熟练后再做小范围、缓慢动作的训练。下肢协调训练主要采用下肢各方向的运动和各种正确的行走步态训练。先睁眼练习后闭眼训练。双侧程度不等时先从轻侧开始。训练时间共约 20 min，隔日 1 次，3 次/周。间隔休息 1 min。

4）专项活动训练：B 类患者下肢具备连续独立步行条件后需结合日常生活需要进行专项活动

训练，包括步行（含室内及跑台慢走→快走，倒走，慢跑→快跑）、步态、站（蹲）起、骑自行车、上下楼梯、室外步行等，训练时间共约 30 min，隔日 1 次，3 次/周。间隔休息 3 min。

六、职业性慢性正己烷中毒患者的职业康复方法

职业性慢性正己烷中毒后常用的职业康复方法包括健康指导、矫形器的应用、功能性作业活动训练、手及上肢功能训练、ADL 训练、职业训练、社会适应训练、环境改造、辅助器具选择与使用训练等。

（一）健康指导

对职业性慢性正己烷中毒患者的健康指导主要包括疾病知识（职业危害因素、发病机制、临床症状表现、诊断、治疗及愈后等）的宣教、心理健康辅导、预防跌倒的宣教等。

（二）矫形器的应用

选择踝足矫形器以预防足下垂、保持踝关节功能、预防畸形。

（三）功能性作业治疗训练

通过功能性活动治疗改善肢体功能、提高肢体的协调性、改善手的灵活性、改善患者心理状态、促进其重返社会等。

（四）手及上肢功能训练

职业性中、重度慢性正己烷中毒患者早期下肢肌力甚弱，多不能站立，更不能步行，患者出行需扶拐甚至坐轮椅，需要上肢和手来完成。故此阶段加强患者手及上肢功能训练显得尤为重要。

（五）ADL 训练

通过 ADL 训练促进职业性慢性正己烷中毒患者生活自理、独立。

（六）职业训练

通过职业训练促进再就业，使患者平等地参与社会生活。

（七）社会适应训练

为使久未工作的患者顺利重返工作岗位，让患者进行必要的社会适应训练是十分重要的。通过训练，患者可以重新定位工作角色，并适应工作角色相关的社会关系，保持与雇主、同事良好的沟通、交流，以便于患者开展工作。

（八）环境改造

由于职业性中、重度慢性正己烷中毒患者经过医疗康复恢复站立、步行能力后，其肢体的稳定、平衡协调能力、专项活动能力（如上下楼梯、蹲起）仍较差，此时进行环境改造是必要的。需在其工作活动区域内装配扶手，电梯等设施。

（九）辅助器具选择与使用训练

职业性中、重度慢性正己烷中毒患者早期下肢肌力甚弱，多不能站立，更不能步行，患者出行需扶拐甚至坐轮椅。当患者下肢髋、膝关节肌力未达到Ⅲ级时选择轮椅作为其出行的主要方式，达Ⅲ级时可选择助行架/双腋拐，而达到Ⅳ级时可选择肘拐。故需对患者做上述辅助器具的使用训练，既可指导其科学、合理、安全地使用辅具，减少跌倒受伤的风险；同时可增强患者康复的信心，促进其积极训练，以加快康复进程。

七、案例分享

患者李女士，19 岁，受伤前在深圳某光电公司无尘车间从事手机屏擦拭一职，右利手。工作中接触“白电油、丙酮”等。工作时戴口罩、手指套。每天工作 12 小时，每周工作 6 天。工作年限已达 8 个月。同工种有 8 人因类似症状在外院住院治疗。主诉“四肢麻木乏力 2 月，加重半月”。临床表现过程：自述 2 月前无明显诱因出现四肢麻木（双上肢呈对称性袖套样麻木、双下肢呈对称性袜套样麻木）、乏力不适。刚开始表现为肢体末端麻木，踝关节以下乏力，爬 3 层楼即感明显乏力。症状逐渐加重，入院前半个月来出现双膝关节以下乏力明显，不能自行坐起，无法自行站立，双下肢膝关节以下明显无力伴麻木。2017 年 11 月 16 日患者来我院门诊就诊，门诊行神经传导速度、F 波、肌电图检查提示四肢周围神经功能重度损害（轴索、髓鞘均受损），拟诊“四肢麻木乏力查因：多发性周围神经损害”于当日收住我院职业病二科。住院期间经我院职业病诊断小组鉴定诊断为“职业性慢性重度正己烷中毒”，深圳市工伤保险管理部门下达工伤认定书。经予营养神经、改善循环等药物治疗，肢体功能性电刺激＋针灸等理疗、手法推拿、作业治疗、运

动疗法等综合康复治疗后病情逐渐好转，患者觉四肢麻木、乏力症状明显减轻，时有肢体肌肉抽搐、双侧腓肠肌抽搐较频繁。2019 年 12 月 6 日好转出院。

患者初中文化，四川遂宁籍，未婚，家人均在当地务农。伤后家人来深给予照顾及支持，家庭关系良好。李女士属市直工伤，工伤认定书已下达。伤后单位按照规定支付相应的工资待遇，李女士无异议。李女士入职该光电公司作仅 8 个月，属于临时聘用员工，与单位关系较好。

评估过程中李女士能主动交谈，目前能独立步行、坐站转移及上下楼梯，但速度较慢，上蹲厕仍困难。自诉已接纳受伤的事实，自我评价尚正面，情绪稳定，伤残适应良好。李女士期望出院后返回原岗位工作，但工伤单位担心再次有机溶剂中毒，计划变更其工作岗位至“仓库管理”，主要负责仓库物品入库、出库的登记，仓库物品的清点统计，少量的物品搬运等工作。李女士担心无法胜任新岗位，因为其肢体的力量仍不足，右手握笔不稳、书写缓慢且持续时间不长，步行、上下楼梯的速度仍较慢，活动的反应时间稍长，迫切期望改善上述能力。

（一）工作分析

个案伤前从事手机屏擦拭的工作岗位。每天工作 12 小时，固定加班 2.0 小时，每周工作 6 天。新岗位的主要工作任务：①登记入库、出库的仓库物品，需要右手持笔书写登记；②巡逻检查、清点记录仓库物品数量，过程中需要步行、上下台阶、攀爬斜梯等；上述两项任务完成后需要使用台式电脑，敲击电脑键盘将相关数据录入电脑并进行统计；③仓库物品中如日常生活用品的搬运、码放等。个案工作岗位有部门办公室可供休息。使用工具包括签字笔、电脑键盘等。主要身体姿势要求为坐/站姿耐力、步行耐力、攀爬及双手操作和灵活性。

（二）功能性能力评估

①移动能力：一分钟上下步行 30 米，步行时步态不稳，一分钟上下楼梯 36 阶，两步一阶，提示个案移动能力受限；②左右交替 3 次握力测试均值 L/R 为 17.2 kg/12.1 kg，CV 为 4%/5%；侧捏力测试 L/R 为 6.5 kg/6.6 kg，CV 为 8.1%/9.8%，双手力量均不足；普度手功能测试：一分钟左手拿取 14 个，右手拿取 13 个，双手完成 11 组，双手组合完成 23 分，双手灵活性稍差；③各项工作耐力：站立步行耐力为 30 分钟，蹲姿耐力为 2 分钟；④其他：个案可以使用双手五指完成抓握笔、操作电脑的动作，速度稍慢，持续耐力为 20 分钟。

（三）个案参与工作强化训练

①拍球训练：15 分钟/次，2 次/天；②手指灵活性插板及拧螺栓训练：15 分钟/次，2 次/天；③双上肢力量训练：30 分钟/次，2 次/天；④斜梯攀爬训练：15 分钟/次，2 次/天；⑤工作模拟训练：电脑操作工作站模拟训练，15 分钟/天；搬运工工作站搬运训练，15 分钟/天；⑥参与 3 次安全与健康教育小组活动，及出院前的工作现场岗位协调，与上司及同事见面，讨论重返工作岗位安排。

经过 4 周的工作强化训练，根据职业能力评定结果，个案目前身体功能符合新工作岗位任务要求，建议个案出院后返回原公司更换至新工作岗位。

（高　杰）

参考文献

[1] 朱利月，梁崎. 康复治疗师临床工作指南·心肺疾患康复治疗技术. 北京：人民卫生出版社，2019.

[2] 王黎，祝江伟，赵宁，等. 某大型煤炭企业 2007—2015 年新发尘肺病特点分析. 中国职业医学，2016，43(5)：630-632.

[3] 鲍含诚，范雪云. 尘肺病. 北京：煤炭工业出版社，2010.

[4] 何凤生. 中华职业医学. 北京：人民卫生出版社，1999：438.

[5] 邝守仁，黄汉林，刘慧芳，等. 慢性正己烷中毒 102 例分析. 中华内科杂志，2001，40(5)：330-333.

[6] 黄先青，李玉来. 正己烷的毒理学研究概况. 职业与健康，2003，19(1)：10-14.

[7] 何成奇. 康复医学. 北京：人民卫生出版社，2010：5-21.

[8] 苏友新，冯晓东. 中国传统康复技能. 北京：人民卫生出版社，2012：1.

[9] SCHARRER M, EBENBICHLER G, PIEBER K, et al. A Systematic review on the effectiveness of

medical training therapy for sub-acute and chronic low back pain. Eur J Phs Rehail Med, 2012, 48(1): 1-10.

[10] KUANG S R. An outline of n-hexane intoxication in human beings. Chin J Ind Med, 2000, 13(4): 225-227.

[11] 孙肃,孙莹,蒋铁文,等.中西医结合治疗正己烷中毒疗效观察.职业卫生与应急救援,2008,26(2):98-99.

[12] 郭昕薇,赵万欣,马起腾,等.正己烷接触作业工人健康体检结果分析.中国公共卫生,2007,23(6):665.

[13] PFEIFER M, HINZ C, MINNE H W. Medical training therapy with special consideration to osteoporosis of the spinal column. Orthopade, 2010, 39(4): 380-386.

[14] 窦祖林.作业治疗学.北京:人民卫生出版社,2016:3-7,262-280.

第十章 残疾人的职业康复

第一节 肢体残疾人的职业康复

一、肢体残疾概述

（一）定义与分级

1. 肢体残疾定义

肢体残疾指人体运动系统的结构、功能损伤造成四肢残缺或四肢、躯干麻痹（瘫痪）、畸形等而致人体运动功能不同程度的丧失，以及活动受限或参与的局限。肢体残疾包括：①上肢或下肢因伤、病或发育异常所致的缺失，畸形或功能障碍；②脊柱因伤、病或发育异常所致的畸形或功能障碍；③中枢、周围神经因伤、病或发育异常造成躯干或四肢的功能障碍。

2. 肢体残疾分级

（1）肢体残疾一级：不能独立实现日常生活活动。①四肢瘫：四肢运动功能重度丧失；②截瘫：双下肢运动功能完全丧失；③偏瘫：一侧肢体运动功能完全丧失；④单全上肢和双小腿缺失；⑤单全下肢和双前臂缺失；⑥双上臂和单大腿（或单小腿）缺失；⑦双全上肢或双全下肢缺失；⑧四肢不同部位缺失；⑨双上肢功能极重度障碍或三肢功能重度障碍。

（2）肢体残疾二级：基本上不能独立完成日常生活活动。①偏瘫或截瘫，残肢保留少许功能（不能独立行走）；②双上臂或双前臂缺失；③双大腿缺失；④单全上肢和单大腿缺失；⑤单全下肢和单上臂缺失；⑥三肢在不同部位缺失（除外一级中的情况）；⑦两肢功能重度障碍或三肢功能中度障碍。

（3）肢体残疾三级：能部分独立实现日常生活活动。①双小腿缺失；②单前臂及其以上缺失；③单大腿及其以上缺失；④双手拇指或双手拇指以外其他手指全缺失；⑤两肢在不同部位缺失（除外二级中的情况）；⑥一肢功能重度障碍或两肢功能中度障碍。

（4）肢体残疾四级：基本上能独立实现日常生活活动。①单小腿缺失；②双下肢不等长，差距在5厘米以上（含5厘米）；③脊柱强（僵）直；④脊柱畸形，驼背畸形大于70°或侧凸大于45°；⑤单手拇指以外其他四指全缺失；⑥单侧拇指全缺失；⑦单足跗跖关节以上缺失；⑧双足趾完全缺失或失去功能；⑨侏儒症（身高不超过130厘米的成年人）；⑩一肢功能中度障碍，两肢功能轻度障碍；⑪类似上述的其他肢体功能障碍。

（二）肢体残疾流行病学

1. 肢体残疾人群规模

根据2006年第二次全国残疾人抽样调查的数据显示，在调查的2 526 145人中，发现肢体残疾59 173人（含多重残疾），肢体残疾现患率为2.34%；根据2006年4月1日零时我国总人口数推算，全国肢体残疾2 412万人，占总残疾人数的29.07%。

2. 年龄与性别分布

2006年共调查0～14岁人口479 581人，发现肢体残疾（含多重残疾）1 960人，肢体残疾现患率为0.41%；15～64岁1 795 812人，肢体残疾（含多重残疾）33 503人，现患率1.87%；65岁及以上250 752人，肢体残疾（含多重残疾）23 710人，现患率为9.46%。2006年共调查男性人口1 280 011人，发现肢体残疾（含多重残疾）32 279人，肢体残疾现患率为2.52%；女性1 246 134人，肢体残疾（含多重残疾)26 894 人,现患率为 2.16%。这可能与男性生活压力大、负担重,从事危险工作的可能性高有关,男性人群应该成为肢体残疾预防的重点人群。

3. 地区与城乡分布

(1) 地区分布:2006 年调查数据显示,全国 31 个省、自治区、直辖市人口中,肢体残疾的现患率为 1.74%~3.20%。其中,北京市人口中肢体残疾现患率最高,为 3.20%,其次是河北省(2.97%)和吉林省(2.90%);浙江省的肢体残疾现患率最低,为 1.74%,其后依次是福建省和上海市,现患率分别为 1.77%和 1.80%。根据调查结果显示,我国华北、东北及西部内陆地区人群肢体残疾现患率较高,东南沿海地区的人群肢体残疾现患率较低。

(2) 城乡分布:2006 年共调查城市人口 846 777 人,发现肢体残疾(含多重残疾)17 814 人,肢体残疾现患率为 2.10%;农村人口 1 679 368 人,肢体残疾(含多重残疾)41 359 人,现患率为 2.46%。我国肢体残疾农村人口肢体残疾现患率大幅增加,高于城市。一方面反映出随着我国工业化、城镇化进程的加快,城市肢体残疾预防康复工作要明显好于农村,农村经济与医疗卫生条件相对较差,人们残疾预防意识较弱,劳动安全保护措施欠缺等实际情况依然存在。另一方面也反映出,由于近年来,农村进城务工人数不断增加,他们大多从事高致残风险工作,在发生肢体残疾后,绝大多数人返回农村,农村肢体残疾人外出流动的可能性相对较小。研究提示,农村人口已成为肢体残疾的高危人群。这部分人群的就业情况也是最不容乐观的。

4. 肢体残疾致残因素

15~59 岁肢体残疾人群是职业康复主要面对的人群。2006 年调查的 15~59 岁人群肢体残疾的前 5 位致残原因分别是:其他外伤、脊髓灰质炎、骨关节病、脑血管疾病及工伤。随着我国工业化和城镇化进程的加快,交通运输事业及工业建设等不断发展,生产安全事故、交通事故等的发生率大幅度增加,在一定程度上增加了残疾、尤其是肢体残疾发生的风险。由于 15~59 岁人群,尤其是 25~44 岁男性人群一直都是我国工业化和城镇化过程的主力军,所以这部分人群由于伤害而导致肢体残疾的致残率在这 20 年里显著增高,而且高于其他人群,他们是预防伤害因素所致肢体残疾的重点人群。

5. 残疾严重程度

根据 2006 年调查结果显示,全国肢体残疾严重程度均以四级(轻度)残疾人数所占的比例最大,为 56.79%~56.88%;一级(重度)残疾人数所占比例最少,为 6.06%~6.31%。我国肢体残疾人群的残疾严重程度以轻、中度为主,这说明大多数肢体残疾人的残疾状况对他们的社会生活影响不是太大,只要社会提供一定的机会和条件,完全可以参加到劳动、教育、文化生活等各项社会活动中来。面对这类肢体残疾人,开展有效的职业康复,让具备一定劳动能力的肢体残疾人就业。这对残疾人具有特殊重要的意义,也是全面康复中重要的一环。

6. 职业构成

肢体残疾职业分布主要集中在农、林、牧、渔、水利等产业,占 66.38%,其次是商业、服务业人员,占 13.5%,另外生产、运输设备操作人员及有关人员,占 12.52%,其他职业分布都比较少。

二、肢体残疾人的就业受限因素分析

对于肢体残疾人来说,有多种因素影响着其就业活动。根据 ICF 理论,主要由身体结构和功能、活动和参与、环境因素和个人因素。就业活动受限受到其他几个因素的影响。

(一) 就业受限受到身体结构与功能的影响

肢体残疾人的身体状况(残疾种类和残疾程度)是直接影响其就业的重要因素。残疾人对于就业机会的选择是受残疾种类及程度限制的。对于肢体残疾人士来说,基本不能从事强体力活动,更多从事生产、设备操作维修等流水线工种,这样就限制了肢体残疾人的就业面,导致就业的范围较窄,就业的机会减少。

(二) 就业受限受到参与程度的影响

残疾人的社会参与能力较差也影响了其就业。残疾人由于生理和心理的缺陷和障碍加之社会的偏见,在一定阶段往往会出现心理障碍,对社会环境或自卑或抗拒。肢体残疾人由于自身生理障碍所致,有明显的孤独感、自卑感,肢残人士往往过于敏感,情绪反应强烈且不稳定,而且就业观念陈旧落后，适应社会能力差，这也影响了他们进行社会活动的参与，也是影响其就业的重要因素。

（三）就业受限受到个人因素的影响

1. 残疾人的文化素质较低成为制约其就业的瓶颈

从2006年调查数据来看，目前中国残疾人口受教育水平仍然比较低。残疾人口的受教育程度为：具有大学程度（指大专及以上）的残疾人为94万人，高中程度（含中专）的残疾人为406万人，初中程度的残疾人为1 248万人，小学程度的残疾人为2 642万人（以上各种受教育程度的人包括各类学校的毕业生、肄业生和在校生）。15岁及以上残疾人文盲人口（不识字或识字很少的人）为3 591万人，文盲率为43.29%。高文盲率是制约现有残疾人就业和发展的重要因素。

2. 残疾家庭条件和环境不好

根据2006年抽样数据，全国有残疾人的家庭户2005年人均全部收入城镇为4 864元，农村为2 260元。12.95%的农村残疾人家庭户年人均全部收入低于683元，7.96%的农村残疾人家庭户年人均全部收入在684～944元。全国残疾人口城乡分布为，城镇残疾人口2 071万人，占24.96%；农村残疾人口6 225万人，占75.04%。残疾人家庭收入低，贫困问题仍然比较突出，较难为残疾人就业和创业提供应有的帮助。如一些残疾人因家庭经济困难，没有机会接受较高程度的教育或职业技能培训。因此，残疾家庭条件和环境不好也在一定程度上影响了残疾人就业。

（四）就业受限受到环境因素的影响

1. 社会对肢体残疾人和肢体残疾人就业的歧视性态度

社会上仍然存在对残疾人的偏见与就业歧视是影响残疾人就业的一个问题。有些用人单位对残疾人就业采取歧视性措施，甚至直接或间接侵犯残疾人的合法权益。很多情况下，有劳动能力的肢体残疾人本身的残疾并不影响工作的效率和质量，但是用人单位却以残疾为由拒绝雇用或者即使雇用也不提供相应的劳动报酬。

2. 接受教育和培训机会的不平等

残疾人受教育的程度与健全人相比有很大差距，这使其就业受到诸多限制。此外，残疾人的技能水平比较单一，由于身体的原因，普遍受教育程度不高，文化水平偏低，职业技能等级低下或欠缺，就业领域中接受教育和培训的机会在与非残疾人的竞争中处于劣势。

3. 有障碍的建筑等公共设施、与就业相关的交通不便

我国无障碍环境建设仍存在一些亟待解决的困难和问题，主要有全社会无障碍意识有待进一步提高；一些新建无障碍设施不规范、不系统，无障碍建设相关技术标准尚未得到有效执行；部分城市已建设施未进行无障碍改造；无障碍设施管理亟待加强；信息交流无障碍建设、残疾人、老年人家庭无障碍改造、农村无障碍建设等较为滞后。道路和工作场所的无障碍建设对残疾人就业有重要促进作用，对于行动不便的肢体残疾人来说尤其重要。现实中很多企业或办公场所无障碍设施建设相对滞后，缺乏专门为残疾人设计和使用的便利设备。道路和公共交通缺乏对残疾人出行的便利设备，使残疾人在实际工作中面临诸多不便甚至影响工作绩效。

这些都对肢体残疾人就业和职业活动造成了一定程度的影响。在社会环境中，目前社会基本公共服务还不能满足残疾人就业的需求，残联系统基层为残疾人就业服务的能力尤其薄弱，专业就业服务人才相当匮乏。残疾人想要平等参与就业还面临不少困难和障碍。

三、肢体残疾在评估时的注意事项

肢体残疾主要评估的内容包括生理评定、心理评定、职业适应性评定，如图10-1-1所示。

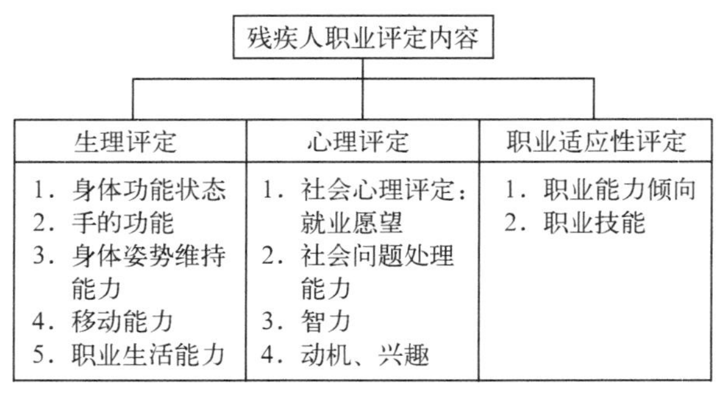

图10-1-1　残疾人职业评定内容

面对肢体残疾人评估的内容主要是:身体功能评定方法,即是对残疾人残存身体功能的检查。

1. 体重负荷　通过起立和行走检查残疾人用下肢支撑身体重量的情况。

2. 升降　通过在阶梯和斜面上行走,观察残疾人的平衡状态。

3. 机敏性　通过足跟转动,在平行杠内做各种动作,如行走、跑、跳、单腿支撑等,检查残疾人全身运动的协调能力和平衡能力。

4. 踩　通过残疾人坐位和站位的双脚轮换踩地,检查残疾人下肢屈伸状况。

5. 躯干动作　通过保持正常站位,扭转躯干、侧屈、提重物和双手搬重物观察残疾人躯干的灵活度。

6. 低位动作　通过爬和蹲,主要观察全身动作的协调性。

7. 手及手指动作　通过手及手指的关节活动,拇指及其他四指的对指运动,手的抓提及伸展运动,检查残疾人手及手指功能。

8. 针对各种感觉的检查　包括浅感觉(温度觉、触觉、痛觉)、深感觉(振动觉、运动觉),以及视力、听力的测量。

我国残疾人职业评估工作由各级残疾人就业服务机构承担,省残疾人劳动就业中心负责全省职业评估的业务规范建设和指导工作,各市、区、街道残疾人就业服务机构具体负责对属地残疾人开展职业评估日常服务工作。根据全国残联就业中心主任2012年工作会议要求,2012年各省市残疾人就业服务中心相继建立了残疾人职业能力评估示范工作室,配套相应场地、设备,安排专门工作人员,对残疾人的职业能力进行测评。目前我国残疾人职业能力评估人员队伍不稳定、素质参差不齐、专业知识缺乏、专业化水平较低,在残联系统中,尤其是在基层残联中,受过职业能力评估方面培训的人员较少,这种情况导致评估人员无法有效应用评估工具对残疾人展开客观、科学的评估,这必然会影响残疾人职业训练和就业工作服务的质量。

评估后职业康复介入时机:残疾人经过职业评估后,符合职业岗位要求的由残联就业服务中心提供职业指导,进行就业岗位推荐,并在雇主网络系统中寻找用人单位的岗位进行匹配推荐,双方洽谈后实现就业,并进行就业跟踪(图10-1-2)。不符合职业岗位要求的将根据残疾人需求与否提供职业培训。

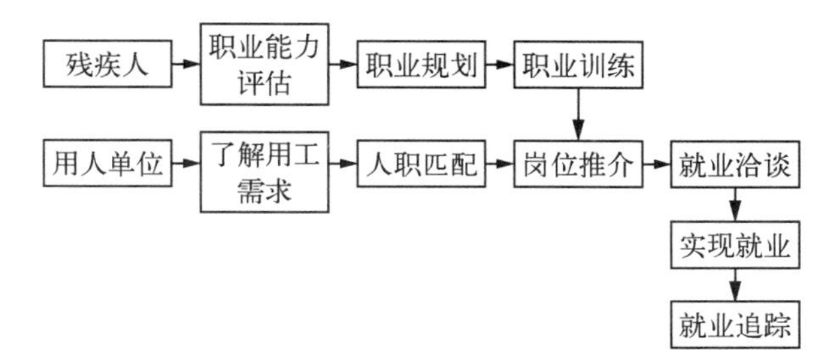

图10-1-2　残疾人职业能力评估个案

残疾人职业培训(或职业训练)是指围绕残疾人所希望的职业目标,在职业技术、工作方法、工作速度、产品质量、劳动保护、人际关系和工作适应能力等多方面进行训练。主要组成部分为:职业技能训练、职业习惯及心理训练、对就业环境的适应、社会活动能力和人际关系等。针对肢体残疾人的职业培训主要分为岗前培训和岗位培训。

1. 岗前培训　也叫就业前培训,根据《中华人民共和国劳动法》规定:从事技术工种的劳动者,上岗前必须经过培训。就是"先培训,后就业""先培训,后上岗"。它是为改善和提高职工队伍素质,把住就业入口质量而采取的一项重要保证措施。这一政策是对招工单位和求职人员双方提出的要求。

2. 岗位培训　它是指按照岗位工作的需要,提高从业人员胜任本职工作的能力的培训。一是达标性培训,即按照岗位规范性要求,取得上岗、转岗、晋升等资格的培训;二是适应性培训,即随着生产的发展变化进行适应能力的培训;三是提高性培训,即在岗人员需要进一步提高工作能力的培训。

肢体残疾的职业培训主要在残联系统和民政部门开展,据报道中国残疾人联合会统计每年都为60多万的残疾人士提供职业培训。2016年城乡实名培训60.5万人,其中城镇13.7万人,农村46.8万人,2017年培训城乡残疾人62.5万人。职业培训分为三大类:①基础文化教育,②专业技能教育,③职业道德教育。培训的方法:①操作法,②模拟训练法,③生产实习法,④模块式技能培训法,⑤以能力为基础的教育模式等。

残联系统开展职业训练内容包括开展残疾人就业、创业和在岗培训，制订并实施残疾人职业技能人才培养计划，以及开展残疾人职业资格认证，残疾人职业技能鉴定等；各级残疾人就业培训中心定期会举行职业能力培训班，包括家政、保洁、保健按摩、计算机应用、面点师、电商微商、档案管理、摄影师、工艺品制作等；达到让残疾人能够掌握一定的职业技能，建立自信，提高就业意愿，尽快融入到社会中的目的。

四、肢体残疾人在安置时的注意事项

职业安置是指帮助已就业的残疾人，适应其职业生活，了解本职工作和其他部门工作的关系与有关职业的关系，以及对社会的关系，帮助他们尽快适应环境，胜任工作，如果需要进行物理环境改造，还需要与有关方面协调。肢体残疾在安置时主要要注意两个问题。

（一）个人因素

1. 要合理考虑肢体残疾人自身问题 （包括生理和心理），给予职业咨询、指导。职业咨询即是职业康复人员通过咨询了解肢体残疾人的情况，首先要了解残疾人的残疾等级；其次要了解残疾人的职业兴趣、个人爱好、就业史以及是否有职业技能证书，还需要了解家庭成员、家庭生活情况、社区环境等；再根据具体情况提出职业选择和就业方向的建议。另外还需要关注肢体残疾人的心理问题，肢体残疾人由于生理和心理的缺陷和障碍加之社会的偏见，在一定阶段往往会出现心理障碍，此时需要加强心理疏导和心理治疗，督导社会关注、关怀和家庭支持。职业指导员应帮助残疾人树立正确的择业观，即帮助残疾人正确认识和对待社会及自己，特别是正确认识自己的职业能力、职业技术水平及潜在能力，适合哪种工作，要实事求是地评价自己。

2. 给予跟踪指导　肢体残疾人就业后，就业服务中心人员需要提供跟踪服务。残疾人进入正常职业生活以后，职业指导者要有计划地随访调查，帮助残疾人解决随时产生的问题，这种服务可以多利用现代化的通信手段，如电话、传真、网络等，特殊问题也要到现场去协调解决。

（二）环境因素

1. 残疾人就业形势因素　我国残疾人工作安置政策有强制性和扶持性两大特点，其中“强制性”指强制推动按比例安排残疾人就业，“扶持”主要涉及对福利企业和个体就业者的各种优惠政策。其中福利企业即是对残疾人进行集中就业。按比例就业是指根据《中华人民共和国残疾人保障法》关于“机关、团体、企业事业组织、城乡集体经济组织，应当按一定比例安排残疾人就业”的规定，在总结用人单位安排残疾人就业的实践经验的基础上，《中华人民共和国残疾人就业条例》作了以下规定：一是用人单位安排残疾人就业的比例不得低于本单位在职职工总数的1.5%，用人单位安排残疾人就业达不到其所在地省级政府规定比例的，应当缴纳残疾人就业保障金。集中就业是指根据《中华人民共和国残疾人保障法》规定残疾人劳动就业，实行集中与分散相结合的方针，政府和社会举办残疾人福利企业、盲人按摩机构和其他福利性单位，集中安排残疾人就业。对于肢体残疾人安置就业形势目前存在以下问题：对福利企业的政策与社会经济发展要求不相适应，影响残疾人集中就业发展，导致福利企业逐渐减少，接受残疾人人数较少；按比例就业造成隐形失业，现有按比例分散就业政策不仅导致了所谓的“挂靠”就业现象，按比例就业成了按比例“救济”，有企业交钱也不接受残疾人就业，按比例就业成了按比例“收钱”。

针对目前肢体残疾人的就业形势，就业服务中心一方面积极了解残疾人能否适应集中就业、按比例就业、支持性就业和自主创业等几种就业模式，提供多种就业模式支持；同时与用人单位沟通，组织实施用人单位按比例安排残疾人就业，向用人单位开发适合残疾人就业的岗位，为用人单位安排残疾人就业提供支持和帮助，为残疾人提出就业方向建议，并且进行跟进协调指导，为残疾人再就业提供帮助。

2. 无障碍设施的建立　对于肢体残疾人大部分需要借助辅助工具来进行移动，而目前全国大部分地区的无障碍设施覆盖率较低，发展不平衡，设施不配套，使肢体残疾人的生产活动受到限制。

五、案例分析

（一）基本资料

姓名：程某　　性别：男　　年龄：48 岁

文化程度：大专

婚姻情况：已婚，育一子　　籍贯：广东高明

工作岗位：生产工　　工作年限：11 年

工资待遇：3 500～4 000 元

伤残类型与等级：四级肢体残疾（双下肢行动不便）。

病历资料：案主于 20 年前因为车祸导致双下肢肢体残疾，目前双下肢行动不便，需要借助腋杖进行短距离行走，评定为四级肢体残疾。目前案主生活完全自理，可自行搭乘公交地铁。

以往就业情况：案主曾经有工作经历，曾成功应聘包装工，流水线工人等工种，因工厂搬迁、工厂裁员等原因离职。

目前就业服务：案主通过户籍街道登记介绍前往某市残疾人就业培训服务中心进行职业咨询，就业培训服务中心通过评估案主情况，根据案主掌握技能的情况进行就业推荐，目前成功推荐案主在某开关制造有限公司成功应聘。之后就业培训服务中心进行就业跟踪，案主表示对能拥有一份工作比较满意，因自身移动不方便，单位每天负责将其送至地铁站。

（二）现场工作分析评估

1. 雇主态度

（1）公司：某某制造有限公司。

（2）与职工关系：良好。

（3）人际关系：与同事关系良好，担任空气闸刀生产组长，生产组中存在部分的言语及听力残疾的员工，可通过手语互相交流，工作中遇到困难可直接向用人主管进行反映，手下的残疾员工工作都很自觉。

2. 现场工作分析

岗位：生产工。

（1）工作环境

见表 10-1-1。

表 10-1-1　案主工作环境

地板或地面情况	平坦、地面有电线胶皮，易滑倒；通道有未加工的空气闸刀堆放，通道狭窄；生产工作场所二层，无电梯，出入需上下阶梯，配备了扶手	座椅及生产台面设计	座椅高度不可调，高度约 65 厘米，偏高，多数员工下肢悬空或摆放在椅子下部的横梁上，易造成跌倒；生产桌面高 81 cm，高度不可调，员工多需要弯腰，屈颈完成生产任务
噪音程度	佳	照明程度	73 lux，偏暗，员工表示工作一段时间后常出现眼部疲劳
温度	室温	灰尘程度	无灰尘
气味程度	轻微的胶皮气味	接近移动物体/机器	无

（2）工作时间

每天工作 8 小时，每周工作 5 天，法定节假日加班，待遇按法定节假日加班标准发放，工作中休息时间无明确限制，可自行进行姿势变化放松身体。

（3）工作任务流程（工具/工序/技能/体能等）

1）加工：坐位进行空气开关铜线的加工，需使用剪刀，无明确速度要求，约 5 分钟完成一个开关的加工；

2）人员管理：管理生产组员工，保证加工质量；

3）货物运输：完成生产后，将开关装箱，搬运至推车上，运输至约 50 米外的地点，每箱重约 20 kg；途中涉及一层楼梯的上下。此项任务由患者同事完成，即下肢没有残疾的同事完成。

（4）涉及身体能力

①坐位耐力（常常）；②沟通交流（经常）；③利用手指工作（常常）；④移动能力（偶尔，非工作任务）；⑤上下阶梯（偶尔，非工作任务）；⑥姿势变化（偶尔，非工作任务）；⑦抓握（常常）。［注明：N：不需要；O：有时（1/3 工作时间）；F：经常（1/3～2/3 工作时间）；C：常常（2/3 以上工作时间）］

（5）体能强度

由于患者工作中以坐姿加工开关任务为主，不涉及明显的体力处理，根据《美国职业分类大典》，患者的工作强度属于轻微体力劳动强度。

(6) 需处理的对象/材料

空气开关、电线、铜丝。

(7) 使用工具

剪刀、推车及搬运箱(同事使用)。

通过这个个案就业服务我们发现肢体残疾人在就业中会遇到以下影响其就业的因素:①个人因素:上下班交通问题;文化程度;身体及心理状况;②用人单位因素:社会歧视;行动不便因素,就业政策支持不足。由此可见,对于肢体残疾人的就业问题来说,应该提高残疾人的教育培训,提升其职业技能,加快无障碍设施的建设,并切实落实残疾人按比例就业等工作安置服务。

第二节 听力及言语残疾人的职业康复

一、听力及言语残疾的概述

(一) 定义与分级

1. 听力残疾

听力残疾是指人由于各种原因导致双耳不同程度的永久性听力障碍,听不到或听不清周围环境声及言语声,以致影响其日常生活和社会参与。

(1) 听力残疾分级原则:按平均听力损失及听觉系统的结构、功能、活动和参与,环境和支持等因素分级(不佩戴助听放大装备)。3岁以内儿童,残疾程度一、二、三级的定为残疾人。

(2) 听力残疾分级

1) 听力残疾一级:听觉系统的结构和功能极重度损伤,较好耳平均听力损失大于91 dB HL。不能依靠听觉进行言语交流,在理解、交流等活动上极重度受限,在参与社会生活方面存在极严重障碍。

2) 听力残疾二级:听觉系统的结构和功能重度损伤,较好耳平均听力损失在81~90 dB HL。在理解和交流等活动上重度受限,在参与社会生活方面存在严重障碍。

3) 听力残疾三级:听觉系统的结构和功能中重度损伤,较好耳平均听力损失在61~80 dB HL。在理解和交流等活动上中度受限,在参与社会生活方面存在中度障碍。

4) 听力残疾四级:听觉系统的结构和功能中度损伤,较好耳平均听力损失在41~60 dB HL。在理解和交流等活动上轻度受限,在参与社会生活方面存在轻度障碍。

2. 言语残疾

指各种原因导致的不同程度的言语障碍,经治疗1年以上不愈或病程超过2年,而不能或难以进行正常的言语交流活动,以致影响其日常生活和社会参与。包括失语、运动性构音障碍、器官性构音障碍、发声障碍、儿童语言发育迟滞、听力障碍所致的言语障碍、口吃等。3岁以下不定残。

(1) 言语残疾分级原则

按各种言语残疾不同类型的口语表现和程度,脑和发音器官的结构、功能,活动和参与,环境和支持等因素分级。

(2) 言语残疾分级

1) 言语残疾一级:脑和/或发音器官的结构、功能极重度损伤,无任何言语功能或语音清晰度小于或等于10%,言语表达能力等级测试未达到一级测试水平,在参与社会生活方面存在极严重障碍。

2) 言语残疾二级:脑和/或发音器官的结构、功能重度损伤,具有一定的发声及言语能力。语音清晰度在11%~25%,言语表达能力等级测试未达到二级测试水平,在参与社会生活方面存在严重障碍。

3) 言语残疾三级:脑和/或发音器官的结构、功能中度损伤,可以进行部分言语交流。语音清晰度在26%~45%,言语表达能力等级测试未达到三级测试水平,在参与社会生活方面存在中度障碍。

4) 言语残疾四级:脑和/或发音器官的结构、功能轻度损伤,能进行简单会话,但用较长句表达困难。语音清晰度在46%~65%,言语表达能力等级测试未达到四级测试水平,在参与社会生活方面存在轻度障碍(表10-2-1)。

表 10-2-1 言语残疾定级指标表

级别	语音清晰度	言语表达能力
一级	≤10%	未达到一级测试水平
二级	11%~25%	未达到二级测试水平
三级	26%~45%	未达到三级测试水平
四级	46%~65%	未达到四级测试水平

（二）听力言语残疾流行病学

1. 听力言语残疾人群规模

根据2006年第二次全国残疾人抽样调查结果推算，我国听力残疾 2 004 万人，占24.16%，言语残疾 127 万人，占 1.53%。听力残疾：2006 年第二次全国残疾人抽样调查共发现 53 233 名听力残疾人，其中单纯听力残疾 38 370 人，占听力残疾人总数 72.08%。言语残疾：抽样调查发现 13 508 名言语残疾人，单纯言语残疾人 2 510 人，占言语残疾人总数 18.6%。

2. 性别与年龄分布

（1）性别分布：调查显示 53 233 名听力残疾人中男性 28 140 人，占 52.9%，女性 25 093 人，占 47.1%。男性单纯听力残疾现患率为 1.66%，高于女性的 1.38%。在听力残疾（含多重）人群中，男性现患率为 2.20%，高于女性的 2.01%。调查显示 13 508 名言语残疾人中男性 7 753 人，占 57.4%；女性 5 755 人，占 42.6%。男性单纯言语残疾人现患率为 0.12%，高于女性的 0.07%。在言语残疾（含多重）人群中，男性现患率为 0.61%，高于女性的 0.46%。

（2）年龄分布：听力残疾不论残疾类别，60 岁及以上组现患率均最高，0～6 岁组现患率最低；0～6 岁组儿童多重残疾，占 71.37%，其中绝大多数是听力语言残疾；15～59 岁组总现患率为 0.78%，单纯残疾现患率 0.51%，占残疾总数 64.80%，多重残疾现患率 0.28%，占残疾总数 35.20%（表 10-2-2）。

表 10-2-2　第二次全国残疾人抽样调查中不同年龄组听力残疾人群现患率（%）比较

年龄组（岁）	抽样人数	单纯残疾		多重残疾		合计		总现患率 95% CI
		例数	现患率	例数	现患率	例数	现患率	
0～	191 993	75	0.04	187	0.10	262	0.14	0.12～0.16
7～	287 588	215	0.07	341	0.12	556	0.19	0.17～0.21
15～	1 691 705	8 585	0.51	4 664	0.28	13 249	0.78	0.77～0.79
≥60	354 859	29 495	9.31	9 671	2.73	39 166	11.04	10.94～11.14
合计	2 526 145	38 370	1.52	14 863	0.59	53 233	2.11	2.09～2.13

言语残疾人 60 岁及以上组现患率均最高，15～59 岁组现患率最低；在单纯言语残疾中，15～59 岁言语残疾人共有 1 364 人，现患率为 0.08%，多重残疾中 15～59 岁言语残疾人 6 536 人，现患率为 0.39%，总现患率为 0.47%（表 10-2-3）。

表 10-2-3　第二次全国残疾人抽样调查中不同年龄组言语残疾人群现患率（%）比较

年龄组（岁）	抽样人群	单纯残疾		多重残疾		合计	
		例数	现患率	例数	现患率	例数	现患率
0～14	479 581	633	0.13	1 711	0.36	2 344	0.49
15～59	1 691 705	1 364	0.08	6 536	0.39	7 900	0.47
≥60	354 859	513	0.14	2 751	0.78	3 264	0.92
合计	2 526 145	2 510	0.10	10 998	0.44	13 508	0.53

3. 城乡地区分布

在单纯听力残疾人中，农村现患率高于城市，听力残疾（含多重）人群农村现患率高于城市（表 10-2-4）。

表 10-2-4　第二次全国残疾人抽样调查中城乡地区听力残疾人群现患率（%）比较

地区	调查人数	单纯残疾		听力残疾	
		例数	现患率	例数	现患率
城市	846 777	11 433	1.35	15 119	1.79
农村	1 679 368	26 937	1.60	38 114	2.27
合计	2 526 145	38 370	1.52	53 233	2.11

在单纯言语残疾人和多重言语残疾人中，都是农村现患率高于城市现患率（表 10-2-5）。

表 10-2-5　第二次全国残疾人抽样调查中城乡地区言语残疾人群现患率（%）比较

地区	调查人数	单纯残疾		言语残疾（含多重）	
		例数	现患率	例数	现患率
城市	846 777	559	0.07	3 372	0.40
农村	1 679 368	1 951	0.15	10 136	0.60
合计	2 526 145	2 510	0.10	13 508	0.53

4. 听力言语残疾致残因素

（1）听力残疾就业年龄段（15～59 岁）主要致残原因：除不明原因外依次为中耳炎、药物性耳聋、遗传、老年性耳聋等；积极预防中耳炎、控制药物的使用，对降低 15～59 岁年龄段的听力残疾发生率有重要意义。

（2）言语残疾原因：依据临床常见的主要病因分为：听力障碍、智力低下、脑梗死、原因不明、脑炎、脑性瘫痪、脑出血等。就业年龄段（15～59 岁）主要原因除原因不明外依次是听力障碍、智力低下、脑炎、脑性瘫痪、脑梗死、脑出血等。听力障碍和智力低下是影响的主要原因，听力及言语障碍在不同程度上妨碍其与他人的语言交流，在需要用言语沟通交流的工作领域就业较为困难。

5. 残疾等级分布

我国听力残疾人群以听力残疾三、四级为主，占 73.42%，总的趋势是随着年龄的增加，一、二级残疾所占比例持续减少，三、四级残疾所占比例增加。言语残疾以一、二级的重度残疾人为主，所占比例超过 65%，各级百分比分别为一级 52.72%、二级 15.69%、三级 15.68、四级 15.90%。

6. 职业构成

听力残疾职业分布主要集中在农、林、牧、渔、水利等产业，占 84.49%，其次是生产、运输设备操作人员及有关人员，占 7.55%，其他职业分布都比较少。言语残疾职业分布主要集中在农、林、牧、渔、水利等产业，占 77.23%，其次是生产、运输设备操作人员及有关人员，占 14.53%，商业、服务业人员所占比例较少，为 6.5%。

二、听力及言语残疾人就业受限因素分析

听力残疾与言语残疾在与人沟通交流上存在一定程度的障碍，对于听力言语残疾人士俗称聋哑人，其就业工作有其自身的特点，受到了以下两个方面的受限。

（一）个人因素

即内部因素包括残疾人自身的身体状态、心理素质和受教育状况。

1. 身体状况（残疾种类和残疾程度）

是直接影响其就业的重要因素，聋哑人的职业选择范围由于自身存在的残疾而缩小。他们在与健全人交流的过程中，由于听力的缺陷，很难甚至根本无法从听觉渠道接收到有声语言和获得外界信息，更加无法用有声语言来表达自己想要表达的感情，这些问题都使他们在社会交往的过程中表现得比较被动。另外他们在与健全人交往时，由于健全人看不懂他们的手语，给他们之间的交流带来很多困难。

2. 心理素质

聋哑人由于听力上的缺陷，可能会出现言语发展障碍、社交能力发展受阻、情感发展存在偏差、社会适应能力较差或人格发展不健全等心理健康问题，其中躯体化、偏执、人际敏感、敌对、自卑倾向等是他们普遍存在的心理问题，并伴有明显的社交回避问题，在很大程度上降低了自身的求职意愿和就业期望，导致就业范围进一步缩小，直接减少就业机会和就业可能性。

3. 文化素质偏低

听力残疾人、言语残疾人≥6 岁人群未受教育者（文盲和未上过学者）分别占 45.83%、38.43%，受教育人群中均以小学和初中为主，分别占 47.46%、55.83%；文盲和未上过学者人群现患率最高，听力残疾人分别是 5.52%和 5.48%，言语残疾人分别是 0.27%和 0.17%（表 10-2-6）。

表 10-2-6　第二次全国残疾人抽样调查中≥6 岁听力及言语残疾人群接受教育程度构成

文化程度	调查人数	听力残疾			言语残疾		
		例数	构成比(%))	现患率	例数	构成比(%))	现患率
文盲	307 336	16 963	44.27	5.52	833	37.62	0.27
未上过学	10 899	597	1.56	5.48	18	0.81	0.17
小学	784 825	13 242	34.57	1.69	836	37.76	0.11
初中	808 880	4 937	12.89	0.61	400	18.07	0.05

（续表）

文化程度	调查人数	听力残疾			言语残疾		
		例数	构成比(%))	现患率	例数	构成比(%))	现患率
高中	241 240	1 233	3.22	0.51	83	3.75	0.03
中专	77 748	629	1.64	0.81	23	1.04	0.03
大学专科	78 852	390	1.02	0.49	13	0.59	0.02
大学本科	46 182	316	0.82	0.68	8	0.36	0.02
研究生	4 068	3	0.01	0.07	0	0	0
合计	2 360 030	38 310	100	1.62	2 214	100	0.09

文化素质与就业紧密相关。一般说来，受过较高的文化教育的劳动者有利于就业，相反，所受教育程度过低，将影响正常就业。从前面获得的数据来看，听力言语残疾人的整体受教育程度明显较低，这是制约其就业的重要因素。

（二）外部因素

社会因素是造成残疾人就业和发展困难的主要原因。

政府在有关残疾人社会公共服务领域存在不足，听力及言语残疾人融入社会的最大障碍是语言障碍，语言障碍又导致信息障碍。国家和社会要积极推广、接纳听力及言语残疾人的母语——手语，随着科技的发展，听力及言语残疾人专用电话的研发和推广以及聋健电话中转传译都已成为可能，国家和社会应加强这些设施的配备，切切实实为听力及言语残疾人平等参与就业创造更好的无障碍环境。

有关残疾人就业的法律、法规和政策不完善，我国相继出台了《中华人民共和国残疾人就业条例》和《中华人民共和国残疾人保障法》，与国务院、人社部和残疾人联合会颁布的有关规章和条例共同构成了我国残疾人就业的政策体系，对于促进我国残疾人合法权益的保障和促进残疾人的就业工作意义重大。不过，部分政策法规仍然需要进一步地修订和完善；另一方面，在残疾人法律法规的制定过程中，缺乏相应的配套支撑举措，导致法律标准无法真正改善残疾人的就业状况。在残疾人法律法规的执行方面，仍有大量残疾人的平等就业权不能有效地落到实处。

劳动力市场对残疾人就业的严重歧视，就业歧视问题在中国劳动力市场中较为普遍。听力及言语残疾人在与他人沟通交流方面存在不同程度的障碍，在工作当中遇到的问题肯定比健全人多得多，且用人单位觉得从整体形象上来说会有一定的影响。用人单位不同程度和形式的歧视和偏见，严重阻碍了残疾人的正常就业，导致残疾人就业困难重重。

三、听力及言语残疾人的职业评估事项

2010 年中国残疾人联合会开发了一套“残疾人职业适应性测评系统”，主要针对言语、听力和肢体三类就业年龄段的残疾人，测评的内容共分身体功能、职业能力、职业人格和职业兴趣四部分。其中的职业能力测评按照言语能力、数理能力、空间知觉、形状知觉、符号知觉及手眼协调六个分测验的顺序进行测试。测评中所有的题目都采用选择题的形式。测试题答案没有对错，只有适应性。每人次测评所需的时间是 60～90 分钟。职业适应性测评的支持性评价体系将对残疾人的基本信息、职业能力、职业人格、职业兴趣形成评估报告，并得出两个测评结果，包括“您的求职优势”和“对应的行业及工种”。测评报告既可以让残疾人从职业能力、职业人格、职业兴趣清晰地了解自己的求职优势和合适的行业及工种，避免职业选择中的盲目行为，进行合理的职业生涯规划；也可为残疾人参加职业培训、对其开展各项就业服务提供依据和参考。

该评估系统针对多数听力残疾人士和言语残疾人士阅读能力较低的特点，在形式上采取低阅读水平、非文字的图片等呈现方式的设计，并提供了答题示例。随着残疾人受教育水平的提高和使用电脑等现代技术手段的普及，选择艺术设计、视觉传媒、房屋装修设计等职业的残疾人越来越多，因此，辨识色彩的灵敏性也应作为一个重要因素予以

考虑。

听力言语残疾人所面临的自身残疾状况与职业康复的问题各有不同，所以在职业评定时要重视个体特征，有针对性地开展职业评定，要根据其文化程度、作业环境的要求等建立易操作性的评定手段与方法，这在一定程度上决定评定的实用价值。

四、听力及言语残疾人在安置时的注意事项

（一）认清自身能力

听力及言语残疾人有生理和心理的缺陷和障碍，加上社会的偏见，在一定阶段往往会出现心理障碍，对社会环境或自卑或抗拒。应该帮助他们正确认识和对待社会及自己。特别是正确认识自己的职业能力、职业技术水平及潜在能力，适合哪种工作，要求实事求是地评价自己。

（二）改善工作环境

针对听力残疾人和部分言语残疾人接受声音信息的途径障碍，需要将一些听觉性的信号作视觉性的调整，以方便他们接受信息；听力/言语残疾人的工作环境要光线充足，以便于听力/言语残疾人读唇和观察表情，以及听力/言语残疾人之间的手语沟通等，使残疾人和健全人一样享有各种社会资源并奉献于社会。

（三）加强教育培训

按照岗位工作的需要，也可以对有需要的听力及言语残疾人进行培训，提高从业人员胜任本职工作的能力。

（四）就业后跟踪服务

听力及言语残疾人进入正常职业生活后，需要有计划地进行随访调查，帮助残疾人解决随时产生的问题。

五、案例分析

（一）基本资料

姓名：利某　性别：男　年龄：48 岁

文化程度：初中　籍贯：广州

工作岗位：洗碗工　工作年限：10 年

工作单位：某大型酒店

残疾类型：听力和言语残疾三级

病历资料：案主出生后因不明原因耳聋导致听力障碍，之后评定为听力言语残疾三级。目前案主生活完全自理，行动自如，可自行坐公交/地铁出行。

以往就业情况：案主曾经陆续寻找工作，曾成功应聘流水线工人、包装工、厨房打杂等工种，后因工厂关闭，合同到期等原因而失业。

目前就业服务：案主自行前往某市残疾人就业培训服务中心寻求就业服务，就业培训服务中心经过咨询，并评估了案主职业技能情况，根据案主掌握技能的情况进行就业推荐，目前成功推荐案主在某大型酒店成功应聘。之后社工进行就业跟踪，案主表示对工作比较满意，酒店的福利待遇方面都比较规范，人际交往上也没有太大障碍，有几位听力言语残疾的同事一起工作，平时可通过微信与人进行交流。

（二）现场工作分析评估

1. 雇主态度

（1）公司：某大型酒店。

（2）与职工关系：良好；对探访的态度：配合。

（3）人际关系：个案与同事关系良好，与另一位残疾同事可使用手语互相交流，与同事间多使用纸和笔进行沟通交流，也会使用微信进行交流。

2. 现场工作分析

岗位：洗碗工。

（1）工作环境

见表 10-2-7。

表 10-2-7　案主工作环境

地板或地面情况	瓷砖地面、平坦，地面有水渍，配有防滑垫，员工有穿戴劳保鞋	工作空间大小	柜台内通道有清洁后的碗堆积，尚留有足够的通行空间；洗碗的水槽高度设计合理，工作姿势无须腰部弯曲
噪音程度	佳	照明程度	佳
温度	室内温度	灰尘程度	无灰尘
气味程度	无刺激性气味	接近移动物体/机器	接触洗碗机

（2）工作时间

每天工作 8 小时，每周工作 5 天，法定节假日加班，待遇按法定节假日加班标准发放。

（3）工作任务

（工具/工序/技能/体能等）

①收整碗碟：将洗碗机清洁后的碗碟整理，放入运输筐中，将运输筐搬运至推车上；②传递碗碟：使用推车将碗碟送至厨房。

(4) 涉及身体能力

①站姿耐力(常常)；②手部力量(常常)；③触摸(常常)；④体力处理(经常)；⑤推拉(经常)；⑥姿势变化(偶尔)。[注明：N：不需要；O：有时(1/3 工作时间)；F：经常(1/3～2/3 工作时间)；C：常常(2/3 以上工作时间)]

(5) 体能强度

由于个案工作中以站姿工作为主，偶尔需要进行约 10 千克重物的提举运送，根据《美国职业分类大典》，个案的工作强度属于中等体力劳动强度。

(6) 需处理的对象/材料

碗碟。

(7) 使用工具

运输框(带有轮子)。

在这个个案的就业服务中我们发现听力言语残疾人在就业中会遇到以下影响其就业的因素①个人因素：主要表现在沟通方面，难以用言语表达观点，跟一般同事用纸和笔沟通，不太方便，跟残疾同事可用手语，跟主管一般用微信沟通。②用人单位因素：担心残疾人不能很好地进行沟通，对业务流程不熟悉以及能否认清危险等方面。由此可见，对于听力言语残疾人的就业问题来说，首先应该帮助他们正确认识和对待社会及自己，做好残疾人的心理疏导工作，并为其提供相应的培训及教育服务，提高其自身的职业技能，为残疾人与用人单位之间的沟通搭好桥梁，对用人单位做好解释沟通工作，确保残疾人顺利适应工作岗位，实现其就业。

第三节 视力残疾人的职业康复

一、视力残疾的概述

(一) 定义与分级

1. 定义

视力残疾是指由于各种原因导致双眼视力低下并且不能矫正或视野缩小，以致影响其日常生活和社会参与。视力残疾包括盲及低视力。

2. 分级

见表 10-3-1。

表 10-3-1　视力残疾的分级

类别	级别	最佳矫正视力
盲	一级	无光感～<0.02；或视野半径<5 度
	二级	≥0.02～<0.05；或视野半径<10 度
低视力	三级	≥0.05～<0.1
	四级	≥0.1～<0.3

(1) 盲或低视力均指双眼而言，若双眼视力不同，则以视力较好的一眼为准。如仅有单眼为盲或低视力，而另一眼的视力达到或优于 0.3，则不属于视力残疾范畴。(2) 最佳矫正视力是指以适当镜片矫正所能达到的最好视力，或以针孔镜所测得的视力。(3) 视野半径<10 度者，不论其视力如何均属于盲。

(二) 视力残疾流行病学研究

1. 视力残疾规模与患病率　2006 年第二次全国残疾人抽样调查结果显示，单纯视力残疾的患病率为 0.94%。其中，盲患病率为 0.31%；低视力患病率为 0.63%。盲与低视力患病率之比为 1∶2.03。根据我国现有人口推算，我国单纯视力残疾的人数达 1 233 万人，占总残疾人数的 14.86%。如果包含多重残疾者，视力残疾的患病率为 1.53%，视力残疾的人数达 2 003 万人。9 省(市、自治区)眼病流行病学调查以 50 岁及以上的人群为目标人群，盲的患病率为 1.93%，低视力患病率为 5.309%。

2. 视力残疾的影响因素　视力残疾受年龄，地区、医疗保健水平，文化程度、经济状况、环境因素和性别等因素的影响。年龄与视力损害的相关性最强，随着年龄的增加，盲和低视力患病率都在增加。0～19 岁时，单纯视力残疾的患病率≤0.10%。50 岁以后，单纯视力残疾患病率增加明显(50～54 岁年龄组为 0.84%)。同时在不同的年龄组，主要的致盲因素也不相同。在 40～69 岁组，青光眼是导致盲的主要原因，70 岁以上组，白内障是致盲的主要原因。目前视力残疾多数为年龄大于 60 岁的人群，占 73.85%，但是就业年龄段 15～59 岁的视力残疾比例也不少，为 24.58%。女性视力残疾患病率(1.14%)，明显高于男性(0.75%)。0～44 岁时，男女单纯视力残疾的患病率相当接近。45 岁以后女性单纯视力残疾的患病率高于男性，这种趋势在65岁以后更加明显。农村地区视力残疾患病率(1.07%)明显高于城市(0.70%)，引起视力残疾的原因基本相同，但程度有所不同。在农村地区引起视力残疾的主要原因中，白内障、角膜病所占比例较重。文盲中，盲和低视力的患病率最高，随着受教育程度的提高，盲和低视力的患病率有所下降。

由上可知，老年人、低教育程度、低收入和农村地区是加强眼病保健、宣传和防治工作的重点。这些人群正是我们职业康复的重点面对人群，也是就业的难点。

3. *视力残疾的病因*　第二次全国残疾人抽样调查的结果显示，引起视力残疾的第一位原因是白内障，占视力残疾人群总数的56.76%；其余依次是视网膜和葡萄膜疾病14.1%。角膜病10.3%、屈光不正7.2%、青光眼6.6%。9省(市、自治区)眼病流行病学调查视力残疾前三位的原因是白内障、角膜混浊和视网膜疾病。

4. *残疾等级分布*　调查结果显示，全国视力残疾(含多重残疾)的一级残疾百分比为24.05%，二级为10.02%，三级为11.21%，四级为54.72%，可见大部分视力残疾为轻度视力残疾。

5. *职业构成*　视力残疾职业分布主要集中在农、林、牧、渔、水利等产业，占84.63%，其次是商业、服务业人员，占6.45%，另外生产、运输设备操作人员及有关人员，占5.34%，其他职业分布都比较少。

二、视力残疾人就业受限因素分析

（一）视力残疾的康复现状

视力残疾人士的康复一直以来受到社会各界特别是中国残疾人联合会的关注，我国低视力康复工作在中国残联的领导下已步入正轨，截至2007年，我国已经颁布涉及视力残疾康复的政策13项，其中8项设计康复服务项目，分别为“预防儿童盲和盲性沙眼的发生”“健康教育和预防视力残疾宣传”“低视力康复训练”“低视力佩戴助视器”“白内障复明手术”“人工晶体植入手术”“盲校开展随班就读和分类教学”“盲人定向行走锻炼”这8项康复服务项目。通过残联开展的这些项目，每年视力残疾康复人数都有上升趋势。根据《2013—2015年中国残疾人事业发展统计公报》显示，每年开展视力残疾康复机构总数为将近900间，每年完成白内障复明手术约74万例，每年约为30万名贫困白内障患者免费施行复明手术，约为15万名低视力患者配用助视器，对约12万名盲人进行定向行走训练。通过残联系统开展的康复服务，为视力残疾人士改善视功能，使视觉损伤的影响降至最小程度，以便视力损伤者能够更好、更有效地使用可利用的视力，提高生活技能，改善生活质量，提高其就业的可能性。有不少研究表明，通过佩戴助视器，能够有效地改善视功能，提高阅读能力，提高就业比例。

（二）视力残疾人就业现状

《2011年中国残疾人事业发展统计公报》显示，城镇新安排视力残疾人就业人数从2007年的4.9万人下降到了2011年的4万人。值得注意的是，视力残疾人的就业情况比其他类型残疾人群体更为困难和严峻。2011年度全国残疾人状况监测数据显示，18岁以上视力残疾人就业率仅为17.79%，低于听力残疾人就业率(19.75%)、精神残疾人就业率(21.21%)、智力残疾人就业率(28.28%)、肢体残疾人就业率(29.65%)、言语残疾人就业率(38.88%)，较低的就业率严重影响了视力残疾人的生活质量，2011年监测数据显示，视力残疾人中(不含综合残疾)仅有4.94%依靠个人劳动收入生活，52.98%靠家庭和亲戚供养，22.67%靠国家和集体救济。视力残疾人作为残疾人这一弱势人群中的脆弱群体，其就业困难问题应当引起各级政府和社会各界的高度关注。

（三）就业受限因素

视障人士自身的生理缺陷导致其在就业时受到很大的限制，在整个就业市场中处于弱势，而视障人士的就业情形有着本身的特点。

1. *就业渠道狭窄*　盲人按摩一直是视力残疾人就业的主要领域，虽然目前视力残疾人就业领域得以拓宽，开辟了一些新的就业渠道，如钢琴调律、心理咨询、电脑应用、电话客户服务等。但是，从绝对数量上来看，钢琴调律、心理咨询、电脑应用、电话客户服务等新的就业渠道容纳的残疾人就业人口十分有限，从事按摩保健业的视力残疾人仍然占其就业人口的绝大多数，就业渠道依旧十分狭窄。

2. 教育水平偏低　相当一部分“社会盲人”（尤其是广大农村盲人）仍然在职业教育和就业方面遇到种种困扰。受诸多因素限制，他们一般具有年龄大、家庭经济困难、受教育水平较低、不会盲文读写、社会交往和沟通能力较差等特点，社会竞争力较低。

残疾人群体受教育的水平一直远低于普通人群，而视力残疾人受教育的程度又低于其他类型残疾人。2011年度全国残疾人状况监测数据显示，除综合残疾外，视力残疾人（不含多重残疾）的文盲、半文盲比例达到47.56%，高于残疾人文盲、半文盲比例平均水平（44.70%）；入户调查的6～14岁视力残疾儿童中未上学的比例达到66.04%。较低的教育水平导致视力残疾人的就业竞争力不强，严重影响其就业状况和生活质量。

三、视力残疾人在职业康复安置时的问题分析

视力残疾人就业率普遍偏低，在这个弱势群体当中，如何解决其就业问题，一直是社会关注的重点，该类残疾人在就业后的安置上需要注意以下五个方面。

（一）心理辅导

盲人由于视力障碍，很难了解外界环境，很少与正常人交流，社会活动范围受到极大限制，信息量较少，容易出现以下心理问题：①性格偏执、孤独、冷漠，过分自尊而又自卑；②依赖、自私，缺乏竞争意识；③行为粗鲁、容易发怒；④对前途过分焦虑，缺乏自信心，感觉精神空虚，无所适从（宁夏银川地区盲人心理特征分析）。因此，在进行工作安置时，心理辅导对视力残疾人健康心理的形成具有至关重要的作用。在与视力残疾人的接触和交往中，应当理解、尊重和信任他们，帮助其认识和理解社会，客观评价和正确认识自己，发现自身的优势和劣势，教会他们自我心理调节，培养健康的情绪，帮助他们树立正确的人生观和价值观，激发他们生活和工作的信心及热情。

（二）加强视力残疾人教育培训

视力残疾人的整体文化水平偏低，在就业之后，应该加强视力残疾人的教育培训工作，开办适合视力残疾人特点的专业如盲人按摩培训班，并为盲人保健按摩人员申报高级国家职业资格和医疗按摩人员申报初、中级职务职称提供服务。全面提高视力残疾人的能力和整体素质，增强视力残疾人的就业竞争力；另一方面，应当积极拓展能够发挥视力残疾人优势的新的就业领域，发展视力残疾人脑力劳动行业，在音频技术管理、播音、心理咨询、电脑应用（程序员）、钢琴调律、同声翻译、语言教育、客户服务、电话接线和电话访问等更多领域实现就业，拓宽视力残疾人就业渠道。

（三）加强无障碍设施建设及辅具服务

视力残疾人工作安置中要着重关注和解决工作场所无障碍设施建设和辅具服务。在就业场所根据实际条件配置各类无障碍设施（包括无障碍生活设施和新技术开发的语音导航等各类辅助工具），并通过辅具服务改善残疾人的生活质量，提高职业技能，从而提升其平等参与社会生活的机会。

（四）争取国家政策支持

在工作安置中应该了解国家相关政策，了解盲人按摩行业的现状，争取最大程度地帮助视力残疾人。中国残疾人联合会一直在推动盲人按摩事业稳步向前。2009年根据《中华人民共和国残疾人保障法》《中华人民共和国执业医师法》等法律法规，中国残疾人联合会、原卫生部、人社部和国家中医药管理局下发了《关于印发〈盲人医疗按摩管理办法〉的通知》（卫医政发〔2009〕37号，以下简称《管理办法》），明确盲人医疗按摩属于医疗行为，盲人医疗按摩人员属于卫生技术人员，对盲人从事医疗按摩工作的资质和开办盲人医疗按摩所的条件以及评聘专业技术职务等方面做出了明确规定。继2009年四部委下发了《管理办法》后，2011年，中国残疾人联合会、原卫生部和国家中医药管理局下发了《关于印发〈盲人医疗按摩人员从事医疗按摩资格证书管理办法〉的通知》（残联发〔2011〕8号，以下简称《资格证书》），明确《资格证书》的申领、核发、使用和管理。2014年，中国残疾人联合会、卫健委和国家中医药管理局下发了《关于盲人医疗按摩人员执业备案有关问题的通知》（国中医药医政发〔2014〕2号），明确盲人医疗按摩人员在

医疗机构执业前备案要求和程序。同年，中国残疾人联合会、国家中医药管理局下发了《关于印发〈盲人医疗按摩继续教育暂行规定〉的通知》(残联发〔2014〕57号)，明确盲人医疗按摩人员继续教育的内容和形式，组织管理和实施，考核和评估。《2017年中国残疾人事业发展统计公报》显示，盲人按摩事业稳步发展，按摩机构持续增长。2017年度，全国共培训盲人保健按摩人员20 796名、盲人医疗按摩人员7 217名；保健按摩机构19 257个，医疗按摩机构1 255个；有54人和870人分别获得盲人医疗按摩人员中级和初级职务任职资格。目前来说，要解决视力残疾人的就业问题，盲人按摩保健业应该是其就业的主要途径。

(五) 减少社会上歧视

视力残疾人要想提高就业率，降低离职率，就必须让社会有公正的“接纳”心态，我们需要加大对视力残疾人群体的宣传力度，转变社会上民众对视力残疾人就业的歧视观念，让视力残疾人能拥有一个公平的就业环境。

四、案例分析

(一) 基本资料

姓名：叶某　　性别：男　　年龄：48岁

文化程度：初中学历

婚姻情况：已婚，育两子　　籍贯：广州荔湾区

工作岗位：按摩师　　工作年限：24年

工资待遇：4 000～10 000元

残疾类型与等级：视力残疾一级

病历资料：案主于30年前因视网膜病变导致视力下降，于当时评定为残疾一级。目前案主生活完全自理，行动自如，可自行坐公交/地铁出行。

以往就业情况：案主参加1988年残联系统所办的盲人按摩培训班后一直从事盲人按摩职业，其间在多家医院应聘成功，因受同事排挤，工作场所离家太远等原因离职。

目前就业服务：案主通过户籍街道推荐前往某市残疾人就业培训服务中心参加盲人按摩培训班，之后一直从事按摩师工作，并通过残联系统申报医疗按摩人员初、中级职务职称，并于2017年成功申报了副主任医疗按摩师。案主在残联系统以及街道的帮助下，于24年前开了按摩馆，该馆目前面积有两百多平方米，招聘了十几个盲人按摩师，均有按摩师证。案主表示对工作比较满意，能体现其人生价值。

(二) 现场工作分析评估

1. 雇主态度

(1) 公司：某按摩馆。

(2) 与职工关系：良好。

(3) 人际关系：与同事相处较好，因都是残疾人，有共同话题可以交流。

2. 现场工作分析

岗位：按摩师。

(1) 工作环境：室内办公区域。

(2) 工作时间：每天10小时，每周休息1天。

(3) 工作任务流程(工具/工序/技能/体能等)

1) 任务：为顾客按摩身体的肌肉和软组织，治疗疾病或健康维护等。

2) 工序技能：根据盲人医疗按摩技术操作规程，应用手指、手及身体其他关节为顾客按摩。

3. 涉及身体能力

①移动能力(偶尔)；②沟通交流(常常)；③肌肉耐力，力量(常常)；④手的灵活性(常常)；⑤躯干力量(常常)；⑥站立能力(常常)。[注明：N：不需要；O：有时(1/3工作时间)；F：经常(1/3～2/3工作时间)；C：常常(2/3以上工作时间)]

4. 体能强度

由于个案工作中工作时间较长，根据《美国职业分类大典》，个案的工作强度属于中等体力劳动强度。

5. 需处理的对象

顾客。

6. 使用工具

按摩床。

通过这个个案就业服务我们发现视力残疾人在就业中会遇到以下影响其就业因素：①个人因素：就业面较窄；对按摩技能的掌握程度；个人体能耐力情况；②用人单位因素：仍有歧视残疾人情况；培训内容在实际操作中差距较大，影响服务质量；国家针对福利企业或机构的补贴不足。由此可见，对于视力残疾人的就业问题来说，政府多年来已经在

盲人按摩上有很多相关政策,促进了视力残疾人的就业工作,建议能加强按摩保健业的发展,提供更多的福利政策。另外也要加强视力残疾人教育培训,拓宽视力残疾人就业渠道,提高社会的接纳程度。

第四节 智力残疾人的职业康复

一、智力残疾的概述

(一)定义与分级

1. 定义

智力残疾是指智力显著低于一般人水平,并伴有适应行为的障碍。此类残疾是由于神经系统结构、功能障碍,使个体活动和参与受到限制,需要环境提供全面、广泛、有限和间歇的支持。智力残疾包括:在智力发育期间(18 岁之前),由于各种有害因素导致的精神发育不全或智力迟滞;或者智力发育成熟以后,由于各种有害因素导致有智力损害或智力明显衰退。

2. 分级

见表 10-4-1。

表 10-4-1 智力残疾的分级

级别	分级标准			
	发展商(DQ) 0~6 岁	智商(IQ) 7 岁以上	适应性行为(AB)	WHO-DAS 分值
一级	≤25	<20	极重度	≥116 分
二级	26~39	20~34	重度	106~115 分
三级	40~54	35~49	中度	96~105 分
四级	55~75	50~69	轻度	52~95 分

(二)智力残疾流行病学研究

1. 智力残疾人群规模 根据 2006 年第二次全国残疾人抽样调查中,智力残疾的总数约为 554 万人,占残疾人总数的 6.68%。据调查,单纯智力残疾的患病率为 0.43%。

2. 年龄分布及性别比例 根据 2006 年第二次全国残疾人抽样调查结果显示,智力残疾(含多重残疾)就业年龄段 15~59 岁人数比例最多,为 61.44%,15 岁以下占 23.55%。而从性别比例来看,男性占比 55.39%,女性占比 44.61%。

3. 文化教育程度 第二次全国残疾人抽样调查中智力残疾人受教育情况不识字、小学、初中、高中及中专、大专以上受教育人数占比分别是 57.48%、33.24%、7.82%、1.26%、0.20%,大部分学历是小学、初中,说明智力残疾人总体受教育程度低。

4. 城乡分布比例 根据 2006 年第二次全国残疾人抽样调查结果显示,城镇智力残疾人数占总智力残疾人数比为 20.71%,农村智力残疾人数占总智力残疾人数比为 79.29%。可见,大部分智力残疾集中在农村,为智力残疾人就业提出了难题。

5. 致病因素 致残的残疾因素复杂,第二次全国残疾人抽样调查中划分成 16 种,其中致残原因排名前三位的分别是脑疾病(27.89%)、遗传(13%)、其他疾病(6.07%)。

6. 残疾等级分布 根据 2006 年第二次全国残疾人抽样调查结果显示,智力残疾中三、四级智力残疾比例最多,三级和四级智力残疾人占总智力残疾人数比分别是 33.88%和 40.78%。

7. 职业构成 智力残疾职业分布主要集中在农、林、牧、渔、水利等产业,占 81.79%;其次是生产、运输设备操作人员及有关人员,占 11.81%;另外是商业、服务业人员,占 5.32%;其他职业分布都比较少。

以上数据说明,智力残疾人口中,就业年龄的智力残疾人以轻、中度的智力残疾为主,通过合适的职业康复训练,大部分智力残疾人是有能力就业的;另外,农村人口中智力残疾的比例大于城镇人口中智力残疾的比例,可以看出促进智力残疾人就业的难点在农村地区。

二、智力残疾人就业受限因素分析

第二次全国残疾人抽样调查中,在业智力残疾人占 28.41%,非在业智力残疾人占 71.59%,数据说明智力残疾人就业参与率较低,应用 ICF 功能模式分析,造成就业受限的因素是复杂的,包括残疾人身体功能和身体结构、影响就业活动和参与的相关因素、环境因素和个人因素。

（一）个人因素

1. 认知障碍带来的问题

（1）学习能力低下、掌握学业技能困难：智力残疾人学习速度缓慢，对于稍微复杂的职业技能需要很久并且反复练习才能习得，而且对于学习到的技能很难直接运用或者类化到实际职业环境中。而其学习相关技能包括读写、计算、时间或金钱、抽象思维、执行功能和短期记忆，以及学业技能的功能性使用（例如阅读财务管理）是受损的。

（2）执行能力弱：智力残疾人的理解力、记忆力、逻辑思维能力差，在职业训练或实际工作中，对工作指令的理解、记忆差，导致不能完成指令或只能完成部分指令，有些能力较好的智力残疾人即使能够有足够的理解及记忆能力，对于连续指令也缺乏执行的灵活性，不能建立完成指令的计划策略，导致在实际的职业环境需要把工作任务罗列好按部就班地完成，缺少随机应变的能力。

（3）工作意愿不足：智力残疾人缺少对金钱的概念，没有进行财务管理的动机，对进行工作获得金钱去满足自身物质需求这种逻辑关系理解不充分，导致智力残疾人不懂得为什么要工作，缺少工作的动机及意愿。

2. 社交障碍带来的问题

（1）社交与沟通能力缺乏：社会交流、对话和语言是困难的，对社交情况下的风险理解有限；对其年龄而言，社交判断力是不成熟的，个体又被他人操纵，有易上当的风险。智力残疾人沟通能力较为缺乏，他们在沟通过程中不能与人保持目光接触，与人交谈时，经常转变话题并经常出现答非所问的情况，很少主动与人交往。智力残疾人的社交特点，虽然能与就业督导员有稳定的关系，但缺少与其他同事的交流，与其他同事产生隔阂。对其融入工作环境极其不利。

（2）工作行为及情绪调节能力不足：智力残疾人在调节情绪和行为方面可能有困难，可能会产生不符合工作环境所要求的行为。例如在食品店工作的智力残疾人就有可能偷吃偷喝顾客剩下的食物；另外，当工作强度过大或工作时间过长时，不懂得表达自己要休息的意愿，会出现哭闹行为，也容易出现工作中被动等待，不主动解决问题，工作效率偏低，需要在监督下开展工作，干活不主动、偷懒等行为。

3. 身体功能存在的问题

智力残疾人在运动能力方面没有明显的差异，但随着智力残疾程度的加深，生理上的缺陷和特征会越来越明显、严重，有些还伴随肢体残疾、走路不稳等，其运动能力较差，特别是精细运动技能。因为这些生理因素的影响，智力残疾人难以维持长时间的工作，也难以完成体能负担大及精细能力要求高的工作。

（二）环境因素

1. 国家相关法律和社会保障制度执行难度大

我国的最新政策法规主要是2008年修订通过的《中华人民共和国残疾人保障法》和2016年国务院颁布的《“十三五”加快残疾人小康进程规划纲要》（国发〔2016〕47号）。这在残障人士的歧视、按比例就业及各级政府对残障人士权益的保障方面都起到了监管促进作用。然而在现实生活中，法律的落实情况并不理想，几乎没有多少企业愿意接纳智力残疾人，企业往往宁愿选择出钱、挂靠的方式来完成这一指标，使得智力残疾人难以得到应有的福利保障待遇。

2. 就业面较窄

智力残疾人就业选择比较少，开发适合智力残疾人就业的工作岗位比较困难，许多企业雇主考虑智力残疾人可能会在工作环境中有不当行为影响生产效率或企业形象，不愿意开发更多新的岗位，更多只为智力残疾提供保洁等简单重复性的工作。另外，由于智力残疾人的特点是理解力、逻辑思维能力欠缺，其工作效率较低，企业出于运营成本、经济效益的原因考虑，不太支持智力残疾人面向更多的就业岗位。

3. 加强就业服务队伍建设，提高支持性就业服务水平

残疾人就业服务需要政府加大支持力度，加强培养更多职业康复人员以及社会工作者投入到支持性就业中。特别是残疾人到企业就业后，社会工作者提供就业后续跟踪服务，定期与企业、残疾人及其家属沟通，提出专业建议，消除导致残疾人失业的潜在危险因素。（广州市智力残疾人支持性就业实践及政策援助诉求）

三、智力残疾人的工作安置事项

（一）智力残疾人的工作安置方式

一般来说，轻度智力残疾人经过恰当的训练和辅导之后，可以在一般就业场所得到就业，目前智力残疾人就业方式基本是庇护性就业和支持性就业。庇护性就业是目前智力障碍残疾人就业采取的主要方式，是通过创造和寻找适合智力残疾人的工作项目和就业机会，在对智力残疾人给予充分保护和帮助的前提下，在真实的环境中通过密集的跟踪训练，并通过持续性与职务相关的监督与支持，使智力残疾人获得相应的工作技能和工作人格，并获得薪资报酬。支持性就业是由就业辅导员在竞争性工作场所为残疾人持续提供训练，以增进他们的工作能力及与同事的互动，当残疾人的表现符合工作场所的要求后，就业辅导员逐渐退出工作现场，改为追踪的方式提供服务。

（二）智力残疾人工作安置注意事项

1. 应注意智力残疾人能力问题 智力残疾人社会适应行为能力较差，分析、理解及判断能力差，学习能力也低于常人，所以在工作安置时需要根据职业评估情况对智力残疾人进行符合其能力的安置，并提供相应的就业指导。

2. 加强心理疏导 安置后社工需要介入进行心理援助，根据智力残疾人不同的特点进行观察分析，采取有针对性的措施进行疏导。另一方面，社工人员也要及时发现家属的负面情绪并进行开导，帮助家属分析利弊，让智力残疾人走出家庭的保护。

3. 加强政策与法规保障，加强就业培训 智力残疾人经过适当的教育培训，同样有工作能力可服务社会。在智力残疾人的培训与安置方面，我国政府在健全智力残疾人法律的同时，对就业歧视也应做出相应的法律法规，更应该积极帮助智力残疾人提高能力，组织对智力残疾人的相关培训，加强推动智力残疾人就业。

四、案例分析

（一）基本资料

姓名：石某　性别：男　年龄：20 岁

文化程度：职业高中学历

婚姻情况：未婚　　籍贯：广州越秀区

工作岗位：保洁　　工作年限：5 月

工资待遇：1 500～2 000 元（购买五险一金）

残疾类型与等级：智力残疾四级

病历资料：案主出生后因精神发育迟缓导致智力障碍，评定为智力残疾四级。目前案主生活完全自理，行动自如，可自行坐公交/地铁出行。

以往就业情况：案主曾经陆续自行寻找工作，曾成功应聘保洁员、服务员等工种，均因拖欠工资、合同到期等原因离职。

目前就业服务：案主经过街道介绍进入某智力残疾人服务机构，并报名加入某残联就业培训服务中心支持性就业计划当中，就业培训服务中心首先通过咨询，填写档案等形式登记了案主资料，并给案主进行职业能力评估，评估后发现案主能够胜任保洁员的工作，推荐给肯德基连锁店应聘保洁员的岗位，目前案主工作正常，自己感觉能够胜任工作，对工作比较满意，但不清楚工作的意义，缺乏工作动力。

（二）现场工作分析评估

1. 雇主态度

（1）公司：肯德基连锁店。

（2）与职工关系：良好。

（3）人际关系：案主不敢与同事交流，人际交往较差，一般只跟主管经理交流，工作中遇到困难较少向公司主管经理反映。

2. 现场工作分析

岗位：公共区域保洁。

①清洁公共区域地面，包括用扫帚清扫以及用拖把擦洗，收集垃圾，并把垃圾倒进垃圾桶；②擦洗公共场地楼梯扶手、窗台、办公室桌子等。

3. 涉及身体要求

站姿耐力（常常）；握持（经常）；手眼协调（经常）；触摸（经常）；提举（有时）；姿势变化（有时）[注明：N：不需要；O：有时（1/3 工作时间）；F：经常（1/3～2/3 工作时间）；C：常常（2/3 以上工作时间）]。

4. 体能强度

以站立工作为主，偶尔需要提举 10 kg 的重物，根据《美国职业分类大典》，该工种强度属于中等体力劳动强度。

5. 使用工具

扫把、拖把、垃圾桶等。

通过这个个案就业服务我们发现智力残疾人在就业中会遇到以下影响其就业因素：①个人因素：与人交流方面存在障碍；认知能力有待加强，执行多重指令较差，要经常有人督促；工作意愿不强烈；②用人单位因素：怕智力残疾人的行为影响顾客或者其他员工；担心智力残疾人认知能力差，不清楚危险因素。由此可见，对于智力残疾人的就业问题来说，就业面较窄，社会融入性低是比较常见的问题，而智力残疾人目前主要的安置就业模式为支持性就业，这就需要就业培训服务中心根据个案的现实情况并进行职业指导，开发就业机会，了解其工作环境，将工作环境和个案实际情况相匹配，并进行跟踪服务，同时需要与用人单位做好沟通工作，提供良好的工作环境，减少社会上的歧视，让其能顺利地实现就业。

第五节 精神残疾人的职业康复

一、概述

（一）定义及分级

1. 定义　精神残疾是指各类精神障碍持续1年以上未痊愈，由于认知、情感和行为障碍，影响其日常生活和社会参与。

2. 分级　18岁以上的精神障碍患者根据WHO-DAS(WHO Disability Assessment Schedule)分数和下述的适应行为表现，18岁以下者依据下述的适应行为的表现，把精神残疾划分为四级。

(1) 精神残疾一级：WHO-DAS值≥116分，适应行为严重障碍；生活完全不能自理，忽视自己的生理、心理的基本要求。不与人交往，无法从事工作，不能学习新事物。需要环境提供全面、广泛的支持，生活长期、全部需他人监护。

(2) 精神残疾二级：WHO-DAS值在106～115分，适应行为重度障碍；生活大部分不能自理，基本不与人交往，只与照顾者简单交往，能理解简单照顾者的指令，有一定学习能力。监护下能从事简单劳动。能表达自己的基本需求，偶尔被动参与社交活动；需要环境提供广泛的支持，大部分生活仍需他人照料。

(3) 精神残疾三级：WHO-DAS值在96～105分，适应行为中度障碍；生活上不能完全自理，可以与人进行简单交流，能表达自己的情感。能独立从事简单劳动，能学习新事物，但学习能力明显比一般人差。被动参与社交活动，偶尔能主动参与社交活动；需要环境提供部分的支持，即所需要的支持服务是经常性的、短时间的需求，部分生活需由他人照料。

(4) 精神残疾四级：WHO-DAS值在52～95分，适应行为轻度障碍；生活上基本自理，但自理能力比一般人差，有时忽略个人卫生。能与人交往，能表达自己的情感，体会他人情感的能力较差，能从事一般的工作，学习新事物的能力比一般人稍差；偶尔需要环境提供支持，一般情况下生活不需要由他人照料。

（二）精神残疾流行病学研究

1. 精神残疾患病率　根据2006年第二次全国残疾人抽样调查结果显示，我国精神残疾614万人，占7.40%；精神残疾现患率为8.14‰，在我国15岁及以上人群中，包含多重残疾在内的精神残疾现患率为6.01‰，其中单一精神残疾现患率为4.57‰。

2. 性别与年龄　大部分研究表明，女性精神残疾的现患率高于男性。研究人员得出的全国性结果也表明，成人女性的精神残疾现患率为8.76‰，高于男性的7.51‰。从年龄分布来看，18岁以上人群中精神残疾者共15 155人，残疾率为6.0‰，占残疾人群的9.39%；成人单一精神残疾者11 508人，残疾率为0.46%，占残疾人群的7.12%。就业年龄段的15～59岁的精神残疾比例最大为72.55%，大于60岁的为24.16%，小于15岁的为3.3%。由此可见，七成以上的精神残疾人是需要就业康复服务的。

3. 教育和婚姻差异　研究人员的全国性研究结果得出，受教育程度较低和非在婚状态者的精神残疾现患率较高。在成人中，文盲人群的精神残疾现患率为18.83‰，远高于受教育人群（小学8.62‰，初中5.08‰，高中及以上3.97‰）；婚姻状态为未婚及离异或丧偶人群精神残疾现患率（未婚16.42‰，离异或丧偶17.45‰）远高于已婚人群（5.97‰）。

4. 城乡及地区差异　不同研究中精神残疾的城乡差异结果有所不同。城市比例为22.96%，农村比例为77.04%，这也说明农村的精神残疾状况令人担忧，农村经济较为贫困，又得不到医疗康复，提示我们应该更多关注和提高农村的治疗以及康复服务。研究人员的全国性结果表明，农村地区的精神残疾现患率（8.90‰）高于城市地区（6.56‰）。

5. 社会经济地位差异　现有研究表明，社会经济地位较低者的精神残疾现患率较高。研究人员的全国性结果表明，家庭人均收入等于或低于全国平均水平人群的精神残疾现患率（9.38‰）高于家庭人均收入高于全国平均水平人群（8.90‰）；无工作人群的精神残疾现患率（20.83‰）则远高于有工作人群（3.44‰）。

6. 致残原因　大部分基于人群的研究和基于医院的研究均得出，精神分裂症是精神残疾最主要的致残原因。对于不同年龄的研究对象，结果又略有差异。2006年第二次全国残疾人抽样调查得出的我国精神残疾人主要致残原因前五位的为精神分裂症（48.2%）、痴呆（12.7%）、癫痫（8.6%），其他器质性精神障碍（7.7%）、情感障碍（5.7%）。研究人员的全国代表性研究得出，精神分裂症、分裂型人格障碍或妄想型精神障碍所致的精神残疾占全部精神残疾的55.02%。

7. 残疾等级分布　根据2006年第二次全国残疾人抽样调查得出的精神残疾等级分布表明，一级极重度残疾占30.6%，二级重度残疾占14.2%，三级中度残疾占15.6%，四级轻度残疾占39.6%。由此可见，在全国范围内，精神残疾人的残疾等级以轻度和极重度为主。四级精神残疾人士属于轻度，基本可以生活自理，与人交往，能从事一般的工作，仅偶尔需要环境提供支持，而如何能够提供多一些这类残疾人的就业机会，能够促进其平等地参与社会活动。

8. 职业构成　精神残疾职业分布主要集中在农、林、牧、渔、水利等产业，占82.89%，其次是生产、运输设备操作人员及有关人员，占13.5%，另外是商业、服务业人员，占5.58%，其他职业分布都比较少。

以上研究表明我国人口患精神残疾与一些人口学、社会经济、家庭环境等因素明显相关。其中不同年龄人群的影响因素略有不同。我们需要了解精神残疾的各种情况，以便为他们提供更好的各项医疗康复以及就业服务。

二、精神残疾人就业现状

2006年第二次全国残疾人抽样调查数据显示，我国有精神残疾人614万，占残疾人总数的7.4%，与其他残疾类别相比，比例虽然不高，但是精神残疾承受着来自残疾和社会各方面的压力，在各类残疾人士当中就业是最困难的一个特殊群体。根据第二次全国残疾人抽样调查，精神残疾人士中，在业人口与未在业之比约为1∶2，并且在未就业的精神残疾人中，由于丧失劳动能力未就业的占60%。其他多为料理家务（其中89%为女性），或者离退休，分别占15%和12%。还有少部分为因本人原因失去原工作、因单位原因失去原工作或者是毕业后未工作、在校学生、承包土地被征用等。这一数据表明，精神残疾人群中约1/3在业的具有就业能力。另外，未就业人口中绝大多数是由于丧失劳动能力，这一数字表明，精神残疾人群的就业参与能力受到严重限制，这就需要提供足够的就业服务，来帮助其获得就业机会。而目前精神残疾人就业现状分析存在着就业率低，无业人员占大多数，年轻的精神残疾人比年长的精神残疾人就业更难，下岗和请长病假的人数随年龄的增长而增加等现象。

目前我国在精神残疾人就业上的政策支持主要依靠在2013年5月1日起正式实施的《中华人民共和国精神卫生法》。《中华人民共和国精神卫生法》中规定："用人单位应当根据精神残疾的实际情况，安排患者从事力所能及的工作，保障患者享有同等待遇，安排患者参加必要的职业技能培训，提高患者的就业能力，为患者创造适宜的工作环境，对患者在工作中取得的成绩予以鼓励。""县级以上地方人民政府及其有关部门应当采取有效措施，保证患有精神障碍的适龄儿童、少年接受义务教育，扶持有劳动能力的精神残疾人从事力所能及的劳动，并为已经康复的人员提供就业服务。国家对安排精神残疾就业的用人单位依法给予税收优惠，并在生产、经营、技术、资金、物资、场地等方面给予扶持。”

国家政策上给予精神残疾人很大支持，但是就业前景仍然不容乐观。据报道，精神残疾人的就业率从2007年的56%下降至2012年的34.7%。福利企业集中就业原是精神残疾人就业的极好渠道，但是现在的福利企业面临着前所未有的困难，随着市场经济的利益驱动，福利企业不断在萎缩。而按比例就业由于精神残疾人的自身特性，也决定他们在市场的竞争力远远不如其他几类残疾人。自我就业、个体就业渠道，对于精神残疾人来说，由于受到自身与人交往、表达能力等的限制，实现起来更是困难重重。所以我国的精神残疾人就业率低、竞争力低、就业环境不理想的现状也是我们职业康复面临的难题。

三、精神残疾人就业受限因素分析

相比其他类型的残疾人，精神残疾人将会面临更多的社会参与障碍，如失业，就业难，就业歧视等。加之由于精神残疾人疾病的特殊性及传统的社会认知状态，往往使得残疾人遭受更大的精神压力，在社会适应中更为敏感，面临更多的困难。同时，精神残疾人往往更容易伴发多种心理上和躯体上的疾病，因此可能需要更多的治疗和康复服务。所以精神残疾人在就业过程容易受到以下两个方面限制：

（一）个人因素

1. 精神残疾人群的活动与参与面临障碍　这种障碍既具有精神残疾人士的普遍特点，又随精神残疾程度不同，对于精神残疾人群的活动与社会参与影响程度有不同的差别。在身体移动方面，精神残疾人面临的障碍是最小的，其次，在理解和交流以及与人沟通方面，精神残疾人群面临的障碍要大一些，但可通过提供援助予以改善。最后，在生活活动与社会参与方面，精神残疾人群面临的障碍最为严重。而在日常生活活动以及社会参与方面，几乎所有精神残疾人士均需要程度不同的扶助。正是这种在日常生活以及社会参与方面的巨大劣势，使得精神残疾人士的社会融入任务相比其他残疾类型，比如肢残、听力言语残疾人群，更加艰巨，需要投入更多的资源及持续不断的努力，也影响了其就业。

2. 精神残疾人难以承受工作压力　大部分精神残疾人有了工作怕被辞退，往往比常人更努力、更积极也更紧张，然而由于药物的反应使体能、持久力及竞争承受力都弱于常人，劳累过度又怕导致疾病复发而暴露自己的精神病史，往往被迫退却；因此，精神病患者的就业由于自身原因很难持久，大多处于就业—失业—就业—失业的不稳定状态。

（二）环境因素

社会支持对于精神残疾人尤其重要，精神残疾患者对人际关系的处理存在许多困难，传统的社会观念对精神患者存在偏见和歧视，是导致精神残疾人就业难、离职率高的重要原因。所以深入地开展全民宣教，加强社会对精神残疾患者的支持帮助。

四、精神残疾人在职业康复安置时的问题分析

精神残疾人在社会中属于弱势群体，由于残疾的影响，其适合的工作类型受到其残疾类型和残疾程度的制约，其文化水平较低、劳动技能较为单一、适应的行业及工作范围较狭窄，加之我国劳动力市场供需矛盾突出，岗位竞争日趋激烈，精神残疾人在参与社会生活和社会竞争中处于劣势。我们在帮助精神残疾人进行职业安置时应该注意以下三个方面，以更好地提高其就业率，降低离职率。

（一）处理好精神残疾人的心理压力问题

精神残疾人面临着严重的心理社会问题，沉重的心理负担导致患者的适应不良，影响患者面对社会的信心，加重其就业的难度。应通过社工、家庭成员、用人单位等多途径提供心理疏导，以排解和舒缓精神、心理压力，降低精神残疾并发症的发生。

（二）处理好与用人单位的关系

加强与用人单位沟通，加强宣传教育，让用人单位能够更好地了解并支持精神残疾人进行就业，

为精神残疾人提供一个良好的社会环境，以及跟同事之间有较好的社交活动。

（三）跟踪服务管理

对于经过康复训练回归社会，实现公开就业的精神残疾人，就业服务机构需要继续提供跟踪服务，帮助他们逐步适应新的工作岗位。工作人员会定期与他们联系，了解他们的工作情况和适应能力，必要时专程到用人单位实地观察，与用人单位沟通，帮助残疾人适应新的工作环境，增加他们的信心和勇气。

五、案例分析

（一）基本资料

姓名：陈某　　性别：男　　年龄：41 岁

文化程度：初中学历

婚姻情况：离异，育一子

籍贯：广州荔湾区

工作岗位：后勤　　工作年限：3 个月

工资待遇：1 200～1 500 元（购买五险一金）

残疾类型与等级：精神残疾一级

病历资料：案主于 13 岁左右时发生癫痫，于广州市某三甲医院检查发现脑部有肿瘤，行开颅切除术后遗留后遗症，精神状态不佳，癫痫时有发生，于当时评定为精神残疾一级。目前案主生活完全自理，行动自如，可自行坐公交/地铁出行，癫痫少有发生，自己能够定时吃药。

家庭情况：案主户籍为广州荔湾区人，居住在荔湾区芳村，出行依靠公交/地铁，目前跟父母一起住，父母之前做种植花卉的工作，已退休，领退休金。案主离异，育一子，靠父母退休金维持生活。

以往就业情况：案主曾经陆续自行寻找工作，曾成功应聘保洁员、包装工、厨房打杂等工种，均因工作时癫痫发作离职。

目前就业服务：案主通过熟人介绍前往某市残疾人就业培训服务中心，就业培训服务中心通过评估案主情况，把案主列入支持性就业服务当中，安排专门社工进行就业服务。首先培训案主技能，根据案主有种植经验的情况，培训案主种植花卉技能，以及通过小组形式培训案主清洁卫生等工作技能。培训后社工根据案主掌握技能的情况进行就业推荐，目前推荐案主在某广告公司成功应聘。之后社工进行就业跟踪，案主表示对工作比较满意，感觉工作强度不大，能够胜任，但也担心工作时会诱发癫痫发作。

（二）现场工作分析评估

1. 雇主态度

（1）公司：某广告公司。

（2）与职工关系：良好。

（3）人际关系：与同事相处机会少，案主自我感觉与人相处困难，工作中遇到困难较少向公司主管经理反映。

2. 现场工作分析

岗位：后勤人员。

（1）工作环境：室内办公区域。

（2）工作时间：每天 8 小时，每周工作 2 天。

（3）工作任务流程（工具/工序/技能/体能等）

1）任务：为公司种植花卉，保洁。

2）工序：为公司的花卉进行种植管理，包括剪接、换盆、防虫等；做一些简单的保洁工作，如擦桌子、倒垃圾等。

3. 涉及身体能力

①移动能力（常常）；②沟通交流（偶尔）；③利用臂和躯干的工作（常常）；④姿势变化（偶尔，非工作任务）。[注明：N：不需要；O：有时（1/3 工作时间）；F：经常（1/3～2/3 工作时间）；C：常常（2/3 以上工作时间）]

4. 体能强度

由于个案工作中以种植花卉为主，以及公共区域保洁，需要一定的体力，根据《美国职业分类大典》，个案的工作强度属于中等体力劳动强度。

5. 需处理的对象

各种植物花卉，垃圾。

6. 使用工具

园艺工具，保洁器械。

通过这个个案就业服务，我们发现精神残疾人在就业中会遇到以下影响其就业因素：①个人因素：担心工作强度过大影响身体状况；担心工作时发病；不敢与人交流；②用人单位因素：怕残疾人的行为影响顾客或者其他员工；担心残疾人发病，有意外发生，需要负责任。由此可见，对于精神残疾人的就业问题来说，政府应该加大投入，为精神残疾人提供医疗康复、教育康复、职业康复和社会康复，提高社会接纳精神残疾人的程度，并大力开展支持性就业，让精神残疾人能够更好地回归社会，参与工作，实现就业。

（陈小虎）

参考文献

[1] 窦祖林. 作业治疗学[M]. 北京：人民卫生出版社，2013.

[2] 胡璟璇. 肢体残疾人就业促进的个案工作介入[D]. 长春工业大学，2020.

[3] 徐星月. 残疾人就业影响因素研究文献综述[J]. 社会保障研究，2016(06)：103-109.

[4] 陈小虎，伍尚锟，徐艳文. 评估—推荐—跟进就业计划对智障残疾人就业的影响[J]. 康复学，2017，27(03)：9-13.

[5] 刘肇瑞，黄悦勤，陈红光. 中国≥55 岁人群归因于痴呆的精神残疾描述性流行病学研究[J]. 中国心理卫生杂志，2016，30(9)：683-688.

[6] 刘肇瑞，黄悦勤，陈红光，等. 中国 15 岁及以上人群归因于精神病性障碍的精神残疾率分析[J]. 中国心理卫生杂志，2019，33(5)：321-327.

[7] 纳新. 中国精神残疾人接受康复服务影响因素分析及对策研究[D]. 吉林大学，2012.

[8] ZHANG J X，SHI Q C，SONG Z Q，et al. 2001—2005 年中国 4 省份精神疾病的患病率、治疗情况和相关残疾：一项流行病学调查[J]. 世界临床医学，2009，3(11)：914-926.

第十一章 从学校到社会的职业康复就业衔接

第一节 职业康复就业衔接的政策背景

一、残疾与康复政策

残疾是指由于疾病、意外伤害等各种原因所致的人体结构、生理功能的异常或缺失，从而导致部分或全部丧失正常人生活、工作和学习的能力，无法履行其日常生活和社会的职能。根据残疾等级划分，大部分为轻中度残疾类型，其中，重度残疾 2 518 万人；中度和轻度残疾人 5 984 万人。残疾对身体各项生理活动、日常生活活动能力和参与社会活动功能的影响是显而易见的，因此，国家对于残疾人的康复工作尤其重视。例如，提出《中国残疾人“人人享有康复服务”评价指标体系(2005—2015年)》试行计划，强调要“重视社区康复”和“坚持全面康复，以医学康复为重点，适当兼顾教育、职业、社会康复”。此外，国家还颁布了一系列关于康复、残疾预防与就业促进相关的政策纲要，例如，《关于印发“十三五”加快残疾人小康进程规划纲要的通知》(国发〔2016〕47 号)《关于建立残疾儿童康复救助制度的实施意见》(国发〔2018〕20 号)《关于印发国家残疾预防行动计划(2021—2025 年)》(国办发〔2016〕66 号)、《关于扶持残疾人自主就业创业的意见》(残联发〔2018〕6 号)及《“十四五”残疾人职业技能提升计划》。

这些与残疾人密切相关的一系列康复、就业与培训计划及措施的有效实施，大大提高残疾人的生活质量，减轻社会负担，这对降低残疾的障碍水平、提高人口综合素质、加速经济建设、构建和谐社会有十分重要的意义。

二、残疾儿童与康复

在所有的残疾人群中，残疾儿童最无助，但却最有希望，所以说对残疾儿童实施康复救助是最具紧迫性与回报性的选择。儿童时期是人生观、世界观形成的关键时期，在这个时期对其进行针对性康复，效果最明显，能够最大程度上减少残疾对人生的伤害。而且儿童残疾不仅影响其本身的生理活动、日常生活，甚至影响到整个家庭的幸福及社会的稳定和发展。所以，当前残疾儿童康复是作为我国残疾人问题研究中的一个重要组成部分。

残疾儿童康复的内涵是指通过各种治疗和训练，帮助身心存在某种缺陷、不能正常从事某些方面活动的儿童能够最大程度减轻缺陷带来的障碍，恢复或重建其缺失的活动能力、生活自理能力。世界各国都更加重视早期诊断、早期干预和早期补偿教育的作用，并通过多种形式对残疾儿童实施早期康复与教育。许多对残疾儿童进行早期干预的研究也证实，“越早开始的干预越容易取得良好的教育与康复效果，可以使残疾幼儿的损害不至于造成更大的残疾和障碍。当前，我国 0～6 岁残疾儿童有 138.51 万人，国家对于 0～6 岁残疾儿童的康复与教育工作尤其重视。例如，国家残疾儿童康复救助“七彩梦行动计划”项目，针对 0～6 岁的儿童，按照不同的残疾类型，实施不同的康复救助项目。

依据 2006 年第二次全国残疾人抽样调查统计的数据推算，仅江苏省 0～6 岁的学龄前残疾儿童大约就有 6.64 万人，数量最多的依次为智力残疾儿童、多重残障儿童和言语障碍儿童，他们最大的需求是得到康复训练与教育服务。而且在政策保障下，各地纷纷开始了0～6岁一体化教育探索实验，对0～6岁婴幼儿实施全面的保育和教育。例如，上海市于1999年着手建立0～6岁托幼一体化的管理体制，出台了《关于推进上海市0～6岁学前教育管理体制改革的若干意见》。杭州在《关于全面实施素质教育率先实现教育现代化》的文件中，确定了学前教育低龄化的目标，并提出了“0岁教育计划”，至2010年基本形成0～6岁学前教育体系。总之，全国各地政府都纷纷出台了相关的文件，表明了政府对推进0～6岁儿童早期教育的重视。但是，根据《儿童权利公约》“18周岁以下人口即为儿童”的界定，国家对于7～14岁和15～17岁残疾儿童却明显缺乏足够的重视，尤其是特殊教育学校15～17岁的残疾儿童（青少年），因为这个年龄段的青少年，面临着重要的与社会的衔接，直接影响到未来人生发展的重要阶段。

第二节 职业康复就业衔接的需求、目的与意义

一、15～17岁残疾青少年的职业康复需求

目前国家残疾儿童康复救助“七彩梦行动计划”项目，只针对0～6岁的儿童，而7岁以上的残疾儿童就不再享受这些康复补助。厦门规定14～18岁的残疾青少年（不是儿童）不再享受康复补贴。因为这个年龄段超过了义务教育阶段年龄，但还没有达到就业年龄，无法享受就业补贴，这会对家庭造成很大的压力。对于普通儿童而言，四年级（10岁左右）是小学阶段的转折点，因为这个年龄段的学生已经从具体形象思维发展到逻辑形象思维阶段，思维方式更为高级，学生会用批判的观点看待事物。对于残疾儿童甚至是弱智学生而言，虽然不及同龄的普通儿童，但也许会在这个年龄段有巨大的进步。他们仍然有康复的需求，因为康复需要一个长期的过程，中断了康复补助，可能会导致一部分残疾青少年无奈放弃康复，最终导致终身残疾。在15～17岁阶段（初中毕业或升读高一），功能的康复已经进入平台期，这个阶段，应该实施更有针对性的康复措施，例如职业康复，才能更好地推动全面康复的发展。

康复是指采用医学的、工程的、心理的、职业的、社会的和教育的各种手段，使残疾人的功能恢复到最佳的水平，以便在身体、精神、社会活动、教育就业等方面的能力得到最大限度的发挥，从而最大限度地实现回归社会。残疾人康复实际上是一个全面康复的过程。全面康复包括医疗康复、职业康复、社会康复和教育康复，符合现代医学的生物—心理—社会模式。医疗康复是全面康复的基础，也是帮助残疾人回归社会的必要条件，教育康复、职业康复和社会康复是残疾人能够在真正意义上回归社会的必要条件。因此，多渠道、多形式地开展全面康复，以满足残疾人的康复需求，这是残疾人康复发展的主要方向。

在CNKI数据库的文献检索中，没有找到相关针对大龄青少年康复治疗中，进行整合了职业康复、社会康复和教育康复的康复措施及计划。更多的研究仅仅局限于认知功能、言语功能、运动功能的单一的康复治疗手段。这种单一的训练模式难以与国际接轨。2006年世界卫生组织出版了《国际功能、残疾和健康分类（儿童青少年版）》（*International Classification of Functioning, Disability and Health—Children and Youth Version*，ICF-CY）。该分类根据ICF正式建立儿童残疾的理论架构。根据ICF-CY模式，残疾儿童的功能可以从3个维度评估：①身体功能与身体结构，儿童残疾可以表现为身体结构和功能的缺失或损伤；②活动和参与，残疾儿童表现出活动受限和参与局限，而活动和参与是衡量残疾儿童障碍水平的重要维度，也是评估儿童残疾的重要指标；③环境因素和个人因素，指个体生活和生存的全部背景，环境因素中教育环境对残疾儿童的成长和发展起着重要的作用，康复和教育也是一种环境干预。所以，针对残疾青少年的成长特性，如何整合和设计以残疾青少年的需求为导向的康复治疗工作计划显得很有必要。

ICF-CY构建了生物-心理-社会的儿童残疾

模式，这种残疾模式与当代医学模式完全一致，反映人类对残疾问题的认识已经从生物学观点过渡到心理和社会的观点，更加强调活动和参与以及环境的问题。根据美国著名学者萨帕对个体职业发展的阐述，在15～17岁这一阶段属于人生的成长阶段，这一阶段的主要任务是增强自理能力。认同于同性别父母，培养合作和进取心，选择适合自己能力的活动，对自己的行为负责，做家务事。该阶段也是属于人生探索阶段，需要发展独立性、适当发挥适应职业和培养职业技能。

二、职业康复就业衔接的目的与意义

职业康复就业衔接的目的是如何在ICF-CY框架下，针对特殊教育学校或教育机构制订针对大龄青少年的全面康复治疗计划，以职业康复为核心，强调活动和参与及环境的干预，达到从学校到社会工作顺利过渡的目的。

在ICF-CY的理论框架下，建立基于职业能力发展为本的评估＋就业训练＋工作安置＋就业跟踪“四位一体”的基于学校进行的职业康复就业衔接模型及相关配套干预措施，具有重要的发展意义。基于职业能力发展为本的职业康复训练计划，能够协助残疾青少年充分地发挥潜能，成功实现学校至社会就业的衔接，实现人的价值与尊严，为取得独立的经济能力并贡献社会做好充分的准备。同时，职业康复计划及措施的有效实施，可以大大提高残疾人的生活质量，减轻家庭和社会的负担，这对降低残疾的障碍水平，提高康复治疗质量，提升职业康复在残疾人康复中的地位，构建和谐社会将有十分重要的意义。

第三节 职业康复就业衔接的实施与流程

一、就业衔接计划的实施

（一）第一阶段

计划实施前期，职业康复治疗师与特殊教育学校高中部老师一起对高中三年所有课程进行回顾，对课程哲理及目的、课程内容及顺序、教育方法、教育者、教学资源及实习安排进行统一整理分析及调配，强调通过课程教育，学生可以在技能、知识及态度上具备一定的竞争力。

（二）第二阶段

高中第一、二年在特殊教育学校接受系统的以知识、态度及技能训练为主的在校训练。所接受的内容及顺序必须体现出循序渐进、科学性的目的，在ICF-CY的理论框架指导下进行。

（三）第三阶段

高中第三年第一学期在职业康复机构进行密集式的以职业能力发展为本的职前训练，在系统评估的基础上，重点建设日常生活能力、社会技能训练、人际沟通能力及工作技能训练的职业潜能；建设雇主网络，根据职业能力评估数据与工作岗位进行科学配对，积极探索就业的可能性。

（四）第四阶段

高中第三年第二学期，根据职业配对结果，在指导老师带领下，在实际工作岗位中进行现场实训，根据实训结果及时调整就业方向，并对工作过程中出现的问题进行现场纠正。

（五）第五阶段

工作安置阶段。利用雇主网络，将实训结果结合职业能力评估报告，进行工作安置，治疗师或复工协调员进行工作安置后第一个星期、第四个星期、第三个月定期工作家访及跟踪，最终目的达到稳定就业状态。评估的内容与方法可参照表11-3-1进行。

表11-3-1 就业衔接服务对象评估内容和评估方法

评估方法	资　料
一般行为观察	衣着卫生：生活自理与家庭支持度 生理状况：行动、视听觉、反应、健康 其他：时间观念、工作态度、语言表达、情绪表达、人际关系
家庭状况	家庭史、疾病史、家庭期待、支持度
学习表现	学习能力、职业性向、职业技能、职业兴趣、学习态度
教育与技能培训经历	职业技能、可转移的工作技能、工作态度、人际关系、工作概念、工作动机
心理相关报告	可能的精神障碍、社会适应、认知缺陷等
医学相关报告	病历记录

二、就业衔接计划的流程

常用的就业衔接计划流程(图 11-3-1)及课程结束后工作流程(图 11-3-2)清晰说明了计划的走向,协助相关工作人员在每一个时间节点进行相关的工作内容,以便及时跟进就业衔接进度及工作状况。

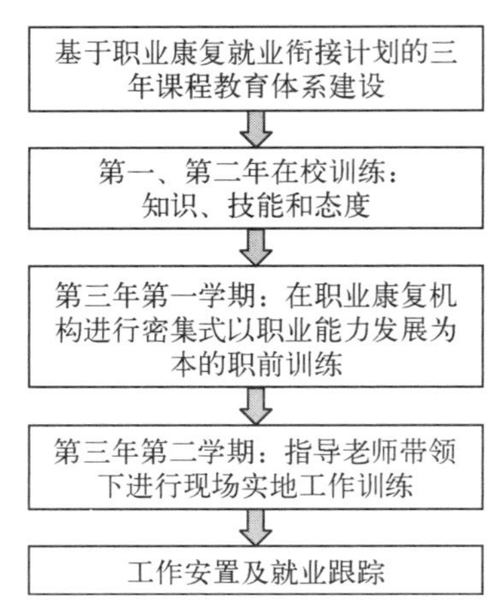

图 11-3-1　就业衔接计划流程

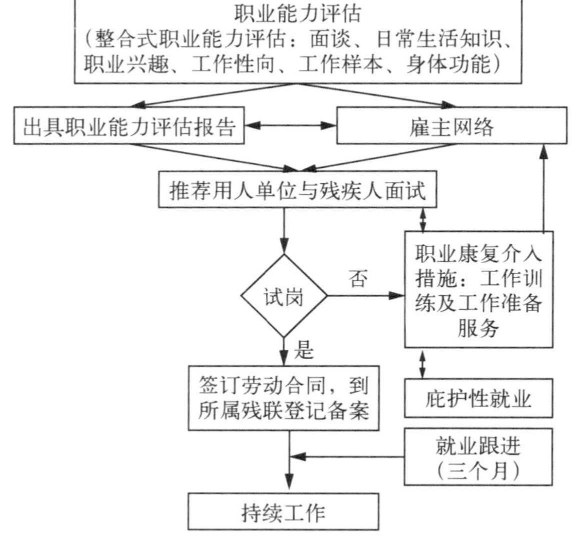

图 11-3-2　课程结束后工作流程(阶段五)

第四节 职业康复就业衔接的注意事项及成效分析

一、注意事项

1. 学校实施职业康复就业衔接计划,必须获得家长的同意,鼓励学生参加。学校可组织召开家长会,简介计划的目的、意义及相关内容,同时也鼓励家长参与到第五阶段工作安置的内容,例如陪伴子女参与面试准备、计划交通路线等。

2. 老师和治疗师紧密合作,结合医学筛查,对精神和行为不稳定、有攻击或自残行为或严重认知功能障碍的学生,可排除参与该计划。

3. 特别强调的高中第三年第一学期进行的具体内容。密集式的以职业能力发展为本的职前训练,在系统评估的基础上,重点建设日常生活能力、社会技能训练、人际沟通能力及工作技能训练的职业潜能;建设雇主网络,根据职业能力评估数据与工作岗位进行科学配对,积极探索就业的可能性。高中三年将小组训练(音乐治疗)、职业咨询及职业兴趣探索(农疗活动)纳入其中,作为课程学习内容的一部分,但每个阶段的学习目标有所不同。

(1) 提供教育支持,鼓励学生持续接受教育学习,提供进一步学习的教育资源。

(2) 指导学生学习更多的财务管理技能,包括银行开户、金钱管理、账单管理。

(3) 职业技能培训,例如职业生涯规划与探索、寻找工作技巧、维持工作技巧(个人态度/习惯、认知水平、职业技能、工作表现)。

(4) 个人/社会技能,例如问题解决能力、情绪管理。

(5) 独立生活能力技巧,例如家务管理、参与社区闲暇活动的机会等。

4. 学校指派一位固定老师负责学生参与职业康复就业衔接计划,与职业康复治疗师一起合作,老师负责收集当前学生的信息,包括学校及成绩记录,职业能力评估信息、工作(义务)或接受培训历史。同时,老师与职业康复治疗师及学生和家长一起讨论目前身体功能水平及各个领域的障碍水平。通过以上工作,大家一起确立学生的工作目标及计划。然后,探讨学生希望和对于将来的期望或梦想,并清晰告知他们愿望及今后可以做什么。

5. 工作方式可以包括面谈、小组活动、观察、量表评估、情景评估等。

二、成效分析

通过设定结果指标作为成效分析的重要测量

内容。

1. 首要结果指标　学生完成学业，走向社会，可能涉及的安置为日间照料、参与简单工作活动、庇护式就业、支持性就业、公开就业。记录每个就业层面的工作时间、合同期限及工资收入。

2. 次要结果指标　工作满意度（含家属），工作适应量表，工作行为评估量表，及整合式职业能力评估所包含的其他内容；此外，采用 ICF-CY 功能检查表对被试者的身体结构与功能、活动和参与和环境因素 4 个部分进行调查，对活动和参与数据进行统计分析，涉及学习和应用知识、一般任务和要求、交流、活动、自理、家庭生活、人际交往与人际关系以及主要生活 8 个领域。

由于每个学校、教育部门或残联机构的要求不同，如果职业康复就业衔接计划需要通过具体的康复服务内容的形式来参与或体现，同时要求这些康复服务内容需要与当前医疗康复服务的项目相对应，在这种情况下，职业康复就业衔接计划的内容可结合部分以下具体的康复服务内容。该部分内容主要包含 4 大部分，分别是：康复需求评估、综合康复服务、残疾预防及康复宣教服务、信息采集及档案建立服务，具体要求如下。

1. 康复需求评估　评估服务对象的需求，根据个体需求设计不同的康复服务内容，具体评估项目包含以下内容：

（1）日常生活能力评定：包括应用改良 Barthel 指数（MBI）量表及现场测试评估，每次评估不少于 30 分钟，由作业治疗师负责评估。

（2）手功能评定：包括徒手及仪器（含普渡钉板手灵活性测试、握力及捏力测试），每次评估不少于 20 分钟，由作业治疗师负责评估。

（3）认知功能检查：包括计算、定向、思维推理等检查和评定，应用 NCSE 量表及 TONI-Ⅱ 非语言智力测试进行评估，每次评估不少于 30 分钟，由作业治疗师负责评估。

（4）职业能力评估：评估残疾人士能否从事某项工作，或所具备的从事某些工作的潜能。每次评估不少于 30 分钟，由职业康复治疗师进行评估。

（5）社会与家庭支持评估：利用面谈及支持量表进行评估，每次评估不少于 15 分钟，由专业社工进行评估。

（6）生存质量评价（QOL）：含生理、心理、人际关系、周围环境等方面，应用 SF36 生活质量量表进行评估，每次评估不少于 15 分钟，由作业治疗师、职业康复治疗师或社工进行评估。

（7）精神行为评估：根据精神症状及活动过程的行为进行评估，每次评估不少于 30 分钟，由作业治疗师、职业康复治疗师或社工进行评估。

2. 综合康复服务　主要包括基于农疗项目、音乐疗法及职业功能的康复训练、康复训练指导、康复服务指导、社会工作服务等。

（1）康复训练服务

1）运动疗法：包括全身肌力训练、各关节活动度训练、徒手体操、器械训练、步态平衡功能训练、心肺功能训练，每次不少于 1 小时的训练，由物理治疗师进行操作。

2）认知知觉功能障碍训练：应用卡片、图形等工具进行面对面的认知功能训练，每次操作不少于 30 分钟。

3）职业能力训练：根据残疾人士可能从事的工作，分解出每一个工作任务，有针对性地进行训练，该训练可能是模拟的或真实的工作任务训练。每次训练不少于 30 分钟，由职业康复治疗师进行操作。可以利用农疗中心进行职业能力训练。

4）作业疗法：包括日常生活活动训练、改善关节活动度的作业训练、增强肌力的作业训练、改善平衡能力的农疗作业训练、改善灵活性的作业训练、减轻疼痛的作业训练、增强耐力的农疗作业训练等，每次训练不少于 30 分钟，由作业治疗师进行操作。

5）自我康复训练指导：家庭康复计划与具体技术的指导，家属参与训练计划的制订及训练培训。每次指导不少于 30 分钟，由治疗师团队进行指导。

6）辅具适配训练指导：包括矫形器、轮椅、洗澡椅、坐便椅等辅助器具，由作业治疗师根据需要进行指导，每次指导不少于 15 分钟。

（2）康复服务指导

1）小组活动：包括基于农疗活动的文体训练、小组治疗（音乐治疗）、社交技巧训练、康复知识教育等活动，每次人数 5～7 人，由治疗师及社工带领开展，每次小组活动不少于 1 小时。

2）社区活动：带领服务对象积极参与社区融入活动，包括社区资源利用、外出购物等。由治疗师及社工带领开展，每次小组活动不少于1小时。

3）个案工作：以个人或家庭为服务对象，通过专业关系的建立和发展，了解个人内在的心理特性和问题，以激发个人潜能，协助其改变态度，调整其与外在环境的社会关系，并运用社会资源来改善或恢复其社会生活功能，以解决他们的问题，增强和发展个人或家庭的社会适应能力。个案工作每次不少于30分钟，由专业社工进行操作。

3. 残疾预防及康复宣教服务　开展肢体、智力及精神残疾预防及康复知识健康宣传教育，发放宣传资料。

4. 信息采集及档案建立服务　采集服务对象康复需求信息，初步评估，填写康复需求信息表。为每个接受服务的个案建立《训练档案》。

（徐艳文）

参考文献

[1] 谈秀菁. 0—6岁特殊儿童教育体系建构策略研究. 中国特殊教育，2009，8：8-12.

[2] 邱卓英.《国际功能、残疾和健康分类》研究总论. 中国康复理论与实践，2003，9(1)：2-5.

[3] 世界卫生组织. 国际功能、残疾和健康分类(儿童和青少年版). 邱卓英，译. 日内瓦：世界卫生组织，2013.

[4] 邱卓英，陈迪. 发展卫生保健和康复服务，增进残疾人健康——学习《世卫组织2014～2021年全球残疾问题行动计划：增进所有残疾人的健康》. 中国康复理论与实践，2014，20(7)：611-615.

[5] 刘合建，邱卓英，周文萍，等. ICF-CY理论与方法在脑性瘫痪康复中的应用. 中国康复理论与实践，2014，20(1)：6-10.

[6] 邱卓英，李沁燚，陈迪，等. ICF-CY理论架构、方法、分类体系及其应用. 中国康复理论与实践，2014，20(1)：1-5.

[7] 梁兵，丁相平，邱卓英，等. 残疾儿童的社区康复：理论、架构和方法. 中国康复理论与实践，2014，20(9)：817-819.

[8] Stucki G，Cieza A，Melvin J.《国际功能、残疾和健康分类》：对康复策略进行统一概念描述的模式. 祝捷，李智玲，邱卓英，等，译. 中国康复理论与实践，2008，14(12)：1103-1107.

[9] 陈迪，邱卓英. 国际功能、残疾和健康分类管理信息平台的开发. 中国康复理论与实践，2013，19(1)：26-28.

[10] 熊德凤，张冠庭，潘经光，等. 运用世界卫生组织《残疾评定量表》(WHODAS 2.0)评定香港残疾人士和慢性病患者的活动和参与障碍. 中国康复理论与实践，2014，20(6)：508-512.

[11] 邱卓英. 国际社会有关残疾发展的重要文件——世界卫生组织、世界银行共同发布首份《世界残疾报告》[J]. 中国康复理论与实践，2011，17(6)：508-511.

[12] 赵玉兰. 7—14岁弱智学生情绪调节策略特征的调查研究. 中国特殊教育，2009，2：221-228.

[13] 王继军，张淑一，郑芬，等. 白银市0～14岁残疾儿童现况调查与研究。中国妇幼保健，2010，25：1106-1108.

[14] 刘艳虹，吴曼曼，邹酬云，等. 北京市残疾人教育状况的调查研究. 残疾人研究，2016，3：71-78.

[15] 张伟锋. 残疾儿童“医教结合”综合康复的研究进展. 中国康复理论与实践，2014，20(9)：855-858.

[16] 陈小虎，伍尚锟，徐艳文. 评估—推荐—跟进就业计划对智障残疾人就业的影响. 康复学报，2017，27(3)：9-13.

[17] 徐艳文，罗筱媛，卢讯文，等. 林氏就业准备量表在工伤职业康复中信度和效度的研究. 中国康复理论与实践，2014，20(6)：592-596.

[18] 徐艳文，CHOW S L，唐丹. 脊髓损伤18个月后患者残疾心理适应能力的问卷调查分析. 中国脊柱脊髓杂志，2014，24(2)：133-137.

[19] MADANS J H，LOEB M E，ALTMAN B M. Measuring disability and monitoring the UN Convention on the Rights of Persons with Disabilities：the work of the Washington Group on Disability Statistics. BMC Public Health. 2011，11(Suppl 4)：S4.

[20] YEN T H，LIOU T H，CHANG K H，et al. Systematic review of ICF core set from 2001 to 2012 [J]. Disabil Rehabil. 2014，36(3)：177-184.